郑氏三杰中医学术经验丛书

U0147382

郑邦本医集

主 审：郑邦本　郑家本　陈代斌

主 编：胡 波　张文涛

副主编：余宗洋　牟方政　龚 雪　魏大荣
　　　　郑祥本

编 委：（以姓氏笔画为序）
　　　　王顺德　王剑雄　冉隆平　杨 昆
　　　　张运辉　郑 东　郑 丽　胡江华
　　　　钟晓蓉　秦 超　徐 冬　熊 燕

全国百佳图书出版单位
中国中医药出版社
·北 京·

图书在版编目（CIP）数据

郑邦本医集/胡波，张文涛主编.—北京：中国中医药出版社，2021.8
（郑氏三杰中医学术经验丛书）
ISBN 978 - 7 - 5132 - 6643 - 7

Ⅰ.①郑…　Ⅱ.①胡…　Ⅲ.①中医临床 - 经验 - 中国 - 现代　Ⅳ.①R249.7

中国版本图书馆 CIP 数据核字（2021）第 006672 号

中国中医药出版社出版
北京经济技术开发区科创十三街 31 号院二区 8 号楼
邮政编码　100176
传真　010 - 64405721
山东临沂新华印刷物流集团有限责任公司印刷
各地新华书店经销

开本 710×1000　1/16　印张 21.25　彩插 1　字数 383 千字
2021 年 8 月第 1 版　2021 年 8 月第 1 次印刷
书号　ISBN 978 - 7 - 5132 - 6643 - 7

定价　89.00 元
网址　www.cptcm.com

服 务 热 线　010 - 64405720
购 书 热 线　010 - 89535836
维 权 打 假　010 - 64405753

微信服务号　zgzyycbs
微商城网址　https://kdt.im/LIdUGr
官 方 微 博　http://e.weibo.com/cptcm
天猫旗舰店网址　https://zgzyycbs.tmall.com

如有印装质量问题请与本社出版部联系（010 - 64405510）

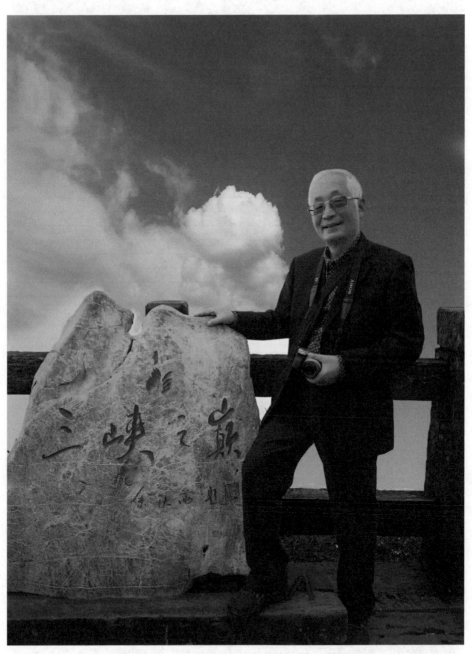

2018 年秋，郑邦本回故乡奉节登三峡之巅留影

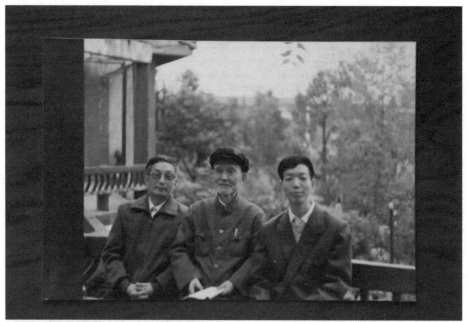

1993年春，第一批全国老中医药专家学术经验继承工作指导老师郑惠伯（中）与学术继承人郑邦本（左）、王光富（右）合影

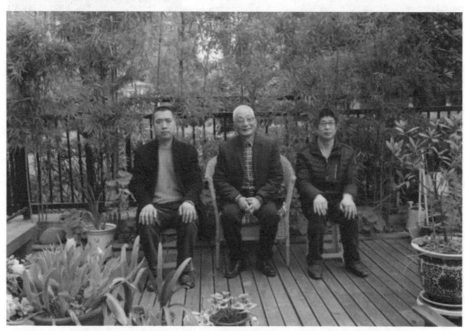

2019年春，郑邦本（中）与主编胡波（左）、张文涛（右）合影

（照片说明：郑邦本为全国第四、第五、第六批中医药师承工作指导老师，张文涛为第四批、胡波为第五批学术经验继承人）

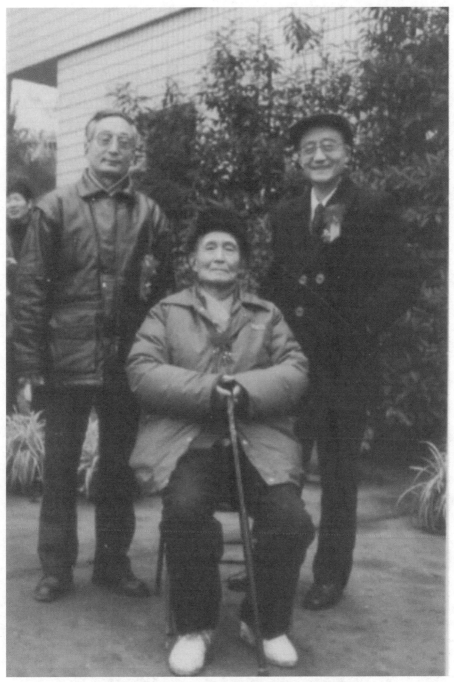

"郑氏三杰"合影（左郑邦本，中郑惠伯，右郑家本）

照片说明：1994年2月1日上午9时许，"郑氏三杰"在"国务院政府特殊津贴领证会"（原四川万县市委中型会议室召开）后，在场外接受媒体记者采访时。

推荐书

　　中医是中华民族优秀文化遗产的重要组成部分。对弘扬民族优秀文化，我衷心地拥护。对党的中医政策，我怀有深厚的感情。我家四代业医，名医辈出。我们这个家庭的历史和现状证实了师承抱授，是培养中医人才，继承和弘扬中医事业的重要途径。

　　选好助手是继承工作的关键。助手素质好，师徒配合默契，两厢情愿，继承者根绝技，代代有传人。徒弟邦本，57年高中毕业后，即在我的指导下学习中医。61年从事中医临床工作。74年参调中医学校担任教学和临床工作至今。并有几年时间脱产进修中医和古代汉语。他自幼热爱中医，中医基础、古汉语基础都较扎实，医疗、教学、科研、写作水平均较高。曾得到全国老中医胡老荣、李老仁的指导，并受到他们的赏识。他行善好、医德好、作风好，治学严谨、勤奋工作。又次被评为上进先进工作者，优秀教师、优秀青年党员。近几年来，直接由全国中医学会又次聘请他进京，参加大著编审。我的学术经验材料，均经过他的整理而后成文。我的论文发表，亦渗透了他的辛勤劳动。我的学术经验整理和继承，是不能离于他的。

　　特此推荐邦本为我的学术经验继承人，并请领导和手续评审继承登录批示，以便迅速正式开展学术经验继承工作。

　　　　　　　　　　　　　　　　推荐人：郑惠伯 [印章]
　　　　　　　　　　　　　　　　一九九一，四，三。

1991 年春，郑惠伯遴选郑邦本为学术经验继承人，并向上级主管单位致信推荐

邦本：来信及字稿一篇，最近回京才读到。「学习方剂的体
会上，是写得通顺的，但正如你所说，内容还不够丰富，中心重点
还不够突出，缺多学、多思、多写，自能逐步提高。

一《中医方剂学讲义》重订本，历代以来就没有这样一本较系统
较完善的一部方剂学。它所依傍还是肴窍一些（其他讲义亦如此），它
最突出的是以法类方，如解表剂，有：辛温解表、辛凉解表、滋阴
解表、助阳解表和理气解表诸法，每法中有代表方剂。如此由
中医基本理论基础上立法、选方、用药，这是学习方剂应有的指导
思想。这一点，故在第一项叙明。

二、精读和背诵：内容还不充实些。首先须强调背诵重要
性，其次是多举背诵的方法（有记忆背诵，不思考的背诵——即熟唸——以

1964 年 7 月 4 日，全国著名中医学者、中医教育家、北京中医药大学前副教务长李重人
指导郑邦本治学的书信（上）

及记诵数倍背诵——前人记诵数，读一百字，读一百遍，可以记牢，约需一小时）。

再举出背诵的范围（方剂歌诀四百多首是最基本的，定不可能全括内外妇儿各种的方剂，但有此即可打好基础）。方论选读中也可择要背诵，既

学习医理，又学习文理（读内经原文也有此种作用）。总之，要能在理解的基础上背诵，进一步就是整理解。

陈重点充实上述二项外，其他项可调整改写一下。写好后，可直接寄

北京健康报社。群身体很坏，现仍坚无工作。玉璋兄有回信来，我

未作复，请代我致意。即问

你父亲及全家好

重人 七月四日

惠伯在重庆见了一面，他身体还好。

手稿附还

1964 年 7 月 4 日，全国著名中医学者、中医教育家、北京中医药大学前副教务长李重人指导郑邦本治学的书信（下）

金秋十月下夔州

眷恋故土忆乡愁

恩师挚友今何处

瞿塘大江美依旧

守望乡愁

郑邦本
戊戌年

2018 年秋，郑邦本诗作《守望乡愁》

序 一

提起笔，写序言，一段佳话，脑海重现。

1994年2月28日，《中国中医药报》头版刊出《"郑氏三杰"同台领奖》，立即引起我的兴趣。这"郑氏三杰"何许人也？仔细一看，原来是多年老友郑惠伯、郑邦本、郑家本。他们叔侄三人同时荣获国务院政府特殊津贴，罕见之事，实在难得。

时至今日，二十几年过去了，一条新的信息传来，《郑氏三杰学术经验丛书》即将出版，我充满期待。2019年春节刚过，我收到《郑邦本医集》样稿，眼前亮出八大板块：文为基础医为楼、学术渊源与学术思想、读典心悟、临证一得、经验方药、医案实录、尊师敬贤、薪火传承。仔细品读全书，内容丰富多彩，切合实用，堪称佳作，给我印象特别深刻之处有以下三点。

第一，文为基础医为楼。俗话说："文墨不通，难成医工。"要想学好中医，首先就要打好中文基础。邦本先生的治学之道，从医重文，自修古代汉语，以文助医，医文相长，终成名家。本书以"文为基础医为楼"开篇，确为真知灼见，值得借鉴。

第二，深研经典，重在实践。研读经典，是中医成才的基础；勤于临床，是中医成才的关键。邦本先生研读经典感悟深，勤于临床经验多。他毫无保留地介绍自己的临证心得、经验方药及临床医案，有继承，有创新，对提升中医同道的医术很有参考价值。

第三，尊师敬贤，薪火相传。邦本先生尊师敬贤，不仅继承三代家传渊源，而且敬拜多位名师，家传加师传，根基牢，学验宽，又广交贤友，互动交流，更上一层楼。尤可贵者，特重薪火相传，壮年时期，献身中医教育，为基层医疗单位培养了一批临床实用型人才；八十高龄仍收徒带教，弘扬中医药国粹，且卓有成效，可钦可敬，可点可赞！

马有度教授
2021年春于重庆医科大学

序 二

"岐黄风华清韵远，五代业医济人多。"

郑氏中医世家悬壶始于清道光年间，郑氏一脉青囊相传，名医辈出，名驰川渝。祖师爷钦安先生为清末蜀中名医，著名伤寒学家，著有《医理真传》《医法圆通》《伤寒恒论》三书，传世当今，受到历代扶阳学派临床医家的推崇和传承。

第二代传人仲宾先生，因参加同盟会从事革命活动，为避清政府追捕而移居夔州（今重庆奉节县）。针对当时温病瘟疫流行的状况，仲宾先生积数十年临床实践经验而奠定了"夔门郑氏温病流派"基础，民国初期被知县侯昌镇誉为"儒医"，并刻字赠大匾，以资表彰。

第三代传人惠伯先生，以辨治温病急症而著称，为享受国务院政府特殊津贴专家、全国著名中医，于1956年创建万县专区人民医院（编者注：今重庆大学附属三峡医院）中医科，为我院中医药事业的开拓者和奠基人。

第四代传人邦本先生和家本先生，擅长疑难病症的中医辨治，均为享受国务院政府特殊津贴专家和重庆市名中医。邦本先生年近八旬，长期坚持临床医疗和师带徒工作，为把我院建成全国综合性医院中医药工作示范单位作出了重要贡献。第四代传人中还有建本女士、祥本先生和光富先生，均系享有很高声誉的优秀中医专家。

第五代传人郑丽女士，就职于四川省中医药科学院附属医院，继承家学，妙手祛疾，深受好评。郑氏医学既注重家门一脉传承，也广泛带徒授业，在第五代传人中已有一批从师承中脱颖而出的外姓后起之秀。他们辛勤工作在临床、教学和科研第一线，成为继承和发扬郑氏中医学术经验的生力军。

郑氏家学渊源，成就斐然，影响深远，发人深思，值得悉心学习探讨。郑氏医家经过数代人的不懈努力，创建了"夔门郑氏温病流派"。《川派中医药源流与发展》一书已将"夔门郑氏温病流派"列为温病学在四川地区的两大著名学派之一。"夔门郑氏温病流派"充分诠释了中医药文化底蕴及家学渊源对于中医药临床高端人才培养的重大意义，已成为祖传家学成功之典范。

20世纪90年代初，惠伯先生与其侄邦本先生、家本先生因医术精湛、德艺双馨，为三峡库区中医药事业贡献颇多，被誉为"郑氏三杰"，新华社曾发专稿《川东名医"郑氏三杰"同获国务院政府特殊津贴》。"郑氏三杰"在继承"夔门郑氏温病流派"基础上又各自在内科、妇科、儿科等方面有所创新运用，这些宝贵的学术经验历经数十年的实践、归纳、总结、提炼，方编就《郑氏三杰中医学术经验丛书》，以印证和体现郑氏家学之精髓。

《郑氏三杰中医学术经验丛书》分为《郑惠伯医集》《郑邦本医集》和《郑家本医集》。每集包括"学术渊源及学术思想""医理心悟""经验方药""医案实录"等，均见解独到，极切实用。

本为家学秘传，而竟公开出版，此乃心系苍生、关爱生命、济世活人之举，以期弘扬国粹、传承学术、奉献社会、服务民众，体现了郑氏家风的博大胸怀，可谓仁心仁道也，故乐而为之序。

重庆大学附属三峡医院院长　张先祥

2021 年元旦

前　言

　　笔者师承导师郑邦本先生，先生系重庆大学附属三峡医院主任中医师，重庆市名中医，全国第四、第五、第六批老中医药专家学术经验继承工作指导老师，全国名老中医郑邦本工作室指导老师，成都中医药大学博士生导师（师承制），享受国务院政府特殊津贴专家，是"夔门郑氏温病流派（或称渝东郑氏温病学派、郑氏温病诊疗法）"第三代传承人之一，是口碑极高的重庆及三峡库区名医。

　　邦本先生出身中医世家，家学渊源，兼世医与儒医之长。他所走的是"读经典、拜名师、勤临床"的中医成才必由之路。先生治学之道，从医重文，循序渐进，系统研究古代汉语和中医经典30余年，对《内经》《香草续校书》等研究极深，积累了深厚的小学研究功力。他认为，治学要读书，而且要勤学苦读，方能有所成就；在勤学苦读的基础上，讲究方法亦是重要的，读书广博专精，并行不悖，相辅相成，定能有所成就。读书广博，可以全面、系统地掌握本专业知识，了解和熟悉与专业相关的多学科知识，这样方能避免以管窥天，克服孤陋寡闻，在治学中得出科学的结论；读书专精，可以使学问得到精华。

　　邦本先生的学术源于中医经典、祖传温病学术经验和各家学说之精华。熟读四大经典，宗伤寒与温病学派，崇尚脾胃与痰瘀学说，中医临床思维敏捷，基本功扎实，擅治温病与内科疑难病；潜心继承祖业，传承家学，弘扬"夔门郑氏温病流派"学术思想；临床上采撷众家之长，抉精择微而服务患者。中医传承坚持实践中继承，继承中创新，承古不泥古，创新不废古。临床上发扬"上工治未病"思想，坚持用中医药配方防治疾病；不泥寒温门户，贵在知常达变；辨治疑难杂病，坚持细审痰瘀虚。

　　邦本先生自幼受家学熏陶，笃信与热爱中医学；先生淡泊名利，矢志岐黄；潜心治学，学风严谨；诚信朴实，谦恭和善；毕生博极医源，临床上精勤不倦。先生具有自信、自强和自豪精神，在临床中始终坚持突出中医特色，传承中医药国粹。我有幸于2012年7月被确定为先生的学术经验继承人，亲临先生言传身教，研究整理先生的学术思想与经验，使我终身受益。承蒙中国中医药出版社以及重庆三峡医药高等专科学校和重庆大学附属三峡医院的大力支持，先生的学术经验集得以出版，此乃一大幸事。

本医集分为"文为基础医为楼""学术渊源及学术思想""读典心语""临证一得""经验方药""医案实录""尊师敬贤""薪火传承"八个部分。其中"读典心悟"辑录文论 11 篇；"临证一得"辑录文论 15 篇；"经验方药"包括经验方剂 12 首和成方合用 18 组，常用经验药物 10 味、虫药 4 味及虫药药对 4 组；"医案实录"收录临床验案 112 则，内容涵盖内外妇儿等诸科，尤以治内科、妇科病见长；"尊师敬贤"辑录文论 6 篇；"薪火传承"辑录文论 5 篇。

本书是邦本先生习医执教五十余年的心血凝聚，是理论与实践相结合的经验总结。全书较系统、全面地总结了先生的学术思想与经验，取材真实，科学严谨，内容精炼，论述客观，力求向广大中医药工作者及喜爱中医药的广大读者真实地介绍先生的主要学术思想和经验。希冀本书的出版，对深入研究与继承先生学术思想与经验的中医同仁们有所裨益。

本书的付梓离不开中国中医药出版社的鼎力支持与相关编辑的辛勤劳动，离不开"全国名老中医药专家郑邦本传承工作室"其他弟子的鼎力帮助，离不开先生家人的全力支持和辛勤劳作，以及蒋谷、张钧烜、侯吁鲜、朱心怡、周雯蝶、蓝巧等同学在医案采集、文稿录入等方面的大力帮助，并承蒙重庆医科大学马有度教授和重庆大学附属三峡医院张先祥院长分别作序，在此一并致以最诚挚的谢意！

本书付梓适逢恩师八十华诞之时，其从医五十余载，谨以此献给先生，感谢他对岐黄事业的突出贡献！感谢他对我们晚辈后学的谆谆教诲与无私培育！感谢他对本书编写的精心指导与细致审校！

本书是按照邦本先生拟定并在第一次编审工作会上通过的《郑氏三杰中医学术经验丛书》编写大纲的要求整理完成的。限于整理者的学识和水平，对先生学术思想和经验的领悟尚待深入，对先生临床经验和验案的收集与整理尚待完善与补充，故不当之处敬请读者朋友不吝赐教，以便再版时修订完善。

胡 波

2021 年 1 月

目 录

郑邦本小传

郑邦本，男，汉族，重庆奉节人。1939年出生，重庆大学附属三峡医院主任中医师，重庆市名中医，全国第四、五、六批老中医药专家学术经验继承工作指导老师，全国名老中医药专家郑邦本传承工作室导师，成都中医药大学博士研究生导师（师承制），享受国务院政府特殊津贴，重庆市第六批市级非物质文化遗产代表性项目"郑氏温病诊疗法"代表性传承人之一。

一、立志为医

邦本先生1939年1月出生于重庆市奉节县的中医世家，祖父郑仲宾、伯父郑惠伯为著名中医师，父亲郑敏侯为著名中药师。20世纪30年代郑氏家族就创办"泰和祥"中医药馆，诊务繁忙，声誉卓著。郑仲宾、郑惠伯父子常常参加"济贫药局"义诊，并在瘟疫流行之际施药救人，时任知县侯昌镇赠"儒医"大匾，以资表彰。郑氏一脉自仲宾以降，百余年来世居夔州，以医为业，代代相传，人才辈出，郑氏医家救死扶伤之仁心仁术在夔州可谓家喻户晓。

邦本先生1951年9月～1957年6月就读于奉节中学。高中毕业当年由于感染肺结核，被迫放弃高考升学，转而走上了自学中医，继承家传医学之路。1957年～1961年，邦本先生在当地一所民办中学一边任教，一边师从其伯父郑惠伯先生，有计划地自学古汉语和中医经典著作。郑惠伯先生是中医大家，也是古汉语专家，于医文两道均有极高造诣。邦本先生从《医学三字经》《药性赋》《汤头歌诀》起步，进而学习《濒湖脉学》《内经》《伤寒论》《金匮要略》等中医经典著作。惠伯先生擅长治疗温病，有意识地引导邦本先生研读叶天士《外感温热论》、吴鞠通《温病条辨》、王孟英《温热经纬》、薛生白《湿热条辨》、余师愚《疫疹一得》、吴又可《瘟疫论》等温病重要论著。这些广博专精的学习，既不断提高邦本先生阅读古典医著的能力，也对邦本先生继承家族学术，长于温病的研究与治疗有极大关系。邦本先生同时以王力《古代汉语》《汉语史稿》为基础教材，深入阅读《说文解字》《古汉语纲要》《训诂方法论》《校勘学史略》《古汉语虚词》《现代汉语》等几十种语言学书籍，积累了深厚的小学研究功力。惠伯先生还让他大量背诵《古文观止》、唐宋诗词以增强古典文化的感性知识和传统文化修养，做到以文滋医，文医相长。

经过长达4年的中医学理论准备，1961年10月，邦本先生辞教从医，正式调入奉节县城关联合诊所，师从川东名医冉玉璋、周蕴石两位老先生学习3年。白天跟师临床抄方，晚间读书学习，每周有一次集中授课，所用教材为南京中医学院《中医学概论》和全国中医学院统编二版教材。师生朝夕临诊，口传心授，前辈名医的独特经验和诊疗技巧在耳濡目染中得以快速传承，这种传统师承制再辅以现代知识体系，动手机会多，教学效果好，成长很快。1964年9月～1965年8月，邦本先生在重庆中医进修学校系统学习了《黄帝内经》《伤寒论》《温病学》《中医内科学》《中医妇科学》《中医儿科学》《针灸学》及《人体解剖学》。邦本先生担任了进修班学习委员，并受到著名中医专家胡光慈校长的特别关注和鼓励，他的第一篇学术文章《学习方剂学的心得》就是读书期间发表的（见《健康报》1964年11月4日第四版）。邦本先生以优异的学习成绩结业归来，即于1965年8月正式挂牌行医，很快成为县城中名望与日俱增的青年中医。1974年12月，因业务能力突出，他奉调万县地区中医学校（重庆三峡医药高等专科学校前身）担任中医临床和教学工作。1991年，郑惠伯先生入选全国首批老中医药专家学术经验继承工作指导老师，邦本先生被遴选为惠伯老学术继承人。为更好地继承和发扬郑惠伯先生的学术经验，1991～1994年，邦本先生再次跟师继承学习，出色完成了继承工作任务，由人事部、卫生部、国家中医药管理局颁发《出师证书》，并于1992年调万县地区人民医院（重庆大学附属三峡医院前身）任副院长，主要转向中医临床科研和医院管理，1998年后专职从事中医临床和带教工作。

一边读书学习，一边临床实践，在实践中学习，在学习中实践。读书与临床是邦本先生从医50余年来的基本工作和生活模式，其中只有脱产学习的一年例外，这就是1981年2月～1982年1月，他参加湖南郴州地区卫生学校举办的"全国中等卫生学校中医经典著作医古文师资班"学习，并担任班长。当时，郴州卫校为当时卫生部重点联系学校，课程有《黄帝内经》《伤寒论》《金匮要略》《温病学》《医古文》《古代汉语》等经典选读课程，其中《古代汉语》由郴州师范高等专科学校一位谷姓教授担任主讲。通过一年的系统学习，邦本先生在古汉语知识和四大经典医理文理的专门研究方面取得了巨大进步，先后发表《内经同源字举隅》《内经伏气学说对伏气学派的影响》《内经选读中的文理问题》等学术文章10余篇，都是《内经》学习的重要心得。读书和临床是邦本先生一天的主要生活内容，也是他一生的生活方式，青年时期在奉节初踏中医路求索苦读是如此，在中医学校任教治学18年也是如此。他带领学生开门办学，巡回医疗，创建学校中医门诊部，带头坚持出门诊，从未离开过临床。在医院工作期间仍然如此，在繁忙的公务之中做到每周不少于3个半天门诊。邦本先生对临床医案非常重视，每次临床下班都要带回当天处方的复印件，养成了审阅当天处方的习惯，对疑难重症还亲自或者安排学生电话随访。他近十余年的门诊处方都妥善保存着，装了满满几大箱子。

邦本先生学术思想活跃，不受学派门户局限，不墨守成规，主张博采各家学说之精华，古今中外为我所用，继承创新，与时俱进。其学术思想主要有：辨病为纲，辨证为目；不泥寒温门户，贵在知常达变；专方研究，与以方系病并行不悖；辨治疑难病，细审痰瘀虚；未雨绸缪，崇尚治未病等。

作为"夔门郑氏温病流派"第三代代表性传人之一，邦本先生全面继承了郑仲宾、郑惠伯的温病学术思想和临床经验，在"夔门郑氏温病流派"的形成和发展中作出了重要贡献。他对郑氏四代治疗温病的临床经验和学术思想进行了系统的总结，将辨证、诊断、治法、方药、运用等方面的特点逐一凝练，成功申报了重庆市第六批市级非物质文化遗产代表性项目。更加凸显"夔门郑氏温病流派"极高的学术价值和社会价值。

"夔门郑氏温病流派"于20世纪初由郑仲宾奠基，20世纪30～60年代，经郑惠伯完善并逐渐形成了系统而实用的有渝东郑氏特色的温病流派。郑氏医家在继承前人治疗温病按卫气营血辨证和三焦辨证的基础上，发展了传统温病学术思想，将繁杂的温病分为"温热"和"湿热"两大类型；强调"以防传变""重剂防变""先安未受邪之地""急下存阴""固护正气"等原则；临床上除广泛用于治疗急性病、传染病外，还扩展了温病运用范围，对内科重症、妇科出血、儿科发热等都形成了较完整的诊治方案，取得了满意的临床疗效。

邦本先生在前人治则的基础上进一步拓展：对于温病危急重症，由于发病急，病势重，变化速，病情复杂，辨治时总是抓住主要矛盾，再根据病情变化特点制定治疗法则，进而选方用药，始终做到胸有成竹、思路清晰、有条不紊。温病后期因温热之邪伤阴劫液，最易出现阴虚病机，然而有的病例此时病邪未尽，常伴见阴虚阳亢、虚实夹杂的证候，所以当以滋阴潜阳、标本兼施为治。他强调辨温热、湿热，尤应重舌诊，舌红苔厚腻者，当属湿热。

邦本先生传承并创新肺炎合剂、四妙勇安汤、达原柴胡饮、柴芩汤、水牛角地黄汤、白虎汤等中医方剂。在温病急重症、心脑血管疾病、妇科病、肿瘤病等方面积累了丰富的治疗经验，尤擅长治疗疑难杂病，善用虫类药治疗顽疾。如治疗肿瘤病，他的经验是扶正培本贯穿始终，攻邪消瘤适时跟进，突出症状随证治之。其遣药组方以性味平和，顾护脾胃为要。邦本先生的治病方法贯穿了整体观念、辨证论治、三因制宜，体现了中医特色，是针对患者病情非常富有个性化的治疗，在临床上有显著疗效。

邦本先生是四川省万县地区中医学校的创建者之一，先后任该校中医内科专业教师、教研室主任、教务处主任和教学副校长，潜心中医药教育事业18年。长期担任《内经》《温病学》《中医学基础》《内科学》《方剂学》等教学，所需讲义大都经手编撰。主要著作有《中医学基础》（主编）、《感冒病临床治疗学》（副主编）、《痹病论治学》（合著）、《中医男科临床治疗学》（合著）、《中华临床药膳食疗学》（合著）、《中医精华浅说》（合著）、《历代中医学术论语通解》（合著）等，审定《古典医著选》《医中百误歌浅说》等教材和专著，为名老中医郑惠伯主任医师总结临床经验10万余字，公开发表论文50余篇，公开出版和发表的著述共计100万余字。

邦本先生先后获得四川省卫生厅卫生工作先进工作者、四川省人民政府优秀教师等荣誉称号，1993年获批享受国务院政府特殊津贴。先后担任四川省中医药学会仲景学说专委会委员、重庆市中医药学会常务理事、顾问委员会副主任、重庆市医学会医疗事故技术鉴定专家库专家、《重庆中医药杂志》编委、万州区中医药学会顾问和万州区科技顾问团顾问等社会兼职。

二、授业传道

邦本先生毕生服务于中医教育和医疗机构，以教书传道授业和临床为己任，从20世纪70年代便开始步入教书育人生涯，积累了丰富的办学治校经验。在原万县地区中医学校执教期间，他亲自担任班主任，带领学生到农村乡镇卫生院开门办学，巡回医疗，培养了众多的大中专学生，所带教的进修生、实习生难以计数。他担任教务主任和教学副校长多年，十分重视理论教学与临床实践的结合，教学管理中严肃认真，作风严谨，一丝不苟，师生们既敬畏他，又由衷地钦佩他。20世纪80年代，该校教学质量在四川全省7所同类学校中位居前列，毕业生统考多次获全省第一名，为四川省和三峡地区基层医疗单位培养了大批临床实用型人才。

尽管学生广布，执弟子之礼者众，但邦本先生均未正式以师承方式收徒为入室弟子，只有家族之中七弟郑祥本，侄女郑丽随其习医多年。至2000

年，邦本先生从重庆三峡中心医院副院长岗位上卸职，方始担任第四、五、六批全国老中医药专家学术经验继承工作指导老师，受弟子行拜师之礼，正式招收入室弟子，悉心传授毕生所学，致力于高级中医药人才的培养。邦本先生培养的学术继承人张文涛、王顺德、胡波、徐冬、牟方政、胡江华等均成为优秀的中医药后继人才。其中张文涛、胡波获得博士学位，晋升副主任中医师。王顺德、胡江华晋升为主任中医师。王顺德入选中华中医药学会男科分会常委，中国性学会基层泌尿男科分会副主委，重庆市中西医结合男科专委会常务副主委，获中国男科 2018 年度人物奖。胡江华被评为重庆市优秀青年中医，担任国家中医重点专科学术带头人，万州区中西医结合肾病临床研究所所长，中华中医药学会肾病分会委员，重庆市中医药学会肾病专委会副主委，重庆市科协代表，入选万州区学术技术带头人、"平湖英才""最美医生"。牟方政被评为重庆市优秀青年中医，担起了重庆三峡中心医院中医科主任的担子，当选中华中医药学会综合医院中医药工作委员会青年委员，万州区中医药学会副秘书长，万州区中医药学会治未病专委会副主委。

2016 年，国家中医药管理局命名成立"全国名老中医药专家郑邦本传承工作室"。传承工作室成员有牟华明、牟方政、余宗洋、魏大荣、龚雪、杨昆、郑波、秦超、熊燕、漆辉莲、李柏群、张绍林等 12 人，他们均为重庆三峡中心医院、重庆三峡医药高等专科学校的中青年博士或硕士，是学有所成的临床、科研、教学一线的中坚力量。国家中医药管理局划拨工作经费 50 万元，单位配套 50 万元，共计 100 万元，以 3 年为期，专以培养中医后学，传承邦本先生中医学术思想和学术经验。

三、以文铸身

邦本先生成长在"百里三峡，千年诗城，万年夔门"的文化名城奉节，家庭以儒知医的诗书传统，他本人对古典文化的喜爱铸就了其儒雅谦仁的文人气质和医家风范。他自幼养成酷爱读书的习惯，于文史哲一途涉猎广泛，尤其对古汉语钻研甚深，从 20 世纪 50 年代到 80 年代，在长达 30 余年的时间里系统学习古代汉语知识，积淀了深厚的文字学、音韵学、训诂学功底。

他终身热爱读书学习，始终手不释卷，笔不停耕，已经把读书写作当成一种常态化生活方式。他的生活态度乐观热情，对新事物始终充满兴趣。年轻时喜欢摄影，且小有名气。曾经和著名摄影家侯波有书信往来，《人民日报》著名记者吕相友专门寄了一套摄影教材供他学习，因为书籍上有人民日报图书馆印章，邦本先生阅后又完璧奉还。1960 年秋天，他受奉节县委宣传部委派协同《人民画报》著名摄影记者何世尧拍摄三峡风光。中年时自学英语，啃下了厚厚的六卷本《许国璋英语》。60岁之后还自学电脑，能够自己打字、编辑文档、使用打印机、传真机、扫描仪，先后更换3台电脑。由喜读书而喜购书，邦本先生有一间宽敞的专用书房，四壁有八个大书柜，全都装满了他最为珍视的毕生所读之书。他的藏书以医书为主，计有5000余种，20世纪90年代，因搬家之故，将珍藏的300余本中医药杂志全部捐赠给万县地区中医药学校图书馆。

邦本先生青年时期就跟随伯父郑惠伯先生打下了扎实的古典文化根基，尤其酷爱古体诗词，是奉节县文化艺术界活跃的青年诗人，23岁时写作《重九登高》："重九登高节，友约白帝行。拂碑探往事，促膝话知音。凭栏山色远，依斗暮光倾。游情还未已，归途听歌声。"这是游览夔门白帝城归来所作，明白晓畅，自然清新，毫无修饰雕琢，颇得陶渊明、王摩诘诗风。诸友携行，心怀旷达，远眺山光水色，幽思达于古人，尽兴踏歌而归，大有孔夫子"浴乎沂，风乎舞雩，咏而归"之感，半个世纪之后读来仍如在目前，令人神往。郑氏家族有一传统，每逢亲人聚会，开席之前诸兄弟往往会作诗唱和。邦本先生至今每遇情动于中，有感而发，就会凝于笔端，时时有佳构自然天成。

邦本先生自幼受其伯父擅长书法之影响，初习颜真卿楷书，后学魏碑，长于行书，笔法清秀，墨色飘逸。晚年更以习字练书为健体健脑之法，每日必书。

四、德高为范

中医学发展到今天，受到西医及相关自然科学的影响。但是中医理论、整体思维和辨证论治是中医的特色，绝对不能丢。邦本先生认为中医特色是中医的优势，是中医无穷生命力的源泉，是中医精髓所在，必须紧紧抓住特色，发挥中医特色优势，才能传承中医药国粹。中医的地位不是保护出来的，是靠中医的疗效证明的，2000多年来中医能够为中华民族的繁衍昌盛作出贡献，在今天仍然具有旺盛的生命力和巨大社会价值，任何中医人都不可妄自菲薄。

邦本先生始终热爱中医事业，践行中医理论，突出中医特色，传承中医药国粹，弘扬中华文化。秉持自信、自强、自豪的意志，立足不自卑、不自是、不自满的操守，在实践中继承，在继承中创新，坚信中医学术毫不动摇的初心，坚持中医学术艰辛刻苦的求索，坚守为中医事业献身的精神。他致力于衷中参西，辨病辨证，以中医理论和纯中药配方治疗疑难病症，即便面对危急重症时也能胆大心细地运用中医方剂治疗，多次将患者从死亡边缘抢救回来。

行医近 60 年，邦本先生解危济厄，妙手回春的病例甚多，以令人信服的疗效树立了中医的权威和信誉。如 2011 年，开县人曾女士因患真菌败血症，高烧（41℃）40 多天不退，病情十分凶险，在重庆三峡中心医院重症监护室抢救，已下病危通知。医院紧急请邦本先生参加会诊。邦本先生将该病辨证为"温病气血两燔，热毒炽盛证"，大胆采用祖传温病治疗经验，拟清热解毒、凉血开窍之法，选用水牛角地黄汤、白虎汤、五味消毒饮等组方，用药仅一周，患者便转危为安，后又追加服用中药，20 多天后患者康复出院。该病例被邦本先生的博士生张文涛整理发表，在中医学界产生较大影响，被誉为"夔门郑氏温病流派"的经典病例。

"上门诊的 5 个多小时，我是全神贯注、全力以赴、全心全意，为患者解除病痛是我的职责和使命，虽辛苦但很快乐！"尽管已 80 高龄，但邦本先生凡出门诊，必是早上 6 点 50 分出门，7 点 30 分准点开诊，时间观念极强。尽管已经限号，但总是一再被突破，往往下班时间过了很久，他还在为加号患者和颜悦色地悉心诊断，毫无厌烦之意。特别是对慕名远道而来或者挂不上号的农村患者，邦本先生非常体谅他们的不易，宁肯牺牲自己的休息时间也要尽量满足患者的要求。他把解除患者疾苦放在第一位的初心不改，毕生坚持敬业奉献。

行医近 60 年，邦本先生待人谦诚，淡泊名利，潜心医术，廉洁奉公。他治学严谨，实事求是，不图虚名，论文、著述从不假手于人，文字朴实。他指导学生毫不保留，要求严格，对学生的跟师心得总是批阅得密密麻麻，从不轻易放行。在诊断室门前，他亲手书写了"继承祖业毕生研究中医学，关爱生命潜心治疗疑难病"的楹联，彰显了"医者仁心、悬壶济世"的大医精神。

行医近 60 年，邦本先生以人为本，体恤患者，医德高尚。无论患者富贵贫贱，一视同仁。对患者就像对待朋友，对每一病例都认真细致，连煎药、服药的方法、时辰都不厌其烦地一一嘱咐，"中医不是单纯看病，而且要关爱生命，尊重患者。患者来诊病，既是有疾厄来求治，也是患者对医者的信任，应当全力施为，把患者当朋友"。因此很多患者不仅把他看作治病的医生，还把他当作信赖的朋友，精神的寄托，康复的希望。他说 10 多年前，万州人何先生因肺癌晚期，术后长期咯血。他采用"三因制宜"的治疗理念，顺应季节时令，不断调剂处方，使何先生的病情得到有效控制。后来，何先生癌细胞广泛转移，在进入生命的最后时刻，他坚持坐着轮椅来到邦本先生诊室，"我知道自己的日子不多了，今天来不是看病，只是为了感谢郑医生，不仅让我多活了几年，还让我懂得了很多人生的意义"。何先生十分动情，邦本先生亦深受感动，这就是真诚亲密的医患关系。

邦本先生虽久负盛名，但毫无当世名医的傲气，为人谦和内敛，待人真诚坦率，望之俨然，宽裕汪汪，有儒医之风范，有济世之情怀，广受患者尊敬，深受业界推崇，医誉威望很高。他的行医之风、处世之道，将让后辈受用不尽。

（冉隆平）

第一篇

文为基础医为楼

——郑邦本主任中医师从医重文的治学经验介绍

🔓 篇首语

郑氏先辈皆由儒入医，推崇医文同宗，能医能文。先文而后医，然后以文滋医，文医相济，立德、立功、立言诸事。犹如起九层之塔，塔基愈厚，塔身愈高。中医典籍浩如烟海，经典研读、类编、校正、考据、荟萃、发微、问难解惑和钩玄等构成了医学著作的主体，如不得法，虽皓首穷经也难入其门，陷入知其然而不知其所以然，难明医道。

邦本先生出身中医世家，家学渊源，兼世医与儒医之长。治学之道，从医重文，循序渐进，系统学习古代汉语和中医经典 30 余年，对《内经》《类经》《香草续校书》《黄帝内经素问校注语释》等研究较深，积累了深厚的小学研究功力。邦本先生勤学苦读，广博专精，终身手不释卷，笔不停耕，教书育人，精勤不倦。读经典、拜名师、勤临床是邦本先生认定并走过的一条中医成长之路，具备扎实的文化底蕴和文字修辞之学，又有高超精湛的诊疗水平，也是他成为当世名医的客观要求和重要原因。

郑氏五代悬壶川渝，护佑乡梓，医名传誉三峡地区。夔门郑氏温病流派家学渊源，门人弟子众多，百余年来薪火相传，花叶第荣，"郑氏三杰"至今仍为杏林美谈。

传承祖业，名医起航

邦本先生是"夔门郑氏温病流派"第三代代表性传人之一，生于中医世家，幼承庭训，受到祖父和伯父的极大影响。祖父郑方（1882～1942年），字仲宾，四川省成都市人。少时攻读经史，并随其义父四川名医郑钦安学医 3 年，稍长入京师大学堂，因加入同盟会受清廷缉拿，为避祸而于 1908 年远走川东夔州。仲宾先生初以教书为职，兼及医业，弟子李重人、郑惠伯、向蛰苏、邓希元、朱左文、史伯衡和朱光璧等均成名流，皆有较大成就。后于 1917 年悬壶济世，以医为主业，且于 1934 年集资创建"泰和祥"中医药馆，与其子郑惠伯共同坐堂行医。仲宾先生博学多才学贯中西，医文并茂德行高洁，"儒医"之名卓行夔州。惜天不假年，至 1942 年 8 月六十而寿。

仲宾先生育有惠伯（1913～2003 年）、敏侯（1915～1990 年）二子，皆承其衣钵，以医名世。惠伯先生专攻医术，敏侯先生主研药事。兄弟二人齐心经营"泰和祥"中医馆，因医术精湛，药材道地而声誉隆兴。加之敏侯先生极富商业头脑，业医之余，成立民营翕合煤炭股份有限公司，经营民生轮船公司煤炭代理业务，凡民生公司在奉节境内的燃煤皆由翕合公司供应，家境日渐殷富。

邦本先生是敏侯长子，出生于 1939 年，彼时已是抗战军兴，奉节虽地处四川腹地，但民国政府内迁、日机轰炸、难民潮涌，同样令这个长江边的小县城感受到了山河破碎安宁难寻。祖父仲宾为其起名邦本，字兆宁，取"本固邦宁，兆示安宁"之意。虽处乱世，得益于家中行医经商，邦本先生童年时期家庭经济条件仍然优渥，受到了良好的家庭教育和文化熏陶。发蒙即背诵蒙本《三字经》《千字文》和《幼学琼林》等。家中专门延请国文教师在小学寒暑假期间教习郑氏子弟唐诗和《古文观止》。虽不甚解，但要求高声吟诵，熟读直至背诵，打下了厚实的古典文化根基。

邦本先生走上学医行医之路，与绵远深厚的家学渊源有关，但更多的还是个人遭际和家庭境遇使然。邦本先生少年时期入读奉节中学，这所学校是当时奉节、巫山和巫溪三县唯一设有高中部的完全中学，学风严谨，名人辈出。其祖父仲宾初到夔州就在这所学校任教。邦本先生天资聪颖，勤奋刻苦，学习成绩一直名列前茅，还爱好体育运动，尤其擅长排球，曾代表奉节县参加万县地区排球比赛。受科学兴国的影响，他立志成为一名科学家。但在高考前夕，一场肺结核突发而至，打乱了他的自我设计。高考体检不合格，命运之神向他关闭了大学之门。理想与现实相悖，人生方向发生逆转，踌躇满志、年少气盛的他颇受打击。至今谈及此段经历，邦本先生犹有憾色。这可能是他个人理想未能实现的遗憾，但祸兮福所倚，人生的关门开窗总是在偶然之中有必然，科学家的梦断却成全了名中医的新生，真正的自强不息者总是能够在困境厄运中趟出自己的路来。

邦本先生高中毕业时 18 岁，家庭开办的"泰和祥"中医药馆也早已公私合营，伯父奉调万县地区人民医院工作，父亲、二弟（时任学徒）成了公私合营企业职工，九口之家只有父亲和二弟领取工资，微薄的收入令家庭经济状况十分拮据。作为 7 兄弟姊妹中的长子，为父母分忧必然要承担起养家糊口的重担。如此困窘的境况下，大学是没法继续考了。1957～1961 年，邦本先生在一所民办中学度过了 4 年的教师生涯，与此同时也开始在伯父惠伯老的指导下有计划地自学古代汉语和中医经典著作。年轻的邦本先生一半自觉一半被迫地走上了习医之路，尽管初非本意，但从此一支好笔解伤寒，郑氏医学有传人，一代名医开始启程。

　　凭借着自小对医学知识的耳濡目染，伯父惠伯老的言传身教，加之本身的博闻强记，刻苦治学，邦本先生很快就登堂窥奥，深得精髓。惠伯老在古代文化，特别是书法、文学、经学等方面有很深的造诣，是一位医文相融的大家。他长于魏碑、篆书及诗词，与当时一批文化名人李重人、王渭川、穆守志、余仲九时有诗书唱和，曾共同举办书画展览，现存万州西山公园"静园"的园名乃其篆书手迹，太白岩文化长廊碑刻现存有惠伯老的书法墨宝。他1932年悬壶夔门，以辨治温病急症著称，是今重庆大学附属三峡医院中医科创始人之一，也是农工民主党万县地区委员会首任主任委员。曾数度婉拒李重人先生到北京、成都中医机构任职的邀请，1991年成为国家首批（500名）老中医药专家学术经验继承工作指导老师，致力于中医临床60余年，于2003年无疾而终，享年90高龄。有这样一位伯父兼师父悉心指导，学医习文，邦本先生的古汉语水平提高极大，研习《黄帝内经》《伤寒论》《金匮要略》和温病学经典著作颇得薪传，为日后临床融会贯通奠定了扎实的基础。1961年10月，邦本先生辞去教职，正式调入奉节县城关联合诊所开始从医生涯。他入职诊所后，师从该所川东名医冉玉璋、周蕴石两位老先生（均为惠伯老的挚友），同时从师者共8人，经县卫生行政部门批准在诊所内举办中医班，学习期限3年，考试、考核合格者，可在本单位执业行医。传承名老中医学术经验，自己的人才自己培养，这一举措开风气之先，很有前瞻性。中医班学员坚持白天跟师临床抄方；晚间或听师授课（先用南京中医学院《中医学概论》作教材，后经惠伯老与北京中医学院（现北京中医药大学）李重人先生商议改用全国中医学院统编二版教材），或读典自学，或撰写心得，或总结老师临床经验，在实践中学习，学习中实践。师生朝夕临诊，口传心授，前辈名医的独特经验和诊疗技巧在耳濡目染中得以快速传承，教学效果好，动手能力强，收效甚佳。邦本先生的第一篇学术文章《学习方剂学的心得》就是在这一时期发表的（见《健康报》1964年11月4日第四版）。1965年8月，邦本先生于重庆中医进修学校进修班学习一年期满结业，并正式挂牌行医。业师授受，家学相传，加之聪颖好学，使他很快成为县城中名望与日俱增的青年中医。1974年12月，因业务能力突出，邦本先生奉调万县地区中医学校担任中医临床和教学工作。

　　邦本先生年轻时撰写过一副对联，以激励自己自强不息。上联是"继承祖业毕生研究中医学"，下联是"关爱生命潜心治疗疑难病"，横批是"精益求精"。这副对联后来制成木刻楹联，悬挂在他的诊室门前，并成为他一生的座右铭。

探幽发微，能医能文

郑氏先辈皆由儒入医，推崇医文同宗能医能文。邦本先生治医之法首选学文。先文而后医，犹如起九层之塔，塔基愈厚，塔身愈高。医文互通的基础是断文识字，然后才有以文滋医，文医相济，立德、立功、立言诸事。中医典籍浩如烟海，医经研读、类编、校正、考据、荟萃、发微、问难、解惑和钩玄等构成了医学著作的主体，如不得法，虽皓首穷经也难入其门，陷入知其然而不知其所以然的困境，终老也不过一庸医也。

阅读古代医籍，难在古今文字的隔阂。综览医典要籍，医籍注释既有医理方面的阐发，又有文理方面的诠释，知医者须先知文。读古典医著，首在释义，古人称之为"训诂"。清代学者钱大昕说："有文字而后有诂训，有诂训而后有义理。诂训者，义理之所由出，非别有义理出乎诂训之外者也。"古书注释内容主要有解释词义，分析句读，阐述语法，说明修辞，揭示主旨和剖析句段关系，释音与校勘，这六个方面都是读懂读通古医籍的基本功。具备扎实的文化底蕴和文字修辞之学，又有高超精湛的诊疗水平，正是我国古代名医辈出的客观要求和重要原因。

邦本先生学医起步于 1957 年，从 20 世纪 50 年代到 80 年代，在长达 30 余年的时间里系统学习古代汉语知识，刻苦钻研中医经典著作。他以王力《古代汉语》《汉语史稿》为基础教材，深入阅读《说文解字（许慎）》《古汉语纲要（周秉钧）》《训诂方法论（陆宗达）》《校勘学史略（赵仲邑）》《古汉语虚词（杨伯峻）》和《现代汉语（丁树声）》等几十种语言学书籍，积累了深厚的小学研究功力。

邦本先生在研究古典医著过程中与北京中医药大学钱超尘教授结为同道知己，长期书信往来。二人初识于 1983 年 10 月在杭州召开的全国医籍校勘学术会议，这是一次顶级中医学术会议，虽然规模不大，但专业学术性极强。知名中医大家吕炳奎、耿鉴庭、裘沛然、何任、张灿玾、凌耀星和李今庸等均有出席。邦本先生与钱超尘教授同居一室，与会期间朝夕相处，结下了惺惺之谊。钱教授是古汉语专家，是研究中医古典医籍的权威学者。邦本先生视钱教授亦师亦友，钱教授也把邦本先生引为虔诚忠实的中医传承者和从医重文的同道者，弘扬中医药国粹的共同愿望将他们紧紧联系在一起。

1985 年 6 月，邦本先生到北京参加全国中医理论整理研究会组织的《瘅病论治学》编审会议期间，专程到北京中医药大学看望挚友钱超尘教授，朋友相见谈笑甚欢，两人讨论得最多的还是学习古汉语和中医典籍整理研究的心得和成就。临别时，钱教授特将珍藏的手抄本胡澍《素问校义》赠予邦本先生。这份《素问校义》手稿邦本先生一直妥善保管，时时阅读。1989 年 12 月邦本先生赴京参加《中华临床药膳食疗学》编审会议时，再次赴北京中医药大学看望老友，钱教授又赠送《训诂学的研究与应用》（王间渔主编，陆宗达审定），该书收录了钱教授的论文《论李时珍本草纲目中的训诂方法》，并在首页上书"邦本仁兄雅正，弟超尘，89，12，北京"，再次见证了二人相投于志的知己之情。

邦本先生还广泛涉猎了《中国文学史》《欧洲文学史》《中国史纲要》《文学的基本原理》和《文心雕龙》等著作，并自学《许国璋英语》，积淀了非常深厚的文史哲功底。功夫在诗外，处处皆学问。这些医学典籍之外的大量阅读丰富了他的思想视野，为他遨游医海奠定了自由徜徉的坚实基础。

读经典、拜名师、勤临床是邦本先生认定的中医成才必由之路。读经典是成才的基础，拜名师是成才的条件，勤临床是成才的途径，三者中读经典是至关重要的第一步。历代大家都首推经典和经方，"夫经方之难精，由来尚矣"。古人犹且如此，今人读古书更是难上加难，不在经典医著上下大功夫是成不了大医名医的。

诸经之中，他对《内经》的研读用力最多最勤，参考得最多的典籍是明代张景岳《类经》、清代于鬯学术笔记丛刊《香草续校书》和现代郭霭春《黄帝内经素问校注语释》等。著有 10 篇研究《内经》学术的论文，4 次撰文指导学生研读《内经》的文理、校勘、注释。在《〈内经选读〉学习中的文理问题》一文中，邦本先生以"能"字为例，就如何正确训诂做了范式，咬文嚼字，抽丝剥茧。《素问·阴阳应象大论》中有"阴阳者，万物之能始也"。能，音 tái，通台（古星名）。《史记·天官书》："魁下六星两两相比者，名曰三能。"而台、胎系通假字。《中华大字典》："台，同胞。"《辞海》说胎，指"事物的基始"，所以胎可以训为始。"胎始"为同义复词，"万物之能始"即"万物的开始"。张景岳："能始者，能变化生成之元始也。"他认为过去有的教材上注释："能始"为"能力的原始"显然是不对的。同篇"能冬不能夏"中的能，音 nài，通耐；"病之形能也"中的能，音 tài，通态；"能知七损八益"中的能，音 néng，能够，副词。

中医学是先民与自然和谐共生中形成的健康术，与中华文化同宗同源血脉相连，五行学说、取象比类、"天人合一"、整体观念、辨证论治等哲学传统和思维方式皆属于中华传统文化最核心的元文化元认知。邦本先生注重中医学与哲学、文学、道学的紧密联系，强调医者要广博专精才能触类旁通，举一反三。学会运用同一时代的经史诗词与医经文理相通相近的特点，理解古文原意，增加学习兴趣。他讲授《素问·脉要精微论》中的"赤欲如白裹朱，不欲如赭"，赤、朱、赭三色的区别，就引述了《论语》"红紫不可为亵服"为证，说明红紫不是正色。古人把青赤黄白黑当成正色，红指粉红色，唐以后红才作大红讲。又引白居易《忆江南》词佐证，"江南好，风景旧曾谙，日出江花红似火，春来江水绿如蓝，能不忆江南？"词中的"红"就是大红了。所以《内经》的作者不把红当正色，而以赤为正色。

邦本先生八秩之年仍记忆超凡，经典诗文信手拈来，朗朗背诵如流。诊治之时口授处方不假思索，反应迅达，毫无顿涩之感，弟子笔录往往跟不上他的速度，这都与他青年时代重视诵读记忆训练有关。邦本先生告诫学生《内经》文近散体，押韵的四言句亦多，最宜吟诵，吟诵是加强记忆和增强语言感知能力的有效方法。要正确吟诵，必须脑耳目口并用，掌握词序，重视停顿，停顿单位就是意义单位，读出词与词之间的节奏、关系，既能明了医理，又能体会享受汉语音韵之美，令记忆更加准确深刻。

邦本先生还从文字学和音韵学上对《内经》词义词源进行了研究，重点指出同源字在医经阅读中的理解。公开发表论文《内经同源字举隅》，篇幅不大，以阴–隐、食–蚀、中–脏、邪–斜四对例字成文，从古音古义出发，考证字间的同源关系，走出了《内经》研究的新路子。他有多篇研究《内经》的论文目录，均被王洪图先生主编的《黄帝内经研究大成》所收录，该书的出版，标志着学术界完成了对两千多年来《内经》研究工作的第一次总结。

教书育人，精勤不倦

1974年，国家实施振兴中医战略，创建四川省万县地区中医学校，在万县地区所辖九县一市各抽调两名专家参加筹建。正值壮年的邦本先生，作为奉节县的唯一代表成为万县地区中医学校的创建者之一，先后历任该校中医内科专业教师、教研室主任、教务处主任和教学副校长，潜心中医药教育事业 18 年。作为该校教学工作的负责人，他狠抓教学质量，倡导开门办学，对学生的中西医基础、诊断、内科、方剂和中药等课程考试考核十分严格。尤其重视理论教学与临床教学相结合，要求教师做坚持实践、疗效卓著的临床家，不做纸上谈兵的"文字之医"，并身体力行带头示范。该校教学质量在四川省同类学校中口碑很好，20 世纪 80 年代，毕业生统考多次获全省第一名，为四川和三峡地区基层医疗单位培养了大批人才。因此，1989 年邦本先生被四川省人民政府授予"优秀教师"称号。

邦本先生无论治学著述还是讲学授业，均严谨严肃、亲力亲为，说话行事一丝不苟，在师生中享有崇高声望。中医学校初创之际，生活工作条件极差，教材讲义多需亲手拟写。他长期担任《内经》《温病学》《中医学基础》《内科学》和《方剂学》等的教学工作，所需讲义大都亲手编撰。尽管所授内容早已烂熟于胸，但每逢授课，无论大课小课，他必定早早起床，再次浏览讲义，或默忆或诵读，谋篇布局了然于心，方仪容整洁、精神饱满地踏入教室。邦本先生授课气宇轩昂，声量宏大直透窗外，抑扬顿挫极具感染力。万县地区开办过两届西学中班（每届一年），参加者均为临床经验丰富的高年资西医专家，邦本先生主讲中医基础理论和临床课程，将深奥玄妙的中医理论化为深入浅出的讲授，理论与临床信手拈来，中医西医相互参详，深受这些西医专家的好评。

邦本先生重视勤学苦读，终身手不释卷，笔耕不辍，并在青年时期就展示出中医理论学习的扎实功底。1964 年四川省卫生厅选拔一批医生到重庆中医进修学校参加中医进修班学习一年，邦本先生以全川第一名的考试成绩入选；1981 年入湖南郴州地区卫生学校举办的"全国中等卫生学校中医经典著作医古文师资班"学习一年，成绩均位居前列。1987 年 7 月，他参加在成都举行的中日青年中医学术交流会，论文收入《中日青年中医论文选》，在国内外公开发行。邦本先生还参加中华全国中医学会中医理论整理研究会组织编写的《痹病论治学》《感冒病临床治疗学》《中医男科临床治疗学》和《中华临床药膳食疗学》等 4 部专著的编审，并担任《感冒病临床治疗学》副主编。他还担任国家和四川省中医中专统编教材《中医学基础》《古典医著选》的主编和审订工作，并参加《中医精华浅说》《重庆名医证治心悟》等 6 部专著的写作。他为名老中医郑惠伯主任医师总结临床经验 10 万字，其中有的医案被《中国现代名老中医医案精华》等收录；有的专论被专业书刊选用。邦本先生公开发表论文 50 余篇，公开出版和发表的著述共计 100 万余字。

20 世纪 80 年代，为支持地方企业出口创汇，邦本先生还为万县地区罐头厂、万县地区糖果厂设计"参芪炖羊肉罐头"和"天麻软糖""首乌软糖"配方，产品出口香港地区及东南亚国家，受到外商欢迎。

1991年，惠伯老入选首批500名全国老中医药专家学术经验继承工作指导老师之一，邦本先生再次成为惠伯老钦点之弟子。为更好地继承、整理和发扬惠伯老的学术经验，邦本先生于1992年由万县地区中医学校副校长调任万县地区人民医院副院长，主要转向中医临床科研和医院管理。1998年后专门从事医教研工作。

邦本先生在忙于公务的同时，仍然坚持一边出门诊，一边带学生，一边著述。一周三次门诊雷打不动，治愈疑难杂症无数，求医问药者众多，医名卓著。1993年，郑惠伯、郑邦本、郑家本叔侄三人同时获得国务院政府特殊津贴，"郑氏三杰"成为国内中医界的美谈。新华社为此发了专稿，《健康报》《中国中医药报》《四川日报》和四川人民广播电台等多家媒体都做了报道。

夔门郑氏温病流派肇始于仲宾，形成于惠伯，光大于邦本、家本、祥本、建本、光富。早年以川东夔门为基点，后逐渐以万州和成都形成集中性影响。百余年来人才辈出，门风谨严，惠伯先生医术传承者皆为子女、侄婿，医学传承以家族谱系内部传承为主。诸子侄皆服务于中医教育和医疗机构，以教书传道授业和临床为己任。

尽管执弟子之礼者众，但均未正式收徒为入室弟子。至2000年，邦本先生从重庆三峡中心医院副院长任上卸职，方始担任第四、五、六批全国老中医药专家学术经验继承工作指导老师，受弟子行拜师之礼，正式招收入室弟子，悉心传授毕生所学。每批两人，一届三年。弟子均经过严格遴选，皆为具有中医院校本科以上学历，年龄45岁以下，8年以上中医临床工作经验，主治中医师以上技术职称，跟师考核合格和通过学位论文答辩后，由成都中医药大学授予博士学位或硕士学位（师承制）。邦本先生的跟师弟子中已有两人获得博士学位（另有两人在读博士），两人晋升主任中医师。

2016年，重庆市卫生局、重庆三峡中心医院重托盛邀，成立"全国名老中医药专家郑邦本传承工作室"。传承工作室成员12人，国家中医药管理局拨工作经费50万元，单位配套50万元，共计100万元，专以培养中医后学，传承邦本先生中医学术经验。

2016年，"渝东郑氏温病学"被评为万州区非物质文化遗产代表性项目；2019年，"郑氏温病治疗法"被评为重庆市非物质文化遗产代表性项目。

文人气质，儒雅君子

　　奉节县地处长江三峡的入口瞿塘峡，因夔门天下雄闻名于世。如果说夔门是奉节县的地理坐标，刘备托孤白帝城是奉节县的历史坐标，那么李白《早发白帝城》、杜甫寓居夔州所作"秋兴八首"则是奉节县的人文坐标。历代名人顺江出入巴蜀，在夔州留下厚重的诗歌传统，使奉节"诗城"文化底蕴在川渝地区各县市中首屈一指。邦本先生成长在"百里三峡，千年诗城，万年夔门"这样的文化名城之中，家庭以儒知医的诗书传统，他本人对古典文化的喜爱铸就了其儒雅谦仁的文人气质和医家风范。

　　1962 年，我国在经过严重自然灾害之后，国民经济实行"调整、巩固、充实、提高"的方针，人民生活有所改善，政治气候比较宽松，文化艺术界也逐渐活跃。当年重阳节，奉节文化界举办重阳诗会，与会者邓希元、秦礼林、冉玉璋、毛咏衡、陈汉书、刘甫高、周蕴石、郑邦本、胡焕章、刘冠华和李德夔等 11 人皆为县内教育、文化、卫生界名流。他们泛舟长江，放眼河山，登高白帝，拂拭碑碣，徜徉在大自然和浓厚的文化氛围之中，尽兴归来纷纷写诗抒怀，经毛咏衡老先生整理油印成集《重九登高白帝城》，50 年后时人发于遗箧之中，尤显珍贵。邦本先生时年 23 岁，《重九登高》五言律诗，明白晓畅，自然清新，毫无修饰雕琢，颇得陶渊明、王摩诘诗风。诸友携行，心怀旷达，远眺山光水色，幽思达于古人，尽兴踏歌而归，大有孔夫子"浴乎沂，风乎舞雩，咏而归"之感，半个世纪之后读来仍如在目前，令人神往。

重九登高

重九登高节，友约白帝行。拂碑探往事，促膝话知音。
凭栏山色远，依斗暮光倾。游情还未已，归途听歌声。

　　2018 年深秋，邦本先生与诸弟妹联袂回乡讲学、赠书，并在三峡卫校体育场举行郑氏中医专家回乡义诊，受到奉节县政府和医疗卫生界同仁的热情接待。游览奉节名胜三峡之巅——天坑地缝，与旧友把手畅叙，邦本先生写下《守望乡愁》，可视作与 56 年前好友聚会的一次遥相呼应。

守望乡愁

金秋十月下夔州，眷恋故土忆乡愁。

恩师挚友今何处，瞿塘大江美依旧。

邦本先生终生受教惠伯老，承继衣钵情同父子。20世纪90年代之前，邦本先生住万县市乌龙池，惠伯老住新城路老红会宿舍，邦本先生每周日下午必定携全家上门探访。惠伯老晚年与邦本先生住同一单元楼上楼下，更是每日一见，切磋交流无话不谈。惠伯老仙去，邦本先生悲痛不已，撰联哀悼，寄托深情。

出身中医世家自强不息，六十六载临床生涯，在夔门南浦济世活人，杏林飘香桃李芬芳，一代大师名扬神州。

继承优良传统爱国诚信，八十八年人生旅途，重人品医德敬业奉献，造福民众淡泊名利，两袖清风永垂不朽。

万州盛夏酷暑，邻省湖北利川苏马荡成为万州人喜爱的避暑胜地。邦本先生在此纳凉期间观林海茫茫，云雾缭绕，心情十分舒畅，为国家民族走上科学发展的大道无限喜悦。

避暑山庄有感（二首）

凉都氧吧

烟雨云林藏山庄，茂密乔木小径畅。

漫步参天松柏间，凉都氧吧苏马荡。

生态涵养

晨雾林海闻啼鸟，夕阳晚霞蝉鸣叫。

生态涵养交响曲，科学发展寻正道。

邦本先生35岁时到万州工作，至今已在这座城市工作生活了46年，为万州群众的健康服务贡献了大半生，从壮年立业到中年成名，从一名青年中医成长为中医名家，一湖碧水，两岸青山，三生有幸，平湖万州早已与他心心相印。

夜游南滨公园

春风十里南滨路，平湖碧波东去流。
不夜古城美万州，遥看西山寻钟楼。

1996年，邦本先生随万县市政府代表团访问乌克兰切尔卡塞市。该市是抗日战争期间在万牺牲的援华飞行员库里申科的家乡，库里申科烈士墓就坐落在万县市西山公园，切尔卡塞市与万县市缔结为友好城市。邦本先生出访期间与切尔卡塞市有关官员签订了医疗合作协议，拜访了中国驻乌克兰大使馆。归国后他发表了《进大使馆如同回到祖国》《派遣医疗队的协议书正式签订》《在莫斯科拜会库里申科夫人》和《瞻仰列宁遗容》等4篇访问切尔卡塞市札记，连续登载于《万县日报》，受到访问团和读者的高度评价；《进大使馆如同回到祖国》还被陕西省选入青少年爱国主义教育读本。

邦本先生自幼受其伯父擅长书法之影响，初习颜真卿楷书，长于行书，笔法清秀，墨色飘逸。1967年冬，邦本先生在奉节县幸福公社巡回医疗，应奉节县红旗桥建设工程指挥部邀请，为在该公社建设的新桥撰写隶书"共产党万岁""毛主席万岁"各一幅，撰写行书毛主席诗词八幅，精雕勒石立于桥栏，清健洒脱，端庄大气，给过往行人留下深刻记忆。

邦本先生从医近60载，无论行医为人都备受医界同仁推崇尊重。救命活人无数，病患口碑相传，名重一方。他热爱中医事业，践行中医理论，突出中医特色，传承中医药国粹，弘扬中华文化。秉持自信、自强、自豪的意志，立足不自卑、不自是、不自满的操守，在实践中继承，在继承中创新，坚信中医学术毫不动摇的初心，坚持中医学术艰辛刻苦的求索，坚守为中医事业献身的信念。致力于衷中参西，辨病辨证，突出中医特色，以纯中药配方治疗疑难病症。始终把淡泊宁静、廉洁行医、德技双馨作为人生准则。在他80岁生日之际，挥毫表达了老骥伏枥，甘为中医学术传承再育英才的豪情。

八十抒怀

传道授业育英才，春色满园杏花开。
薪火相承传瑰宝，岐黄仁术千秋载。

邦本先生在中医学术上取得了斐然的成就，获得诸多奖项与荣誉。他先后获得四川省卫生厅卫生工作先进工作者、四川省优秀教师和重庆市名中医等称号，先后担任四川省中医学药会仲景学说专委会委员、重庆市中医药学会常务理事、中医内科专委会委员和《重庆中医药杂志》编委，任全国第四、五、六批老中医药专家学术经验继承工作指导老师和全国名老中医药专家郑邦本传承工作室导师及成都中医药大学博士研究生导师（师承制），是享受国务院政府特殊津贴专家。

但这些成就并没有让他停下脚步坐享于各种荣誉之上，而是始终以工作为最大快乐，以造就新一代名医为己任，80岁高龄仍一周出三个半天专家门诊，坚持参加教学查房，细心批阅学生撰写的跟师临证心得，指导学生撰写学术论文和临床研究工作，倾心培育岐黄后学，以极大的热情带领学生们奋斗在中医学术继承、创新和发展的道路上。

（冉隆平）

第二篇

学术渊源和学术思想

🔓 篇首语

邦本先生认为，弘扬中医药国粹，"要自信、自强不息和自豪，不要自卑、自以为是和自满"。要有坚定传承中华文化瑰宝之信心和决心，提倡"承古不泥古，创新不废古"。

邦本先生出身名中医世家，自幼受到中医药文化熏陶，热爱中医，笃信中医，酷爱中医著作。50余年来，他嗜购书，喜藏书，好读书的兴趣有增无减，与书结下了不解之缘，博极医源，精勤不倦。他的学术源于中医经典、三代家传温病流派学术经验和博采各家学说之精华。邦本先生学术思想活跃，不受学派门户局限，不墨守成规，主张古今中外为我所用，继承创新，与时俱进。其学术思想主要有：辨病为纲，辨证为目；不泥寒温门户，贵在知常达变；专方研究，与以方系病并行不悖；辨治疑难病，细审痰瘀虚；未雨绸缪，崇尚治未病等。

🔓 学术渊源

精读中医经典，学术源远流长

邦本先生读过的中医经典主要有以下几种。

1.《内经》

《内经》是现存最早的中医理论著作，约成书于战国至秦汉时期。

中医阴阳五行、脏腑经络、营卫气血、四时六气、生理病理、治则预防等学说最早见于《内经》。《内经》始终是中医尊崇的医学典籍，是中医学不可动摇的基础，是中医学的灵魂。邦本先生认为，《内经》就如同儒家的《论语》。《论语》是儒家的经典之一。儒家为孔子所创，孟子发展，荀子所集其大成，延绵不断，影响深远。没有《论语》，就没有中国几千年的儒家文化；没有《内经》，就没有传承至今的中医药国粹。他读《内经》的经验是：其一必先通读《内经》原文，了解和熟悉全貌；其二熟读、精读警语（精粹的论述部分），掌握精髓；其三兼读校注著作，以便深刻理解内涵；其四理论联系实际，用以指导临床实践。

读《内经》有价值的校注不少，邦本先生认为较好的有明·李中梓的《内经知要》和明·张介宾的《类经》。先读《内经知要》，其将《内经》中的医学基础理论体系化、系统化，使学者能从这部分经典中梳理出医学理论的脉络、准则、纲要，简要而明畅。再就是全书的注文和发挥阐释，言简意赅，结合临床实践，昭明经义。现代不少中医教材所选《内经》原文的编排分类，基本与本书大同。但读《内经知要》，是不能代替读《内经》的。然后可读《类经》。数百年来，《类经》是深研经典，横读《内经》的第一要书。此外，邦本先生还特别重视对现代著名中医学者郭蔼春所著《黄帝内经素问校注语释》的学习和研究，增强知识，受益匪浅。

2. 《伤寒论》和《金匮要略》

东汉·张仲景著《伤寒论》《金匮要略》。

《伤寒论》是仲景讨论外感热病的著作，发明《内经》奥旨，后世许多医学流派是在它的基础上发展起来的。所以，邦本先生强调《伤寒论》条文必须熟读。

《金匮要略》是仲景论治杂病的专集，全书理法方药齐备，证病明晰，审因论治，立法选方，层次井然有序，辨证论治一线贯穿。《金匮要略》条文亦应熟读。

邦本先生阅读仲景的书，参考了宋·成无己的《注解伤寒论》和清·吴谦的《订正仲景全书·金匮要略注》（《医宗金鉴》第一分册）。前者是以经释论注释《伤寒论》第一家，全书 10 卷，22 篇。注释引据《内经》《难经》《千金》等理论，对仲景《伤寒论》逐条诠注，阐述原文旨意，分辨病因病机，论证方药要义，使《伤寒论》一书的病证理法一线贯通，彰显仲景原条文奥义。后者共 8 卷，吴谦逐条注释，订正讹误，集前人注释精华，用以阐发原文精义，简明扼要，为历代中医师承教学所推崇。

3. 温病流派代表著作

温病流派形成于明清时期。邦本先生阅读的著作主要有：明·吴有性的《瘟疫论》，融贯各家，辨瘟疫与伤寒之异，论瘟疫病因、发病、传变、辨证、论治等特点，使急性热病、传染病独立于普通外感伤寒之外，始创温病理法方药之先河。清·叶天士的《温热论》，本书是简约精要的温热病纲领，这位临床大师以数十条条文，论述了温热病的发病、治法，舌诊之舌色、舌苔，高度精确概括，创立了卫气营血辨证体系。该书条条是规范，条条是纲领，实为中医温热病学之体系和基石。连同清·吴鞠通的《温病条辨》和清·薛生白的《湿温条辨》等，他都通读、熟读，以利理解掌握，便于临床运用。辨治温病，当分清温热、湿热之属性。而且治疗湿热性质的温病，是温病学临床独有优势，所以薛氏的著作他都认真研究过。

对于现代中医临床，尤其是关于急性传染性热病的辨证论治，邦本先生认为上述温病学经典著作仍然具有简洁、明晰和实用的指导意义。

以上扼要介绍了邦本先生精读中医经典的读书方法，可供青年学子参考。精读中医经典，勤求古训，温故知新，理论指导实践，实践辉映理论，理论与实践融会贯通，中医学术水平才能不断提高，中医药国粹才能得以传承和发扬。邦本先生精读中医经典，先后撰写并发表了十余篇读典心得的学术论文（参见第三篇读典心悟），学术源远流长。

三代传承温病流派学术经验

祖师郑钦安（郑仲宾的义父、启蒙老师）为火神派代表，为何郑仲宾（邦本先生的祖父）、郑惠伯（邦本先生的伯父）和邦本先生等却传承了温病流派学术经验呢？

郑仲宾为火神郑钦安（1804～1901年）之义子，少时跟随火神学医3年，此时年纪尚幼，郑钦安祖师爷只能传授其中医经典和基础知识。之后郑仲宾到北京京师大学堂求学，苦读十年，在读书期间，祖师火神病逝，而郑仲宾学成回成都后，又因避祸而赴川东奉节，更是再无机缘与火神之其他弟子交流，因而未能继承祖师火神扶阳之术。

1. 郑仲宾创立夔门郑氏温病流派

邦本先生所在的川东郑氏一门，三代人才辈出，医誉尤重于当地。20世纪90年代初，曾出现一家之中两代3人（郑惠伯、郑邦本、郑家本）同时享受国务院政府特殊津贴，为此，《健康报》于1994年2月15日刊载了新华社专稿《川东名医"郑氏三杰"，同获政府特殊津贴》。一家三代，从郑仲宾至郑邦本，都擅长温病的治疗，家学传承极为成功。这里面既有深刻的社会背景，又有深厚的家学渊源。

郑仲宾，名方，字仲宾（1882～1942年），四川省成都市人。少时拜于满清举人乔茂堂门下，攻读经史，又受家教"医文同宗"的思想影响，随义父四川名医郑钦安学医 3 年，打下了坚实的文理和医理基础。戊戌变法后，清廷设立"京师大学堂"。郑仲宾得业师乔茂堂及堂兄郑言的资助和支持，报考"京师大学堂"，被录为公费生，在京苦读十年。毕业后，因参加同盟会革命活动未得重用，于 1908 年回川，受到成都高等学堂和夔州府（今重庆奉节）官立中学的同时聘任。此时，清廷因其参加同盟会从事革命活动而欲捕之，其父在成都官府当幕僚，事先得知，乃告其速离蓉赴川东夔州府官立中学任职，此后一直定居于奉节。

郑仲宾在中学执教 8 年后，创办"昭文私塾"。开设国文、数学、英语、博物（自然）、医学 5 门课程，名重一时，门人多有所成就，其中郑惠伯（其子）、李重人（原北京中医学院副教务长）、向蛰苏（原湖北中医学院教授）等，均为全国著名中医专家、教育家。他在"昭文私塾"任教期间，利用课余时间及晚上出诊，从医亦执教。

温病，多为现代所说的传染性疾病和发热性疾病，此病的流行与社会背景和地域因素有密切关系。时值清末民初，正是社会动荡、国内战乱频发时期，加之 1937 年抗日战争爆发，人民流离失所，奉节又地处三峡地区，气候炎热潮湿，有火炉之称。因此疫病（流感、猩红热、麻疹、天花、痢疾、霍乱、疟疾等）蜂起，而温病作为当时的主要病种，其治疗研究已不是个人的兴趣取舍问题，而是一个医者必须掌握的临床技能。正是这种社会环境给郑仲宾提供了广阔的行医舞台。他聪明颖悟，少时攻读经史，青年时代在"京师大学堂"苦读十年之久，学识与眼界愈宽，传统与现代集于一身，是一个真正的儒医。再加上怀有一颗济世活人之心，就不难理解郑仲宾为何能取得如此卓著的医学成就，尤其是在温病方面。加之其本人体弱多病，体质偏于阴虚，后来发展成气阴两虚，患肺痨咳嗽、咯血，服用养阴润肺方药才能控制病情。平日饮食清淡，不食辛辣煎炸之品。这也就决定他为自身健康考虑，在温病上细心专研，以求自保。

郑仲宾在温病学术上颇有建树。他推崇温病大家如吴有性、叶天士、吴鞠通、薛生白、杨栗山、俞根初，以及当代温病名医丁甘仁、何廉臣等，因此受他们的影响较大。他把温病归纳为温热型和湿热型两大类。执简驭繁，指导临床。他对温病的辨证、诊断，尤重视舌诊。对某些急性热病的治疗，不拘泥于叶天士的"在卫汗之可也，到气才可清气，入营犹可透热转气，入血就恐耗血动血，直须凉血散血"的治则，主张先安未受邪之地。如他总结出治疗烂喉丹痧用辛凉透表、气血两清之法，收到极好效果。对湿温伤寒，主张早下，拟芳香化浊、苦温燥湿、苦寒泻下之方，能解除缠绵之发热，缩短病程，意在釜底抽薪，除邪退热。对前人关于湿温服柴胡则耳聋之论，持批判态度，认为柴胡配黄芩可以和解少阳枢机而解热，促进早日病愈。耳聋不是柴胡所致，而是病证自身的原因。

郑仲宾著有《诊舌心得》7万字，总结了温病临床辨舌的经验；《诊中宏宝》10万字，记载验案验方。惜尚未付梓，连同所有中医藏书，毁于1939年日军空袭。

2. 郑惠伯继承和发展了郑仲宾温病学术经验

郑仲宾之后，其家族的学术传承主要是其子郑惠伯。郑惠伯（1914～2003年），自幼随父学习医文，1931年在重庆针灸医院学习，与龚志贤、熊雨田、唐阳春同窗，学成后行医故里。1956年调入万县专区人民医院中医科工作，任主任中医师，1991年入选首批全国老中医药专家学术经验继承工作指导老师，1993年获批享受国务院政府特殊津贴，一直从事临床和科研工作，直至去世。

郑惠伯在学术上深受其父的影响，所处时代跨越新中国成立前后，由于当时的社会环境和医疗条件，温病仍是中医临床常见疾病。他18岁跟随其父亲在"济贫药局"义诊，当时疫病流行，患者多为贫病交加的农民和市民，"济贫药局"免费治疗，每日门庭若市。他一开始独立临床即能接触到大量危急重症。遇到问题，夜间即向父亲求教，并带着问题学习温病著作。在其父的指导下，结合临床实践，运用温病学的理法方药，救治了不少重病患者，积累了治疗急症的宝贵经验，学识大进。而新中国成立初期，特别是20世纪五六十年代，医疗条件较差，中医在防治温病方面仍发挥着不可替代的作用，这给他在温病临床方面继续提供了社会基础。

（1）辨治温病，必须分清温热、湿热属性

郑惠伯强调辨治温病，必须分清温热、湿热之属性。温热性质的温病以"阳热伤阴"为其病机，治则为"清热保津"。对于温热性质的温病，他的常用治法有四种：

清热解毒：清热解毒是祛邪的主要方法，也是救阴的重要环节。包括辛凉解表，如银翘散；辛寒清气，如白虎汤；苦寒清热，如黄连解毒汤；清营凉血，如清营汤等。

养阴生津：温为阳邪，化火迅速，最易耗阴伤津。养阴生津至关重要，养阴生津即属扶正，如增液汤、益胃汤、沙参麦冬汤、五汁饮等。

通里攻下："温病下不嫌早"，早下能祛邪退热。在感冒、肺炎等外感温热病中，适当配用泻下药，可提高疗效，缩短病程。对于急性热性传染病，如流行性出血热（发热期、少尿期）、流行性乙型脑炎、钩端螺旋体病、重症肝炎等，亦不可缺少泻下方药。包括苦寒泻火，如承气汤；导滞通腑，如枳实导滞丸；增液通下，如增液承气汤；通瘀破结，如桃核承气汤等。

活血化瘀："营分受热则血液受劫"，热邪入营则斑疹隐隐，入血则耗血动血，二者都需凉血散血。温热之邪，内陷心包，阳明腑实者，当解毒通腑，活血化瘀，如牛黄承气汤合血府逐瘀汤加减；温病蓄血，血热互结者，应破血下瘀，如桃核承气汤；外感温热，经水适来，热入血室者，宜和解散邪，佐以消瘀，如小柴胡汤加牛膝、桃仁、牡丹皮、赤芍之类。郑惠伯主张：温热性质温病在气分多采取清热、养阴、攻下三法；入营血则加入活血化瘀法。从整体观察病情，根据热盛、阴亏、腑实、血瘀之轻重缓急，分清主次，依法组方而治。

湿热性质的温病，具有湿、热两方面的证候，湿热稽留气分为其病机特点，脾胃为主要病变部位，热得湿而胶结，湿得热则缠绵，治当分解湿热为主，但解毒、活血、泻下等法于某些湿温病亦不可少。郑惠伯常用的治湿温方剂有湿遏卫气（湿重于热），表湿重者用藿朴夏苓汤，里湿重者用三仁汤；湿热郁阻气机（湿热并重），用甘露消毒丹；秽浊阻于募原（湿重于热），用达原饮；湿热蒙蔽心包（热重于湿），用菖蒲郁金汤加抗热牛黄散；痰浊重者，菖蒲郁金汤配苏合香丸。特别是甘露消毒丹和达原饮，为其最擅用者。郑惠伯强调：治疗湿热性质的温病是中医的优势，对于有效方药，应认真总结，加以研究。

（2）以方系病，必须掌握证候病机特征

郑惠伯在温病临床中倡导掌握有效方剂，以便能以方系病。同一疾病有不同证候类型，同一证候类型可见于不同的疾病，所以有同病异治和异病同治。如他用达原饮加减治疗疟疾、流行性感冒、传染性单核细胞增多症、结核性胸膜炎、急性肾盂肾炎、病毒性肺炎、湿温伤寒、霉菌性肠炎等，都取得了良好的疗效。

郑惠伯强调以方系病。以方系病应是证候基本相同，病机基本一致。达原饮的证候是憎寒壮热，胸胁满痛，腹胀呕恶，便滞不畅，苔白厚腻舌红等；其病机是湿热秽浊疫毒内蕴，或寒湿痹阻，湿浊化热；特征是苔白厚腻如积粉。临证时脉、舌、症不合的矛盾情况屡见不鲜。通过细致辨证，有的当"舍症从脉"，有的是"舍脉从症"，有的则"舍症舍脉从舌苔"。在突出整体对局部的主导地位的同时，不可忽视局部在全身中的作用。他运用达原饮，尤其重视舌诊。

（3）驱邪扶正，必须先发制病防止其传变

郑惠伯在处理外感热病时，若发现有内传之势，常在处方中加入清热解毒通便的药物，如虎杖、大黄之类，以达到里通表和、驱邪以扶正、防止传变的目的。经过长期临床观察，此等治法确能起到提高疗效、缩短病程的作用。郑惠伯常用清·杨栗山《伤寒瘟疫条辨》的升降散，选加金银花、连翘、石膏、知母、柴胡、黄芩、青蒿、大青叶等清热解毒药，治疗温热性质温病，邪在卫气者，如流行性感冒、流行性乙型脑炎、病毒性肺炎、多发性神经根炎等，效果甚佳。特别是对病毒性感染疾病，经用抗生素治疗无效者，更能显示其特殊疗效。

郑惠伯治疗瘟疫和伏气温病时，更主张先发制病，以先安未受邪之地，从而有效防止病情传变。瘟疫温毒发病，不外毒、热、瘀、滞四字，将病邪尽快控制在卫气营血的浅层阶段，先发制病，驱邪以扶正，防止传变，是提高温病急症疗效的关键。

3. 邦本先生全面继承了郑惠伯温病学术经验

郑惠伯之后，其家学传承主要有郑邦本、郑家本、郑建本、郑祥本等子侄辈。郑惠伯即郑邦本之伯父。邦本先生出生于1939年，经历了新中国成立前后两个阶段。郑惠伯既是邦本先生的业师，也是邦本先生学术经验继承工作的指导老师（首批）。学医初始正是新中国成立初期，当时国家大力倡导发展中医，在防治传染病，如麻疹、乙脑、痢疾、疟疾、天花等疾病中，中医发挥了积极的作用。邦本先生在伯父的指导下，继承了宝贵的家传经验，对此类病症的治疗取得了较好的临床效果。治疗温病亦按温热、湿热为纲辨证。治疗温病的学术经验为危重症，急下可以防传变；危重症应抓住主要矛盾；阴虚阳亢，虚实夹杂，应滋阴潜阳，标本兼治；辨证湿温发热重舌诊，清热燥湿首选达原饮。

从上述内容不难看出，三代人在温病学方面基本继承了郑仲宾的学术思想和临床经验，例如：温病的治疗，按温热、湿热为纲辨证；温病危重症，急下以防传变；温病诊断，重视舌诊等。但由于时代的变迁和个人的经历有所不同，必然会有个人创新和不同特色。郑氏一门三代在温病的传承上非常具有代表性，也是中医世家传承成功的一个范例。归纳总结成功之处有三点：一是有医术高超的长辈言传身教作为临床指导；二是都经历见证了温病的多发时期，有社会历史条件；三是家族学术继承人都敏而好学，严谨认真，这也与郑氏家族的治家理念有很大关系。一个中医世家的成功传承，上述三个因素缺一不可。

博采各家学说精华

1. 宗李东垣脾胃学说，善治脾不统血证和肿瘤病

金元时期李东垣师从张元素，继承张氏的医学理论和经验，并有所阐扬和发展。他著述《脾胃论》独树一帜，提出"内伤脾胃，百病由生"的见解，形成了"脾胃学说"，成为补土派的创始人。邦本先生受其影响很大，他治疗脾不统血所致之血证，如气不摄血之崩漏，用补中益气汤、五子衍宗丸加减有良效。他还善用补中益气汤，治疗因脾气虚，脾不统血所致之一切血证，如吐血、便血、尿血、肌衄等。治疗重症肌无力，选补中益气汤，重用黄芪50~100g，效果较好。运用扶正培本（尤其重视脾胃），解毒抗癌法，治疗肿瘤病，对于延长生存时间，改善生活质量，有明显效果。

2. 运用痰瘀学说，辨治疑难病症

前人关于痰瘀同源之说颇多论述。如《诸病源候论》云："诸痰者，此由血脉壅塞，饮水积聚而不消散，故成痰也。"《血证论》谓："须知痰水之壅，由瘀血使然""血病不离乎水""水病则累血"及"痰亦可化为瘀"。叶天士提出"久病入络"的观点时，剖析其病机为"瘀闭痰结""久病必瘀闭"，指出"经年累月，外邪留着，气血皆伤，其化为败瘀凝痰，混处经络"。痰浊水饮是人体津液代谢的病理产物。痰浊内阻，血脉不通也可产生瘀血，故痰浊是瘀血产生的一个重要原因。另一方面，瘀血阻滞，血脉痹阻，而使津液代谢失常，水湿痰饮内生。痰和瘀是人体脏腑功能失调、津血为病所导致的病理产物，又是致病因素。津血在生理上同源，互相生化，在病理上痰瘀同源，均属阴邪，两者同出一源，异名而同类，关系密切，互为因果。"怪病多由痰作祟，顽疾必兼痰和瘀"，邦本先生说这的确是前人总结的宝贵经验。

对于痰瘀学说，邦本先生十分重视，他在治疗疑难病时提出的"辨治疑难病，细审痰瘀虚"的学术思想，即源于此。

3. 广泛吸取历代医家应用虫类药物的经验

虫类药物是中药中动物药组成的一部分，其形体上多较小，多数属昆虫类。由于它是"血肉有情""虫蚁飞走"之品，具有特殊的生命活性，所以历代医家都较重视。虫类药物的方剂以抵当汤、大黄䗪虫丸、鳖甲煎丸等为经典，《本草纲目》中收载虫类药物达107种，近代善用虫类药物的医家主要有张锡纯、朱良春等。邦本先生对朱良春运用虫类药物的丰富经验（包括虫

类药的独特医疗作用、疑难病诊治之技巧和治疗疑难病应用虫类药的具体方药等），尤其重视。

邦本先生广泛吸取历代医家应用虫类药物的经验，用于治疗内科常见病、多发病、疑难病，如恶性肿瘤、血液病、心脑血管病、结缔组织疾病、肝肾病、神经精神疾病、内分泌系统疾病等，均收到良好疗效。对于虫类药物的功用主治，因其配伍不同而异，邦本先生将其概括总结为疏风泄热、解毒消痈、息风定惊、搜风通络、攻坚破积、温肾壮阳等。

综上所述，邦本先生的学术渊源主要来自《内经》《伤寒论》《金匮要略》及温病学经典理论，温病学术经验主要来自家传，杂病学术经验则博采各家学说之精华，如"脾胃学说""痰瘀学说"等，结合其自身的临床实践，做到了既有继承，又有创新，可谓其学术源远流长矣。

🔓 学术渊源

辨病为纲，辨证为目

邦本先生认为，随着西医学对传统中医学的不断渗透和结合，传统中医学的临床思维模式也正在发生深刻的变化，今日之中医是现代中医。现代中医临床时，既要重视中医的传统辨证论治，更要重视辨病与辨证相结合，即以辨病为纲、辨证为目的之临床思维模式。这正是邦本先生所倡导的辨病辨证学术思想。

他认为辨病与辨证，是中医学从不同角度对疾病进行认识的方法。辨病是寻求疾病的共性及其变化的普遍规律，而辨证则是寻求疾病的个性及其变化的特殊规律。辨病在诊断思维上可以起到提纲挈领的作用，有助于提高辨证的预见性、简洁性，重点在全过程；辨证则反映了中医学的动态思辨观，有助于辨病的具体化、针对性，重点在现阶段。临床时，若将辨病辨证结合起来，则可深化对疾病本质的揭示，使诊断更为全面、准确，治疗才更具有针对性和全局性。

随着西医学科学技术与传统中医学的结合，临床治疗对象及疾病谱的改变，现代中医辨病已不同于以前。传统中医学病名大多数情况下以突出主症

（如头痛、咳嗽等），或体征（如水肿、尿血等），或病因病机（如虚劳、湿热等），或病位病机（如肺燥、中焦寒湿等）定病名，存在局限性和模糊性。因此，传统中医病名，已不能完全适应今日临床医学的需要。在新的医疗环境下，现代中医临床实践辨病时，既要辨传统中医的"病"，又要辨西医学的"病"，应熟练掌握中西医双重诊断。中医学与西医学虽是两种不同的理论体系，但两者研究对象是一致的，都是人类健康与防治疾病。对于同一种疾病，不同医学体系对其病因、病机的理解可能不同，治疗方法可能不同，但病名的诊断可以寻求一致。

邦本先生曾以治愈病例来说明辨病为纲的重要性。如因较长时间进食南瓜（1例）、柑橘（2例）所致胡萝卜素血症的患者，院外按肝胆湿热黄疸辨证，选用茵陈蒿汤、茵陈四逆散等加减治疗无效，而求治于邦本先生。邦本先生按胡萝卜素血症辨病，嘱其立即停止进食富含胡萝卜素的南瓜、柑橘、胡萝卜等，辅以健脾胃方药调理，经过一段时间的治疗后，患者肤色黄染逐渐消退而愈。邦本先生强调辨病胡萝卜素血症，一是患者有较长时间，或较大数量进食富含胡萝卜素的食物或水果的病史；二是患者全身皮肤呈橘黄色，以双手掌肤色黄染最明显，但巩膜无黄染等症状为特点；三是患者肝功能检查正常。据上述三点，辨病胡萝卜素血症并不困难（有条件者，可作血胡萝卜素水平测定）。患者曾在院外按传统中医"黄疸"久治不愈，而且皮肤黄染愈来愈严重，致使患者心理压力增大，原因是辨病有误。本病皮肤黄染，但巩膜正常。肝功能检查正常，血清总胆红素、直接胆红素、间接胆红素都在正常范围之内。患者除巩膜外全身皮肤已呈橘黄色，尤以角质层厚的掌跖处最明显，鼻唇沟、颏、耳后、指节等处亦比较突出，所以当即诊断为胡萝卜素血症。本病是一种因血液内胡萝卜素含量过高引起的肤色黄染症。胡萝卜素是维生素A的前身，它广泛存在于植物和动物组织中，如过量进食富含胡萝卜素的食品，如黄胡萝卜、南瓜、柑橘等，可使血液中的胡萝卜素含量明显增高而成本病。此3例即为长期进食南瓜或柑橘所致胡萝卜素血症。不难看出，辨病为纲的重要性是不容置疑的。（参见第四篇临证一得之《糖尿病患者进食南瓜所致胡萝卜素血症的讨论》）

不泥寒温门户，贵在知常达变

邦本先生认为，《伤寒论》是温病学说的基础，卫气营血辨证与三焦辨证是受《伤寒论》六经辨证的启发而形成的。《伤寒论》所讨论的是广义的伤寒，还指出了温病的特征。如《伤寒论》第6条云："太阳病，发热而渴，不恶寒者为温病。"用口渴与否辨别伤寒与温病，这是具有实践指导意义的。《伤寒论》对温病方剂的运用与发展，也提供了基础，如上述同一条文还指出："若发汗已，身灼热者，名风温。"风寒客表，可以辛温发汗，一汗而解，而风温袭表，则应辛凉解表，不可用辛温及火法等发汗。若误用辛温药及火法，极易两热相合而使热邪入里，而见身灼热之表现。仲景明确提出温病不可用辛温发汗，这给后世温病流派治疗温病时使用清法以很大启示。如白虎汤发展为化斑汤，承气汤衍生为增液承气汤、牛黄承气汤，炙甘草汤加减变化为加减复脉汤。又如黄连阿胶汤治疗温病末期阴分已伤，壮火尚炽之证。又《温病条辨》上焦篇第一方就是桂枝汤，中焦篇18条，用栀子豉汤基本上是原文引用《伤寒论》栀子豉汤条文等。不难看出，《伤寒论》确实为温病学奠定了基础。

同时邦本先生认为温病学是《伤寒论》的发展和补充。其内容包括：在病因方面，创新感与伏邪之说，明确疫疠具有流行性和传染性；在辨证方面，创卫气营血辨证，提出热入营血，邪入心包的证候，并对湿温病有独特见解；在诊断方面，辨斑疹、白痦，验齿，察舌；在治疗方面，提出在卫汗之可也，到气可清气，入营犹可透热转气，入血就恐耗血动血，直须凉血散血，重视滋阴增液保津等。这的确弥补了《伤寒论》详寒略温的不足。伤寒学派强调六经辨证，用药多辛温，重视阳气；温病学派强调卫气营血辨证，用药多辛凉，重视阴津等。两种学派各有所长，各有所短。应相互结合，取长补短，融会贯通，为我所用。

邦本先生熟读经典，崇尚仲景学说，因受其伯父温病学术思想影响，善用温病时方。他宗《伤寒论》，而不拘泥于伤寒方，师温病学而不机械于四时温病之分。他说各派学说，应兼收并蓄，择善而从，临证识病，遣方用药，贵在知常达变，不可固执于成方。例如他治疗外感高热，并不拘泥于先解表后清里，待热结阳明之后，才可攻下之常规。因为外感高热，表里同病者居多，内外邪热相煽，其热势甚烈，只有表里双解，辛散、清热、泻下三法联用，迅猛驱邪，方能顿挫热势，一举告捷。所以，邦本先生治外感高热（感冒，或流行性感冒属热毒袭肺）者，选用连花清解汤（参见第五篇经验方药之经验方运用举隅）效果很好。该方由麻黄、杏仁、石膏、金银花、连翘、板蓝根、柴胡、黄芩、青蒿、虎杖（或大黄）、甘草等组成。它实际是由仲景的麻杏石甘汤、《温病条辨》的银翘散和邦本先生用清热泻下药物的经验而组成的方剂。邦本先生治疗外感高热不退，不管其有无便结腹胀之症，只要有热毒壅滞征象，宜配虎杖或大黄，多可获效。邦本先生说他是受刘河间创制的防风通圣散的启发，把伤寒、温病方药根据病情需要，重新组织新方，故能收效。

邦本先生临床擅治温病，但对于辛姜桂附等温热药物，亦喜用之。他受《此事难知》九味羌活汤组方原理表里寒热同治之影响，凡属寒包火而患鼻渊、咽炎、复发性口腔溃疡者，他均在处方中伍以细辛，辛散郁火，又能止痛，效果较好。治内伤杂病，见阳虚证候者，同样爱选用姜桂附，亦取得较好疗效。如他治疗疑难病症心源性肝硬化，出现心肾阳虚证候时，温阳利水，处方中必用姜桂附而取得较好效果。如患者赖某，女，47 岁。患心源性肝硬化，在院外中西医治疗未见效果。2009 年 12 月 4 日，请邦本先生诊治。患者心悸，气短，头晕，胸闷，腹胀，腹泻，下肢浮肿，易外感，舌淡，脉细数。彩超示：胸腔积液，腹水，肝脏饱满，肝静脉增宽，双心房增大，三尖瓣中量反流，二尖瓣少量反流，二尖瓣前向血流呈单峰。心电图示：频发房颤，P 波消失。邦本先生辨证为心肾阳虚，肝经瘀血阻滞。拟补益心肾，温阳利水，活血化瘀法。处方：黄芪 60g，白术 10g，防风 5g，北沙参 50g，麦冬 15g，五味子 10g，川芎 10g，赤芍 10g，丹参 30g，葛根 30g，葶苈子 30g，大枣 15g，升麻 10g，柴胡 10g，益母草 40g，泽兰 30g，冬瓜皮 50g，茯苓皮 50g，陈皮 15g，肉桂 6g，制附片 15g（另包，先煎 1 小时），薏苡仁 30g，山药 30g。10 剂，煎服，2 日 1 剂。服药后，症状有所缓解，守方加减。服药至 2010 年底，症状进一步缓解。

专方研究，与以方系病并行不悖

发皇古意，融汇新知，中西医结合，在辨病的基础上辨证，即以辨病为纲，辨证为目。辨证论治，一病多证（多型）的模式已为医者所熟悉和掌握。但为了临床、科研和教学需要，执简驭繁，从事专方研究是学术发展之必然。以方系病，即是异病同治。邦本先生强调，在方剂学研究方面，专方研究与以方系病应并行不悖。

1. 专方研究

邦本先生对专方研究十分重视，如研制的肺炎合剂治疗肺炎、加味生脉散治疗冠心病、补肾祛痹汤治疗类风湿关节炎、加味补阳还五汤治疗颈椎病、半白六君子汤和半白地黄汤治疗萎缩性胃炎等，都取得了较满意的效果。

20世纪90年代初，邦本先生参与他伯父主持研究的《肺炎合剂治疗小儿肺炎与抗生素治疗效果对照观察》课题组进行专方研究。用肺炎合剂（组成：麻黄、杏仁、石膏、虎杖、金银花、大青叶、柴胡、黄芩、鱼腥草、青蒿、贯仲、重楼、地龙、僵蚕、野菊花、甘草）治疗小儿肺炎59例、急性支气管炎11例，除2例用药时间不足3日而加用抗生素外，有效66例，无效2例，有效率为97.06%。单用肺炎合剂治疗肺炎55例（男31例，女24例），与单用抗生素治疗肺炎的26例（男11例，女15例）对照，两组病情大体相同。治疗结果，经统计学处理，只有咳嗽停止与痰液消失两项，治疗组较对照组时间为长，P分别<0.01与<0.05，差异均非常显著。其余各项（退热、发绀消失、鼻翼扇动消失、喘息停止、三凹征消失、肺部啰音消失、肺部病灶消散等），两组基本相同，P均>0.05，差异不显著。从而证实了肺炎合剂治疗小儿肺炎，疗效是可靠的。肺炎合剂为院内制剂，是重庆三峡中心医院院内制剂知名品牌，深受广大同仁和社会群众的信赖和好评。

2. 以方系病

邦本先生在制方时，倡导以方系病。所谓以方系病，就是异病同治，他强调如下两点：以方系病，必须掌握证候病机特征；以方系病，必须选加专药或优选药物。

（1）以方系病，必须掌握证候病机特征

邦本先生在临床中，倡导掌握有效方剂，以便能以方系病。同一疾病，有不同证候类型；同一证候类型，可见于不同的疾病。同一证候类型，即有相同的治法和方药，所以异病能够同治。如邦本先生50余年来，学习其伯父的经验，用达原饮加减治疗疟疾、流行性感冒、传染性单核细胞增多症、结核性胸膜炎、急性肾盂肾炎、病毒性肺炎、霉菌性肠炎等，都取得良好的疗效。他说以方系病，应是证候基本相同，病机基本一致。邦本先生临床运用达原饮，尤其重视舌诊，这是继承了他的老师郑惠伯老先生的学术经验。

（2）以方系病，必须选加专药或优选药物

邦本先生说不同疾病的同一证候类型，虽然治法方剂相同，但因疾病不同，可供选用的专药或优选药物亦各有异。如邦本先生学习其伯父的经验，运用甘露消毒丹加减治疗伤寒、病毒性心肌炎、传染性单核细胞增多症、病毒性肺炎、急性黄疸型肝炎等，病机为湿温邪留气分，湿热并重者，效果令人满意。属伤寒者，常加黄连，以清热燥湿，泻火解毒；病变初期，大便秘结者，还选加虎杖或大黄，以泄热通便。属病毒性心肌炎者，可加入玄参、金银花、当归、甘草（《验方新编》四妙勇安汤）以清热解毒，活血通络；心动过速，还可加苦参，以抗快速心律失常；气阴两虚，还可加黄芪生脉散。属传染性单核细胞增多症者，可加入僵蚕、蝉蜕、姜黄、大黄（《伤寒瘟疫条辨》升降散），以疏风清热，活血通便。属急性黄疸型肝炎者，可加入板蓝根、虎杖或大黄；热毒重者还可再加龙胆草，以清热解毒，利胆退黄。上述疾病，只要见发热的症状，均可加入青蒿、柴胡，此两味药物与甘露消毒丹中黄芩配用，即取蒿芩清胆汤之蒿芩、小柴胡汤之柴芩相配之意，具有良好的和解退热作用。

所以邦本先生说，不同的疾病，只要证候基本相同，病机基本一致，即可采用同一方剂治疗。但在运用同一方剂时应参照中医理论，结合西医学知识，选用适合病情的专药或优选药物，这样才能提高疗效。

辨治疑难病，细审痰瘀虚

所谓疑难病，即指目前医者在临床上辨治感到棘手的疾病。因为疑难病患者脏腑亏损，内邪滋生始终存在于疾病的全过程，证候多具正邪相兼，虚实关联的特征，致使辨证有"疑"，论治有"难"。从西医学而言，各系统都有疑难病，最常见的如肿瘤、结缔组织病，以及神经、肾脏、内分泌、血液及消化系统的疾病等。

邦本先生强调辨治疑难病，应细审痰瘀虚病机。他学习先贤关于痰瘀的理论，认为痰饮水湿是人体代谢的病理产物，痰浊内阻，血脉不通，从而产生瘀血；另一方面，瘀血阻滞，血脉痹阻，致使津液代谢失常，痰饮水湿内生。两者相互影响，最终形成痰瘀互结，使病情缠绵难愈，即所谓"怪病多由痰作祟，顽疾必兼痰和瘀""邪之所凑，其气必虚"，尤其是疑难病，病程长，"久病必虚"；亦有因邪致虚者，故出现邪实正虚，缠绵难愈之局面。所以，邦本先生在辨治疑难病时，将痰、瘀、虚三大病理因素贯穿始终。

1. 痰

中医有有形之痰和无形之痰的区别。有形之痰为可见之痰，如咳嗽、咳唾之痰，或胃中吐出的黏液。无形之痰为不可见形之痰，是痰浊、痰瘀交阻，随气上下，无处不到，结滞于四肢百骸、五官九窍、皮肉筋脉骨等所见的各种症状，因其所阻滞的部位不同，临床表现各异。如痰阻于心，可见胸闷、心悸；痰浊上犯，可见眩晕；痰留经络筋骨，可见痰核、肿块、麻木、疼痛或半身不遂，或成阴疽流注等。

2. 瘀

因瘀血的病症特点，或因瘀阻部位和形成瘀血的原因不同而异。但主要表现有舌质紫暗，或舌体瘀斑、瘀点，舌下静脉曲张，面色黧黑，瘀痛（刺痛），病理性肿胀、肿块、脉涩、沉弦或结代等。临证时，不必诸症俱全，有时抓住一两个特征即可。

3. 虚

因疑难病多迁延日久，缠绵难愈，表现为邪气既实，正气又虚的复杂病机。虚，因具体病症表现不同，而又有精气血不足，或五脏虚损之分。邦本先生针对临床所见疑难病，强调如能抓住痰、瘀、虚病机特征，就能掌握辨治关键，进而明确治疗重点。如吴某，女，62岁。患直肠癌，某医院诊断为直肠管状绒毛状腺瘤癌变（中分化管状腺癌）。经手术与放化疗后，癌症得到控制，每年复查均未发现复发或转移病灶。但术后不久出现右下肢由髋到踝粗胀肿大，且日渐加重，经同一医院诊断为：放疗后所致淋巴回流障碍。先后用迈之灵片、七叶皂苷钠片治疗，并嘱其穿弹力袜等，均无效果。患者还有宿疾冠心病、肝囊肿、肝血管瘤等。患者自2008年6月23日至2010年年底，在邦本先生处就诊。初诊时见右下肢肿大，肤色稍潮红，稍微站立，腿部肿胀感即加重，行动极为不便。遇感冒加重，时觉心胸憋闷不适，右胁胀痛，舌质偏紫暗，脉小弦而滑。邦本先生辨证为痰湿壅滞，瘀血痹阻，气阴不足证。抓住痰、瘀、虚病机特征，尤其突出治疗痰瘀，拟大方复治之法：用四妙散加槟榔、苏叶、茯苓、土茯苓以除下焦痰湿；用炮山甲、土鳖虫、益母草、泽兰、地龙、赤芍、丹参以活血通络；用黄芪生脉散补益气阴。守方加减，用药近百剂，症状明显好转，行走自如，右下肢肿胀已减轻80%左右，并且肝囊肿、肝血管瘤亦都明显缩小，冠心病症状消失，心电图亦有改善。

未雨绸缪，崇尚治未病

邦本先生说中医治未病思想源于《内经》。《素问·四气调神大论》曰："是故圣人不治已病治未病，不治已乱治未乱，此之谓也。夫病已成而后药之，乱已成而后治之，譬犹渴而穿井，斗而铸锥，不亦晚乎？"治未病思想早在《内经》时代就已经形成了，这确实是难能可贵的。近年来，国家卫生健康委员会（原国家卫生计生委）制定并实施"治未病健康工程"，在全国卫生界引起了强烈的反响。随着健康观念和医学模式的深刻变化，以及医学目的的重大调整，治未病这一古老而前沿的理念，体现了中医学先进和超前的医学思想，在古往今来的中医药防治疾病实践中，始终焕发着活力和光辉。治未病思想，以其独特的优势和潜力，被人们呼唤和重塑，由此产生的综合效益正不断得到新的发挥。

邦本先生强调临床医生应未雨绸缪，崇尚治未病。他治未病的经验是未病先防，既病防变，愈后防复。

1. 未病先防

未病先防是指在未病之前，采取有效措施，预防疾病发生。如邦本先生对年老体弱易患感冒者，常选用玉屏风散：黄芪90g，白术135g，防风45g。共研细末，每天9g，泡开水当茶频频饮用，连服1个月，有健脾补肺、固表疏风的作用，能有效防治感冒。对慢性疾病患者，常因感冒诱发，或加重症状，邦本先生也常在辨证处方中套用玉屏风散，确能提高疗效。

玉屏风散三药用量之比例，可因人而异：若见脾气虚症状突出者，黄芪：白术：防风=2:3:1；肺气虚症状突出者，黄芪：白术：防风=3:2:1；肺气虚、脾气虚同时出现而又无明显差异者，黄芪：白术：防风=5:5:2。老年慢性病患者，免疫力低下，易疲劳，邦本先生常在处方中加红参（血压高者用西洋参）、枸杞子、淫羊藿、山茱萸，补气补肾，效果好。

2. 既病防变

既病防变是指在既病之后，力求早期诊断，早期治疗，防止疾病传变恶化。邦本先生强调：特别是在治疗疑难病和危急重症时，更要重视既病防变。如西医治疗免疫性疾病，因长期使用肾上腺糖皮质激素，而出现骨质疏松及股骨头坏死的病例时有发生。邦本先生常在未出现骨病前就在辨证处方中加鹿角胶、骨碎补、续断等，以补肾壮骨，可有效防治骨质疏松症和股骨头坏死。

再如白血病患者因血小板明显减少，血小板功能障碍，凝血因子减少和毛细血管壁浸润等原因，很容易出血。当血液中白血病细胞急剧增多时（>100×10^9/L），脑部血管由于大量白血病细胞淤滞并浸润管壁，易发生颅内出血而致命。邦本先生用清热解毒、滋阴凉血法，选用犀角地黄汤（水牛角代替犀角）加北沙参、玄参、麦冬、知母、赤芍、茜草、地榆、槐米、金银花、连翘、大青叶、青黛等，对预防出血有积极意义。

还有如肿瘤患者经用抗生素及对症处理后，仍然高热不退者，邦本先生根据辨证，选犀角地黄汤（水牛角代替犀角）、清营汤，或达原饮、甘露消毒丹等加减，取得较好效果。肿瘤病发热患者，有时经用西药解热药治疗后出现汗多的症状，邦本先生常用生脉散加仙鹤草、百合、山茱萸治疗自汗，用当归六黄汤加煅龙骨、煅牡蛎治疗盗汗，效果较好。

温病急症，"先安未受邪之地"指的正是既病防变，有关这方面的内容，在本书后面的内容中有详细介绍。

3. 愈后防复

愈后防复是指疾病治愈，或虽未愈但已经控制在平稳状态，以防旧病复发。在同时接受中西医治疗的疑难病中，如肾病综合征（免疫系统疾病），有的病例因西药激素减量，病情出现反跳现象。长期服用肾上腺糖皮质激素的免疫病患者，因肾上腺皮质长期受到负反馈抑制，有的甚至发生萎缩，皮质功能减退而水平低下。一旦激素减量，病情很容易反跳。所以，需要激素减量的患者，应测定血浆皮质醇含量。如果其含量低下，必须先提高体内皮质醇水平。龟甲具有促进肾上腺皮质功能的作用，能使血浆皮质醇含量升高。邦本先生根据辨病，常选用龟甲与淫羊藿、巴戟天、生地黄等配伍，以提高体内激素水平。待肾病综合征患者病情好转，激素逐渐减量。至多次检查蛋白尿转阴，低蛋白血症、高脂血症及水肿均得到有效控制，激素停药后，仍需中药治疗半年，门诊随访以防复发。

以上从 5 个方面（辨病为纲，辨证为目；不泥寒温门户，贵在知常达变；专方研究，与以方系病并行不悖；辨治疑难病，细审痰瘀虚；未雨绸缪，崇尚治未病），较系统地论述了邦本先生的学术渊源和学术思想。邦本先生的学术渊源和学术思想一直指导着他的治学和临床，这将在本书后面的内容中得到印证和体现。

——本篇据郑邦本《读书札记》《临证札记》之资料整理

第三篇

读典心悟

篇首语

中医经典是中医文化的瑰宝，内涵十分丰富，博大精深，寓含哲理，堪称"伟大的真理，科学的预言"。

邦本先生认为学习中医，读书需要广博专精，并行不悖。精读经典，首先应在文字上下功夫，强调《内经》学习中应注意的文理问题，如训诂（解释字词、树立历史观点）、引证、吟诵和《内经》内证校勘等。邦本先生先后发表论文10篇，都是精读《内经》的重要心得。他还特别注重对四部经典著作内在的继承和发展关系的研究，如他提出了仲景对《内经》生理学说（六经与脏腑经络的关系、精神气血津液等）、病理学说（发病、病因、病变）和治则学说（防微杜渐、整体论治、标本先后、医门八法）的继承和发展，并明确指出《内经》伏气学说对温病伏气学派所产生的重大影响等，足见其精读经典用力之深。邦本先生认为，经典著作中蕴含有许多深奥的精义，只有经过刻苦研读，下一番苦功夫用心领悟，才能有所得，因为智莫大于心悟。读经典，拜名师，勤临床是中医医师成才必经之路。读经典是成才的基础，拜名师是成才的条件，勤临床是成才的途径。

邦本先生读经典得到了前辈李重人、郑惠伯、冉玉璋、周蕴石等儒医和全国著名古汉语学者钱超尘教授的指导和帮助，打下了坚实的文理、医理基础。

读经典需广博专精

治学要读书，而且要勤学苦读，方能有所成就。唐代鲍坚在《武陵记》中讲过这样一个故事："后汉马融勤学。梦见一林花如锦绣。梦中摘此花食之，及寤，见天下文词，无所不知。时人号为绣囊。"显然马融之所以能成为"绣囊"，并非真是由于他梦中摘花食之，而实际是因为他勤学苦读的缘故。故事要告诉读者的道理是明白的。在勤学苦读的基础上，讲究方法亦是重要的。前人和今人摸索出的不少读书经验，可以借鉴。这里就治学中医而话读书广博专精，并行不悖，相辅相成。

著名的中医理论家、教育家任应秋教授，生前涉猎了六千多种古今医籍，发表学术论著在三百万言以上。任老学识渊博，成就巨大，驰名中外。他有坚实的经学、史学、中国古代哲学、文学等方面的基础，为其畅游学海、攀登书山创造了极其有利的条件。他一生中手不释卷，勤奋过人，可谓博矣。他的学术成就是多方面的，尤以中医理论研究、古籍整理、学术流派研究为最。这又说明任老能由博返约，对与上述研究内容有关的文献资料，着力最深。周建人先生在《略谈专和广》中说："广博的阅读，我觉得不会妨害专，反而有助于专。"这正是周老对于读书广博专精，并行不悖，相辅相成的治学经验总结。

据《中国图书联合目录》（1961年）所载医籍，就达7661种。浩瀚书海，茫茫无涯。读书如何去广博呢？清代王鸣盛先生在《十七史商榷》中说："目录之学，学中第一紧要事，必从此问途，方能得其门而入。"陈垣教授在《谈谈我的一些读书经验》中说："从目录学入手，可以知道各书的大概情况。这就是涉猎，其中有大批的书可以'不求甚解'。"如同治文史哲的应读《四库全书总目提要》《书目问答》一样，治中医学的要读中医目录学《中国医籍提要》。这本书介绍了504部医籍（多数系清代以前医家著作），是一部医籍目录及提要的理想之作，是治中医学的不可多得的工具书。作为入门途径，令人受益匪浅。它与《四库全书总目提要·医家类》《医学读书志》《中国医学大成总目提要》《四部总录·医药编》等同类工具书比较，分类系统科学，内容精赅贴切，突出了中医学特点、学术成就和学术源流，评价客观公允，并有作者生平传略及版本介绍。读者根据自己研究的需要，穷及医源，精勤不倦，广博涉猎，必能获取丰富知识。

读书又如何去专精呢？陈教授在同一篇文章中还说："要专门读通一些书，这就是专精，也就是深入细致，'要求甚解'。"在广博的基础上，还必须选择与专业研究密切相关的几部主要典籍，熟读，精读，甚至背诵，目的是"要求甚解"。有人把这项工作比喻成"攻占堡垒"，"取得了据点，然后可以进攻退守，发展自如"。这比喻很精辟，说明了读书要专精的道理。据说著名的大作家茅盾先生能背诵《红楼梦》，可见茅公当年阅读名著专精的程度。中医界能背诵《内经》《伤寒论》《金匮要略》《温病条辨》等典籍的学者，是不乏其人的。20世纪60年代初，北京中医学院（今北京中医药大学）李重人副教务长曾写信告诉笔者："背诵的方法，有记忆背诵，不思考的背诵，即熟唸，以及记遍数的背诵，前人即读一百字，读一百遍，可以牢记，约需一小时。"几十年来的读书实践证明，李老的经验是有效的、宝贵的。

读书广博，可以全面、系统地掌握本专业知识，了解和熟悉与专业相关的多学科知识。这样方能避免以管窥天，克服孤陋寡闻，在治学中得出科学的结论。读书专精，可以得到学问的精华。广博专精，并行不悖，相辅相成，定能有所成就。

——本文据郑邦本《读书札记》之资料整理

《内经选读》学习中的文理问题

《内经选读》是基础理论课，故学习重点应是分析医理。把串讲字义、文理视为手段，分析医理当作目的，字、词、句、篇的含义搞清了，于掌握医理就扫清了障碍。本文就《内经选读》学习中的文理问题，谈几点体会。

训　诂

《内经》的学术思想、医学理论、诊治经验等内容，都是用其成书的那个时代的书面语言记录下来的。因此运用文字学、训诂学知识，随文进行词法、句法的学习，是学好《内经选读》的必然途径。

1. 解释字词

训诂，就是解释古书中词句的意义。如"能"字，《素问·阴阳应象大论》中有"阴阳者，万物之能始也"。能，音 tái，通台（古星名）。《史记·天官书》："魁下六星两两相比者，名曰三能。"而台、胎系通假字。《中华大字典》："台同胎。"《辞海》说胎指"事物的基始"，所以胎可以训为始。"胎始"为同义复词，"万物之能始"即"万物的开始"。张景岳："能始者，能变化生成之元始也。"教材上注释"能始"为"能力的原始"，显然是不对的。同篇"能冬不能夏"中的能，音 nài，通耐；"病之形能也"中的能，音 tài，通态；"能知七损八益"中的能，音 néng，能够，副词。所以，在学习过程中，必须运用文字通用假借的知识，才能正确训诂。音训是义训的基础，因为语音是语言的物质外壳。通假字，容易使人望文生义，误解原意。而一旦识破，亦就豁然开朗。

此外，在学习中还要注意双声叠韵的联绵词。如《素问·五脏生成》的"招尤"（叠韵），《灵枢·本神》的"淫泆"（双声）等等，就不要分开释义了。

解释字词还包括解释词性。如《素问·生气通天论》："是故阳因而上。"高士宗解释："是故人身之阳气，因之而上。"因成了介词。因，教材上作形容词，注释为"大"，译成"人身的阳气也应作用强大上升。"因，《说文》从口从大会意，所以教材是对的，而高氏错了。再如，《素问·痿论》："有渐于湿。"渐，音 jiān（不读 jiàn），动词。《辞海》作"沾湿；浸渍"解，并引《荀子·劝学》"兰槐之根是为芷，其渐之潃（音 xiù，臭水），君子不近，庶人不服（佩戴）。其质非不美也，所渐者然也"为证，是很恰当的。"有渐于湿"之"有"，为动词渐的词头，只是凑成一个节拍，并无意义；"于"，介词，意同被，引进动作行为的主动者。全句译为"被湿邪所浸渍"。杨上善："渐，渍也。"高士宗："渐，进也。"亦通。张景岳："渐，有由来也。"教材注释："渐于湿，即逐渐感受湿邪的意思。"后两种解释均把"渐"当作副词，用在此自然是不妥的。

2. 树立历史观点

古今汉语由于人物、时间的不同而不尽相同。如《素问·汤液醪醴论》："中古之世，道德稍衰……""道德"不能按今"道德风尚"解释。此处的道德是指《老子》中的"是以万物莫不尊道而贵德"，具体说来是指维护健康的生活规律和养生方法。"稍"不是"稍微"，而是逐渐的意思（"稍"作"稍微"讲，是后起的意义，它是从"稍"的本义——禾末，引申为"小"后，再次引申为"稍微"的）。《史记·魏公子列传》中"其后秦稍蚕食魏"，是说秦国逐渐地侵占魏。直到宋朝，"稍"还是作逐渐讲。苏轼诗句"娟娟云月稍侵轩"，月亮慢慢地升起来，又渐渐地照入窗户之中。这样诗中才有画，诗意才浓。"中古之世，道德稍衰……"，应释为"到了中古时代，社会上讲究养生之道的人逐渐地减少了……"教材译为"到了中古时代，社会的道德风尚较前为差……"就不准确了。

引　证

在《内经选读》的学习过程中，在适当之处，亦可引证一些语言学方面的资料，这有助于对原文的理解，且可增加学习兴趣。如学习《素问·脉要精微论》中的"赤欲如白裹朱，不欲如赭"时，可引《论语》"红紫不以为亵（xiè）服"为证，说明红紫不是正色。古人把青赤黄白黑当成正色，红指粉红色，唐以后红才作大红讲。又引白居易《忆江南》词佐证，"江南好，风景旧曾谙，日出江花红似火，春来江水绿如蓝，能不忆江南？"词中的"红"就是大红了。这是词演变发展的结果。所以《内经》的作者不把红当正色，而以赤为正色。同篇还有"青欲如苍璧之泽，不欲如蓝"。蓝，草名，可作染料，非指蓝色。可引《荀子·劝学》中"青，取之于蓝而青于蓝；冰，水为之而寒于水"为证。青色从染料中来，但它的颜色又胜过染料本色。

《内经》非文学历史著作，文中引成语典故极少，但与其他著作有联系之处（特别是对它有影响的著作），也可作引证。如《老子》："甘其食，美其服，安其居，乐其俗，邻国相望，鸡犬之声相闻，民至老死不相往来。"《素问·上古天真论》："故美其食，任其服，乐其俗，高下不相慕，其民故曰朴。"显然后者受了前者的影响，思想一致，语言雷同，绝非偶然巧合。又，《素问·脉要精微论》有"是故持脉之道，虚静为保"。"虚静"系由《荀子·解蔽》"心何以知？曰：虚壹而静"中来。荀子提出虚心专一冷静地观察分析事物，就能得到正确的认识。

吟 诵

《内经》以阐明医理为主，着重议论，属散文文体，但押韵的句子亦不少。冯舒说："《素问》一书，通篇皆有韵。"古代的散文、韵文、四言句几乎占其他语句的一半以上，《内经》中的四言句也很多。如《素问·脉要精微论》："阴阳有时，与脉为期，期而相失，知脉所分，分之有期，故知死时。微妙在脉，不可不察，察之有纪，从阴阳始，始之有经，从五行生，生之有度，四时为宜。"其中绝大多数四言句是"二二式"，读出两个节奏。但"从—阴阳—始""从—五行—生"为"一二一式"，读出三个节奏。注意双音词，如"阴阳"不能读破，词与词之间稍微停顿。《素问·阴阳应象大论》"按而收之"为"三一"式，读出两个节奏："按而收—之"；《灵枢·口问》"因其所在，补分肉间"分别为"二二式"与"一三式"，都读出两个节奏："因其—所在""补—分肉间"。注意结构固定的词"所在"或偏正词组"分肉间"不能破读。

要正确吟诵，必须脑目口耳并用，掌握词序，诵读时短暂停顿（停顿单位就是意义单位），读出词与词之间的关系。其余五言句、六言句、七言句等，读法亦同此理，不赘述。

（郑邦本撰文，原载《北京中医学院学报》，1983 年第 4 期）

《内经》内证校勘举隅

学习中医学，阅读古典医著，特别是阅读《内经》，校勘是不可缺少的重要工作。因为《内经》传世已久，由于种种历史原因，不可避免地存在着各种错误；而校勘的作用则在于排疑，显真，明微。其内容是校出书中的误、脱、衍、倒等错误，最后达到订讹目的。本文专就校勘中内证方法，谈谈《内经》的校勘。

所谓内证（又称本证），就是求证于本书以正谬真。反之，求于本书之外者，名外证（又称旁证）。《内经》的内证校勘，就是从本书的文字、训诂、音韵、语法、本篇或整部《内经》的行文特点，以及医理等多方面，寻找线索，求得证明，以去误存正。

1. 误，字词错误 如《素问·至真要大论》"夫五味入胃，各归所喜攻，酸先入肝，苦先入心，甘先入脾，辛先入肺，咸先入肾"。攻，误字。攻、故形误。攻作故。故，连词，属下句读。所，特殊指示代词，与动词喜连用，构成名词性词组。攻为故而下属，文理既通，行文又与《灵枢·五味论》"五味入于口也，各有所走"保持一致。

《素问·汤液醪醴论》"开鬼门，洁净府"。鬼是魄的坏字。鬼作魄。《素问·六节藏象论》"肺者，气之本，魄之处也"，《素问·生气通天论》"魄汗未尽"。肺藏魄，外合皮毛，汗液由皮腠透发，与肺有关，故曰魄汗。根据《内经》上述二篇行文及医理来看，可以断定，鬼系魄的坏字。

《素问·举痛论》"寒气稽留，炅气从上，则脉充大而血气乱，故痛甚不可按也"。上，篆文为"𠄞"；之，篆文为"𠙴"，𠄞、𠙴形误。上作之。之，代词（指代"寒气稽留"），充当宾语。这样"寒气稽留，炅气从之……"与上文"寒气客于经脉之中，与炅气相薄则脉满，满则痛而不可按也"，在医理上就贯通了。

2. 脱，字词脱落 脱落之字多寡不等。如《灵枢·经脉》"胃足阳明之脉，起于鼻之交頞中"。根据本篇行文，十二经脉起始之处，凡在体表者，都交代得很清楚。说膀胱足太阳之脉"起于目内眦"，而不说起于目；大肠手阳明之脉"起于大指次指之端"，脾足太阴之脉"起于大指之端"，小肠手太阳之脉"起于小指之端"等，而不说起于指（趾）。据此推测，"起于鼻之交頞中"的之字后可能有脱字。之字后所脱之字，即是表示鼻的一个具体位置的方位词。鼻是所脱词的定语，助词"之"便成了定语标志，语法上是通的。从经络上讲，该经脉"起于鼻之旁"，从而断定所脱的字应是"旁"字。当然还有一种可能，之字亦可蒙上而衍，但从前后行文及医理上讲，按脱字处理更恰当。

《素问·灵兰秘典论》论十二脏腑的主要生理功能，取作者生活时代的政治现象类比，用"十二官"说明脏腑相互间的关系，开"医道通治道"学说的先河。但文中实有十一官（"脾胃者，仓廪之官"，脾胃合为一官），尚缺一官。于此推知，原文有脱字。根据《素问·遗篇·刺法论》"脾为谏议之官，知周出焉……胃为仓廪之官，五味出焉"可知，"脾胃者，仓廪之官，五味出焉"应为"脾者，谏议之官，知周出焉""胃者，仓廪之官，五味出焉"。《刺法论》中其余十个脏腑生理功能的类比，皆与《灵兰秘典论》同。《灵枢·本神》："脾藏营，营舍意。"《素问·宣明五气》："脾藏意。"《说文解字》："意，志也。"《说文解字注》释说："意者，志也。志者，心所之也。意与志，志与识，古皆通用。心之所存谓之意。"《刺法论》用"谏议之官"来类比"脾藏意"的生理功能是恰当的。又，《素问·五脏别论》"五味入口藏于胃，以养五脏气"，《灵枢·海论》"胃者，水谷之海"。所以，胃为"仓廪之官"才是最客观的描述。

《素问·玉版论要》："脉孤为消气，虚泄为夺血。孤为逆，虚为从。"所谓"孤为逆，虚为从"，是从脉象的孤绝或虚弱，来判断疾病预后的吉凶。根据行文特点，"脉孤为消气，虚泄为夺血"中的"气"字是衍字（后人注文误入正文），"虚泄"间脱一"为"字。"脉孤为消，虚为泄为夺血，孤为逆，虚为从"，如此文理、医理才畅通。

3. 衍，多出的字　如《素问·脉要精微论》："夫精明五色者，气之华也，赤欲如白裹朱……""精明"二字，涉下文"夫精明者，所以视万物"而衍。精明，虽可释为"精细明察"（如《国语·楚》："夫神以精明临民者也"），但在此处解释不通。精明，可以专指眼睛。去掉衍字，医理才通。因为原文指望面部的色泽，非指望眼睛。

《素问·通评虚实论》："气虚者，肺虚也，气逆者，足寒也。"其中"气逆者，足寒也"之"者""也"，蒙上而衍。气逆、足寒系肺气虚的症状，不当用"……者，……也"判断句式连句，而应用"气逆足寒"叙述句式。《素问·脏气法时论》："肺病者……虚则少气，不能报息。"《中华大字典》："报，复也。"引《淮南子》"东北为报，德之维也"为例证。并于此例后加注"阴气极于北方，阳气发于东方，自阴复阳，故曰报"。不能报息，谓呼吸气促，气逆难以接续，不能恢复正常的呼吸。肺主气，司呼吸。肺病虚证出现"少气，不能报息"，正是对"气虚者，肺虚也，气逆"的最好注释。

《灵枢·本神》曰："血、脉、营、气、精神，此五脏之所藏也。"神，蒙上而衍。后文有"肝藏血""脾藏营""心藏脉""肺藏气""肾藏精"与血脉营气精"五脏之所藏"相呼应，便是明证。

4. 倒，字的位置错乱　如《灵枢·师传》"夫治民与自治，治彼与治此，治小与治大，治国与治家"。自治，先误后互倒。治民，自治，治彼，治此，治小，治大，治国，治家，全系动宾短语。从形式结构上来看，自治似乎是"治自"之误。但自字作代词充当宾语时，要放在动词前。《孟子·离娄》："夫人必自侮，然后人侮之。"绝不能将自侮说成"侮自"。自治与行文不符合，"治自"在语法上又有错误。从而可以判断，自治的自字是误字。实际上，自字是身字的坏字。身，可作自称之词。《三国志·蜀志·张飞传》："身是张翼德也。"治身，即治我。这样"治民治身"就能与上文"上以治民，下以治身"相呼应了，文理、医理都通顺。

《素问·汤液醪醴论》："平治于权衡，去宛陈莝。"陈莝，互倒。莝是动词（《说文》："莝，斩刍"），陈是宾语。莝陈与去宛两个动宾短语在句中自对。宛、陈在此处均为形容词，它们作定语时代替了偏正词组。因此宾语位置上就分别只剩下"宛""陈"了。去宛莝陈，意即去掉血之郁结，消除水之蓄积。此外，还可以从音韵方面佐证：陈、莝二字互倒的结论是正确的（因《内经》是多韵语的散文，从研究《内经》古韵入手，对校勘具有重要意义）。且看上述原文："平治于权衡（阳），去宛莝陈（真），微动四极，温衣，缪刺其处，以复其形（耕）。"古韵"衡"在阳部，"陈"在真部，"形"在耕部。阳、真、耕三部韵母近似通押。这原来是有韵之文，所以判定陈、莝二字互倒，就更是无疑问的了。

《素问·平人气象论》："夫平心脉来，累累如连（元）珠，如循琅玕（元），曰心平。夏以胃气为本。病心脉来，喘喘连属（屋），其中微曲（屋），曰心病。死心脉来，前曲后居（鱼），如操带钩（侯），曰心死。"从这段原文的用韵来看，连珠二字互倒。"累累如珠连，如循琅玕""喘喘连属，其中微曲""前曲后居，如操带钩"，分别都是有韵的。"连""玕"，同在古韵元部，同部相押。"属""曲"，同在古韵屋部，同部相押。"居"在古韵鱼部，"钩"在古韵侯部，鱼侯合韵相押。本段韵文换了二次韵。连珠，互倒，这一判断是可靠的。

以上仅从误、脱、衍、倒四个方面，举例谈了《内经》的内证校勘。有了内证校勘的基本功，于外证校勘就有了识断能力。如《灵枢·本输》"少阴属肾，肾上连肺，故将两脏"。《针灸甲乙经·五脏六腑阴阳表里》"少阴属肾，上连肺，故将两脏"。两者比较，《灵枢》比《甲乙经》多一"肾"字。按《甲乙经》属是。因为"少阴者，冬脉也，故其本在肾，其末在肺"（《素问·水热穴论》），义同"少阴属肾，上连肺"。此处可按《甲乙经》校勘，"肾"字蒙上而衍。校勘后全句的意思就非常明白：少阴经脉，归属于肾，上连于肺，所以其经气统率肾肺两脏。

《素问·生气通天论》"溃溃乎若坏都，汩汩乎不可止"，《太素·调阴阳》作"溃溃乎若坏都，滑滑不止"。究竟作"汩汩"，还是"滑滑"呢？"汩汩"，水急流貌。《文选·枚乘〈七发〉》："混汩汩兮。"吕延济注："混汩汩，相合疾流貌。"《太素》的"滑滑"于此不仅读音同"汩汩"（gǔgǔ），且义训仍是水涌流貌，同"汩汩"。《易林·蛊既济》："涌泉滑滑，南流不竭。"可见古人于"汩汩""滑滑"在水急涌奔流义项上，是通用的。这就用不着校勘了。

（郑邦本撰文，原载《上海中医药杂志》，1985 年第 4 期）

读《内经》注释应前后互参

读《内经》，要能正确理解其医理，需要注意研究同一术语在不同篇章中的注释。其中有在含义上不同的，自然要留心区别，不能混淆。也有在含义上一致，或基本一致，却有相异之处的，所以应前后互参。

如"泾（经）溲不利"这一术语，分别见于《素问·厥论》《素问·调经论》和《灵枢·本神》篇中。

《素问·厥论》说："厥阴之厥，则少腹肿痛，腹胀，泾溲不利……""腹胀，泾溲不利"，《太素》卷二十六作"经溲不利"；《甲乙经》卷七作"䐜胀，泾溲不利"；《类经》卷十五作"腹胀，泾溲不利"，与《素问》同。《集韵》说："泾，泉也。"《说文》说："泉，水原也。"《辞海》训原为"源的本字，水源"。《素问·脉要精微论》说："水泉不止者，是膀胱不藏也。"水泉不止，即小便不禁。泾训泉，泉训原（水源）。《素问识》说："泾溲即是小便。溲者，二便之通称，加泾字，别于大便。"所以，《厥论》泾溲不利，即小便不利。明·张琦就是按这个意见解释《厥论》上述原文的，他说："肝脉抵少腹，热郁故肿痛。木郁贼土，故腹胀。热不得泄，故小便不利。"

《素问·调经论》说："形有余则腹胀，泾溲不利，不足则四肢不用。""泾溲不利"，《太素》卷二十四作"溲不利"。杨上善注："有本经溲者，经即妇人月经也。"所以，《素问》新校正说："杨注泾作经，妇人月经也。"《辞源》说："泾，月经。通经。"并引《调经论》该条为证（但句读有误："形有余则腹胀，泾溲不利不足，则四支不用。""不足"，应属下句读）。《辞海》说："溲，便溺……也特指小便。《素问·奇病论》：'有癃者，一日数十溲．'"因此，《调经论》中的泾溲不利，即指妇人月经及小便不利。脾主肌肉四肢。形有余者，多湿多痰肥胖之人也。《女科切要》说："肥人经闭，必是痰湿与脂膜壅塞之故。"脾湿郁久化热，湿热内阻也可致小便不利。

《灵枢·本神》说："脾藏营，营舍意，脾气虚则四肢不用，五脏不安，实则腹胀，经溲不利。"《太素》也作"经溲不利"，与《素问》同。《太素》卷六杨注"经"为"女子月经"。《类经》卷十四在注《素问·调经论》"形有余则腹胀，泾溲不利，不足则四支不用"时就说过："此与《本神》篇义同"，即与《本神》上述的这一条义同。《调经论》"泾溲不利"与《本神》"经溲不利"，均指妇人月经及小便不利。但上述两篇在《内经选读》中都按《厥论》注释解释为"小便不利"，这是不够准确的。

又如"阴阳喜怒"这一术语，分别见于《素问·调经论》和《灵枢·口问》篇中。

《素问·调经论》说："夫邪之生也，或生于阴，或生于阳。其生于阳者，得之风雨寒暑；其生于阴者，得之饮食居处，阴阳喜怒。"《太素》卷二十四杨注"阴阳喜怒"为"男女喜怒"。日·丹波元简注："阴阳喜怒之阴阳，盖指房室。"《灵枢·百病始生》说："喜怒不节则伤脏，脏伤则病起于阴也。"所以，阴阳喜怒是指房事过度、喜怒不节致病的内因。

《灵枢·口问》说："夫百病之始生也，皆生于风雨寒暑，阴阳喜怒，饮食居处……"《太素》卷二十七杨注："风雨寒暑居处，外邪也；阴阳喜怒饮食惊恐，内邪也。"阴阳喜怒，仍指房室、七情等致病的内因。

很明显，杨上善在《太素》中将两处"阴阳喜怒"之"阴阳"均作为病因解释，实指男女房事过度。《调经论》"夫邪之生也……"与《口问》"夫百病之始生也……"这两段探讨病因的文字，内容相同，有互相呼应的妙用。但《灵枢经白话解》将《口问》篇"阴阳喜怒"，语释成"或阴阳失调，或喜怒的情绪激动"。把此处专指病因的"阴阳"释为"阴阳失调"，这就欠妥了。因为"阴阳失调"，或称"阴阳偏胜"，是病机概念。

所以，要能正确理解《内经》医理，读注释时应前后互参。

（郑邦本撰文，原载《中医精华浅说》，四川科技出版社，1986年10月第1版）

《内经》同源字举隅

同源字，就是古音相同或相通，词义相同或相关，并由同一语源滋生的字。王力先生说："段玉裁、王念孙等主张以声音明训诂，这正是研究同源字的方法。段玉裁在《说文解字注》中，王念孙在《广雅疏证》中，不少地方讲某字相通，或某字与某字实同一字。王筠讲分别字、絫（累）增字，徐灏讲古今字。其实都是同源字。"

下面就《内经》中的同源字，举例说明如下：

1. 阴、隐 《素问·咳论》："脾咳之状，咳则右胁下痛，阴阴引肩背，甚则不可以动，动则咳剧。"

阴，於今切。《说文》："阴，闇也。"隐，於谨切。《说文》："隐，蔽也。"阴、隐意义相近。再查古声韵，阴隐同纽（影母〈o〉），同纽者为双声；阴在侵部〈ən〉，隐在文部〈ən〉，元音相同，只是韵尾发音部位不同，故能通转。可见它们系同源字。《素问注释汇粹》："阴阴，即隐隐之意。"

2. 食、蚀 《素问·阴阳应象大论》："壮火食气，气食少火。"

《说文》："蚀败创也。从虫从食，食亦声。"《说文解字注》："败者，毁也。创者，伤也。毁坏之伤有虫食之，故字从虫。"《易·丰》："月盈则食。"《经典释文》："食，或作蚀。"《论语·子张》："如日月之食焉。"南朝皇侃本"食焉"作"蚀也"。再查古声韵，前"食"与"蚀"又完全同音（同纽——神母〈dj〉，同韵——职部〈ək〉，同调——入声），说明是同源字。

3. 中、脏 考《内经》"中"字，亦可训"脏"。如《素问·阴阳类论》："五中所主。"王冰注："五中，谓五脏。"《说文解字通论》："中字在先秦时代音读已并入唐韵，归阳部。《礼记·乡饮酒义》：'冬之为言中也，中者脏也。'"中字训脏，这是用声训的方法，也就是用同音字来解释字义。再查古声韵，中、脏同纽——从母，同韵——阳部。说明中、脏（脏器）系同源字。

4. 邪、斜 《灵枢·经脉》："肾足少阴之脉，起于小指之下，邪走足心……"

"邪，不正也"（《唐韵》）。"斜，不正也"（《玉篇》）。《辞源》："邪通斜。"在不正的意义上，邪、斜实同一词。再查古声韵邪、斜同纽——邪母〈z〉、同韵——鱼部〈a〉，同调——平声，说明是同源字。

通过以上诸例，还可看出：我们对《内经》词义的研究，还必须进一步从古音古义出发，了解字间的同源关系，才能走出新的路子来。

（郑邦本撰文，原载《重庆中医杂志》，1987年第3期）

《内经》人与日月相应

《内经》中的"天人相应"观，强调了人与外界环境的统一性。这里的外界环境不仅指地球，而且还指太阳和月球，指整个宇宙。所以，《灵枢·岁露论》说："人与天地相参也，与日月相应也。"

1. 人与天地相参 《素问·异法方宜论》是讨论医学与地理学关系的专著。它指出诊治疾病应审察地区方域、水土性质和气候环境，并掌握不同地区人们的生活习性、体质特点和易发的地方性疾病。这些都有效地指导着临床实践。

2. 人与太阳相应 《素问·生气通天论》说："阳气者，若天与日，失其所，则折寿而不彰。"阳气在人体中的重要性有如太阳在自然界万物生存中的地位。人不能离开太阳而生存。人体的阳气与太阳的活动有密切的关系。当日全食时（日为阳，月为阴。太阳被月球遮蔽时，即出现日食这一自然界中的"阴盛阳衰"现象），人体的"阳气"就会受影响。上海中医药大学等单位，就日全食对一组（25 例）心血管疾病患者的影响进行了观测和研究。当日食发生时，患者原有主要症状加重，高血压患者血压上升，心电图显示心肌病变更加严重。日食发生前和发生时交感神经兴奋性比平时增高，日食后交感神经显著抑制，明显低于平时水平。课题组的各种实验室检查结果表明：日食对中医辨证有阳虚见证的心血管疾病患者的垂体－肾上腺皮质功能有抑制作用（肾阳虚的本质与垂体－肾上腺皮质功能活动低下有关）。吴越人在《从日食谈阳气》中分析他们的资料时说：日全食时，患者出现头昏、头胀（25 例中头昏 10 例，头胀 9 例）、头痛、耳鸣、视物不清等症，头为诸阳之会，清阳出上窍，阳气受到干扰，首当其冲也；也有出现胸闷、气促等症，胸中为清阳之位，胸闷气促者，清阳失旷也；也有患者怕冷，阳虚则外寒也；也有患者出汗，阳失卫外之能也。他用阳气虚衰和阳气受干扰的病机，对上述症状作了很好的解释。

太阳黑子活动 11 年周期对疾病也有影响。如传染病，就与太阳黑子活动有关。1957 年由亚洲流感病毒和 1968 年由香港流感病毒引起的两次流感世界性大流行，都发生在太阳黑子活动的最高峰时期。在斯堪的纳维亚半岛上的一些传染病（如脊髓灰质炎、脑膜炎）的流行与瑞典的北极光现象在统计上相关。

《医学气象学》说："太阳耀斑出现时，发射出大量的紫外线和带电粒子，在此同时，心肌梗死发作与猝死患者成倍增加。"

3. 人与月球相应 《素问·八正神明论》说："月始生，则血气始精，卫气始行；月郭满，则血气实，肌肉坚；月郭空，则肌肉减，经络虚，卫气去，形独居。"《灵枢·岁露论》说："月满则海水西盛，人血气积。""月郭空，则海水东盛，人气血虚。"人体生理活动随月节律变化而变化。《岁露论》还指出视月之盈虚，而施补泻之法。朱丹溪有"阴气之消长，视月之盈虚"之论。他说"日月薄蚀"为"一日之虚"，"暂远帷幕，各自珍重"，这于养生有指导意义。

国外报道：德国的外科医师发现在 1200 例扁桃体手术中，其中大出血者有 82% 发生于望月（满月）前后。月节律关系到人类和其他灵长类雌性动物变化过程十分复杂的月经周期，并与性腺系统、下丘脑、垂体、松果体等功能有关。德国的妇科医师检查了 10400 名妇女的月经周期，发现望月夜晚妇女月经量成倍增加，而其他月相情况下正相反。纽约的两台电脑收集了 150 万婴儿出生的资料，发现望月前 24 时中，分娩数显著增加，第二天也高于日平均数。这些报道使《内经》中的"月郭满，则血气实，肌肉坚""月满则海水西盛，人血气积"等理论得到了现代临床印证。

有人认为，死亡也与月节律有关。这与《灵枢·岁露论》"得三虚者，其死暴疾也"的记载也是吻合的。三虚是指乘年之衰（当年岁气不及），逢月之空（月缺无光），失时之和（四时气候反常），三种外因，合称三虚。

人与日月相应，就是指地球大气环境外因素与人体健康的关系。早在西汉前问世的《内经》中就有了有关内容的科学记载，这确实是难能可贵的！

（郑邦本撰文，原载《中医精华浅说》，四川科技出版社，1986 年 10 月第 1 版）

论仲景对《内经》生理病理学说的继承和发展（摘要）

生理学说方面

《内经》生理学说，即藏象学说。它包括生命物质——精神气血津液、脏腑功能及经络系统。仲景全面继承了藏象学说，并以此为理论核心，创立了六经辨证论治体系。

1. 六经与脏腑经络的关系 《伤寒论》的主要内容是六经证治，它是在继承《素问·热论》六经分证的基础上发展而来的，将有关脏腑、经络的病变加以概括，归纳了六个证候类型，成为辨证纲领和论治准则。

（1）六经与脏腑 六经病证是脏腑病变的反映，三阳经病，反映了六腑病变；三阴经病，反映了五脏病变。

（2）六经与经络 六经病证亦是经络病变的反映，六经病证通过经络联系，可以相互传变，亦可以两经或三经合并为病。

2. 仲景学说中的精神气血津液

（1）精 广义的精，包括精、血、津液。《内经》："夫精者，生之本也""五脏六腑之精气，皆上注于目而为之精"。当脏腑之精被炽盛之腑热灼烁，消耗殆尽，目失精养，出现"目中不了了，睛不和"时，仲景用大承气汤急下以存其阴精。《内经》："夺血者无汗。"仲景有"衄家，不可发汗"。《内经》认为津液是由水谷精微生化而成的，过多的发汗会伤人津液。仲景又谆谆告诫"咽喉干燥者""淋家""疮家""汗家"均不可发汗。

（2）神 《内经》："血气者，人之神。""神"既是构成生命的物质之一，又是复杂的生理功能活动表现。《金匮要略》中的"邪哭使魂魄不安"一段，是对精神异常症状的描述。究其原因，是由于血气虚少。《伤寒论》中的"谵语""郑声""发狂"等，究其原因，又是由于"神"所反映的生理功能活动异常。

（3）气 气包括真气、卫气、营气。《金匮要略》强调的"若五脏元真通畅，人即安和"，即是对《内经》"真气者，所受于天，与谷气并而充身也"理论的发挥。《伤寒论》用桂枝汤调和营卫，治营卫不和之自汗，即本源于《内经》营卫学说。

病理学说方面

《内经》的病理学说，即病机学说，包括发病、病因、病变等内容。

1. 发病 《金匮要略》中"不遣形体有衰，病则无由入其腠理"，即是对《内经》的"正气存内，邪不可干"的继承。

2. 病因 《金匮要略》病因说是以客气邪风为主，以经络脏腑为内外，以房室、金刃、虫兽为第三因，较之《素问·调经论》"生于阳""生于阴"说又发展了一步。

3. 病变 《内经》中有虚实、寒热、表里病变的论述。这虚实、寒热、表里病变是最基本的。里虚寒的病变，又概括为阴；表实热的病变，又概括为阳。《伤寒论》7 条 "病有发热恶寒者，发于阳也。无热恶寒者，发于阴也"，就是辨外感病阴阳两大证型的纲领。阴阳、表里、寒热、虚实病变寓于六经病证之中，就成了仲景辨证论治的基础。

（郑邦本撰文，原载《北京中医学院学报》，1984 年第 3 期）

《内经》病理学说对张仲景的影响

《内经》病理学说，即病机学说，包括发病、病因和病变等内容。它对仲景学说有极深刻影响。

1. 发病 人发病的两个主要方面是正与邪，"正"指机体抗病能力，"邪"指致病因素。《素问·刺法论》说："五疫之至，皆相染易""不相染者，正气存内，邪不可干"。这清楚地说明了正气充实，抗病力强，虽有外邪侵袭，仍然安然无恙。《灵枢·百病始生》说："此必因虚邪之风，与其身形，两虚相得，乃客其形。"这也清楚地说明了正气虚衰，抗病力弱，易招致外邪侵袭，而发生疾病。仲景直接继承了《内经》的发病说，所以《金匮要略·脏腑经络先后病脉证》篇记载"若五脏元真通畅，人即安和""不遗形体有衰，病则无由入其腠理"。

2. 病因 《素问·调经论》说："夫邪之生也，或生于阴，或生于阳。其生于阳者，得之风雨寒暑；其生于阴者，得之饮食居处，阴阳喜怒。"这里提出邪生于阳（表）的是"风雨寒暑"（泛指六淫），邪生于阴（里）的是"饮食居处"（指饮食劳倦）、"阴阳喜怒"（指房室、七情）。仲景继承了《内经》病因说并有发展，在《金匮要略》同一篇中说："千般疢难，不越三条：一者，经络受邪入脏腑，为内所因也；二者，四肢九窍，血脉相传，壅塞不通，为外皮肤所中也；三者，房室、金刃、虫兽所伤。以此详之，病由都尽。"仲景病因说，以客气邪风为主，经络脏腑为内外，房室金刃、虫兽为第三因。较之《素问·调经论》"生于阴""生于阳"说又发展了一步。后世陈无择三因说就直接导源于《金匮要略》。

3. 病变 疾病的变化是错综复杂的。不过《内经》从正邪斗争双方力量对比的情况出发，概括为"虚""实"。如《素问·调经论》说："百病之生，皆有虚实。"从人体阴阳偏胜的情况出发，概括为"寒""热"。如《素问·阴阳应象大论》说："阳胜则热，阴胜则寒。"从病势的趋势出发，概括为"表""里"。如《素问·玉机真藏论》说："其气来实而强，此谓太过，病在外；其气来不实而微，此谓不及，病在中。"这里的"外""中"，即"表""里"。上述虚实、寒热、表里病变是最基本的。里虚寒的病变，又概括为阴；表实热的病变，又概括为阳。所以，《伤寒论》（1962 年重庆版《新辑宋本伤寒论》，下同）第 7 条说："病有发热恶寒者，发于阳也。无热恶寒者，发于阴也。"这就是辨外感阴阳两大证型的纲领。阴阳、表里、寒热、虚实病变寓于六经病证之中，就成了仲景辨证论治的基础。

《素问·通评虚实论》说："邪气盛则实，精气夺则虚。"《伤寒论》第 95 条解释太阳病"发热汗出"之原理时说，"此为荣弱卫强"。卫强是卫中之邪气强，故发热；荣弱是脉中之荣阴受邪蒸迫，故汗出。第 210 条"实则谵语，虚则郑声"，体现了仲景继承《内经》病变说虚实论的学术思想。

《灵枢·刺节真邪论》说："阳盛者，则为热；阴盛者，则为寒。"《伤寒论》第 176 条说："伤寒，脉浮滑，此表里俱热，白虎汤主之。"伤寒脉浮滑为表里俱热，属阳盛则热的病机。第 277 条"自利不渴者，属太阴，以其藏有寒故也，当温之，宜服四逆辈"。"藏有寒"，是脾阳虚，阴寒盛，故生寒。正邪盛衰定虚实，阴阳偏颇定寒热。虚实、寒热交织，就分别出现如第 176 条的实热证和第 277 条的虚寒证了。体现了仲景继承《内经》病变说寒热论的学术思想。

《素问·至真要大论》说："定其中外，各守其乡，内者内治，外者外治。"《伤寒论》第 91 条说："伤寒，医下之，续得下利清谷不止，身疼痛者，急当救里。后身疼痛，清便自调者，急当救表。救里宜四逆汤，救表宜桂枝汤。"伤寒误下，由太阳之表内传少阴之里，阳气衰微而致下利清谷不止之证在急，虽原有表证未解，但里证在急，"内者内治"，故当救里，用四逆汤回阳救逆。阳回利止后，原有之表证，"外者外治"，再用桂枝汤解之。体现了仲景继承《内经》病变说表里论的学术思想。

仲景全面地继承了《内经》病理学说，有效地指导了临床实践，并在理论上有所发展。

（郑邦本撰文，原载《中医精华浅说》，四川科技出版社，1986 年 10 月第 1 版）

仲景对《内经》治则学说的继承与发展

《内经》治则学说的内容极为丰富，本文仅就防微杜渐、整体论治、标本先后、医门八法和辨证立法等五个方面，简略地论述仲景对《内经》治则学说的继承与发展。

1. 防微杜渐　《素问·阴阳应象大论》说："邪风之至，疾如风雨，故善治者治皮毛，其次治肌肤，其次治筋脉，其次治六腑，其次治五脏。治五脏者，半死半生也。"《素问·八正神明论》载"上工救其萌牙（芽）""下工救其已成，救其已败"。《素问·四气调神大论》说："是故圣人不治已病治未病，不治已乱治未乱，此之谓也。夫病已成而后药之，乱已成而后治之，譬犹渴而穿井，斗而铸锥，不亦晚乎！"《素问·生气通天论》说："故病久则传化，上下不并，良医弗为。"由此可见，《内经》非常重视并反复强调了早期治疗的重要性。仲景在《金匮要略·脏腑经络先后病脉证》中说："适中经络，未流传脏腑，即医治之。"明显地表示了他继承《内经》的防微杜渐，重视早期治疗的学术思想。

2. 整体论治　《素问·玉机真藏论》说："五脏相通，移皆有次。五脏有病，则各传其所胜。"《难经·七十七难》说："所谓治未病者，见肝之病，则知肝当传之于脾，故先实其脾气，无令得受肝之邪，故曰治未病焉。中工者，见肝之病，不晓相传，但一心治肝，故曰治已病也。"在《内》《难》中都论述了从人体内部脏腑相关的整体观念出发，进行整体论治的原则和方法。仲景在《金匮要略·脏腑经络先后病脉证》中说："上工治未病，何也？夫治未病者，见肝之病，知肝传脾，当先实脾，四季脾王（旺）不受邪，即勿补之。中工不晓相传，见肝之病不解实脾，惟治肝也。"诊治疾病，须建立整体观念，从整体论治，方能提高疗效和预防病势发展。仲景继承《内》《难》这一治则学说的学术思想，对于慢性杂病的防治有实际指导意义。

3. 标本先后　《素问·至真要大论》说："夫标本之道，要而博，小而大，可以言一而知百病之害。言标与本，易而勿损，察本与标，气可令调。"《素问·标本病传论》说："知标本者，万举万当；不知标本，是谓妄行。"《内经》强调了研究标本的意义及其应用价值。这些内容都是很重要的。标本的范围非常广泛，运用非常灵活。它是一个相对概念，表明一种主次关系。六气有标本，六经有标本，治疗有标本。而六气对六经来说，前者是本，后者是标。脏腑对经络而言，前者是本，后者是标。病因与症状比较，前者是本，后者是标。同样，先病为本，后病为标；病在内为本，病在外为标。

（1）治病求本　《素问·标本病传论》说："先泄而后生他病者，治其本，必且调之，乃治其他病。"先病为本，后病为标。先调治本病，后治标病。《伤寒论》81 条（1962 年重庆版《新辑宋本伤寒论》，下同）："凡用栀子汤，病人旧微溏者，不可与服之。""旧微溏"，指患者平素大便稀溏，脾胃素虚可知，此为本。虽有热扰胸膈，出现栀子汤证，则为标。仍应"治其本，必且调之，乃治其他病"。故 81 条云："不可与服之。"体现了仲景继承《内经》"治病必求于本"的学术思想。

（2）急则治标　病有标本，治分缓急。《素问·标本病传论》说："先热而后生中满者治其标。"先见热象后见中满者，中满为标，当先治标。又说："小大不利治其标。"《类经》十卷注释："盖二便不通，乃危急之候，虽为标病，必先治之，此所谓急则治其标也。""凡治本者十之八九，治标者惟中满及小大不利二者而已。"《伤寒论》322 条说："少阴病，六七日，腹胀不大便者，急下之，宜大承气汤。"仲景在此言"腹胀不大便"，说明病非少阴虚寒证，而是少阴热化腑气壅塞之证。故用大承气汤急下救阴。此举既属急则治标，又是泄热存阴以治本。然仲景用大承气汤，或云"得下，余勿服"（《伤寒论》），或云"得下，止服"（《金匮要略》），少阴病急下证，使用本方时尤应如此。

（3）间者并行　《素问·标本病传论》说："谨察间甚，以意调之，间者并行，甚者独行。"间，指病情轻浅；甚，指病情深重。并行，指标本同治；独行，指单独进行治疗，或治标，或治本。《伤寒论》34 条："太阳病，桂枝证，医反下之，利遂不止，脉促者，表未解也；喘而汗出者，葛根黄芩黄连汤主之。"301 条："少阴病，始得之，反发热，脉沉者，麻黄细辛附子汤主之。"前方为治太阳病误下，里热夹表邪下利的表里双解之剂，后方为治少阴兼表的双解表里之剂，都属于"间者并行"（标本兼顾）之法。

（4）标本相移　《素问·标本病传论》说："逆从得施，标本相移。"治疗时或取于标，或取于本，其先后次序没有固定，标病重则治标，本病重则治本，观具体情况，可以互相移易。《伤寒论》91 条："伤寒，医下之，续得下利清谷不止，身疼痛者，急当救里。后身疼痛，清便自调者，急当救表。救里宜四逆汤，救表宜桂枝汤。"本条所述为伤寒误下，标本相移，表里先后缓急的治法。先病伤寒为本，后误下伤及脾肾为标。太阳之表内传少阴之里，阳气虚衰，阴寒内盛，而下利清谷不止，标病在急，虽有身疼痛的表证存在，仍当急则治标，用四逆汤救里。阳回利止，缓则治本，再用桂枝汤解表。

4. 医门八法　清·程国彭通过总结仲景的医疗实践经验，概括出来的汗、吐、下、和、温、清、消、补八种基本法则，称为"医门八法"。仲景在《伤寒论》中根据《内经》治则精神而制定的八法，为后世确立各种治法奠定了基础。

汗法:《素问·阴阳应象大论》说:"其在皮者,汗而发之。"《素问·生气通天论》说:"体若燔炭,汗出而散。"《素问·至真要大论》说:"客者除之。"据此,仲景创麻黄汤。

吐法:《素问·阴阳应象大论》说:"其高者,因而越之。"据此,仲景创瓜蒂散。

下法:《素问·阴阳应象大论》说:"其下者,引而竭之。"《素问·至真要大论》说:"留者攻之。"据此,仲景创承气汤、抵当汤。

和法:《素问·至真要大论》记载"急者缓之""逸者行之""以平为期"。据此,仲景创小柴胡汤。

温法:《素问·至真要大论》记载"寒者热之""劳者温之"。据此,仲景创理中丸(汤)、小建中汤。

清法:《素问·至真要大论》说:"热者寒之。"据此,仲景创白虎汤。

消法:《素问·至真要大论》记载"坚者削之""结者散之"。据此,仲景创桃核承气汤、小陷胸汤。

补法:《素问·至真要大论》说:"衰者补之。"《素问·三部九候论》说:"虚则补之。"据此,仲景创炙甘草汤。

(郑邦本撰文,原载《成都中医学院学报》,1985 年第 2 期)

《内经》伏气学说对伏气学派的影响

伏气学派,为温病学中的重要学派之一。伏气学派主邪气伏藏体内。其理论是在继承《内经》伏气学说的基础之上发展形成的。

《素问·生气通天论》谓"冬伤于寒,春必温病",开创了伏寒化温理论之先河。《伤寒论》以邪伏的有无作为区分伤寒、温病的标准:冬季感寒,即病者为伤寒;不即病者,寒邪伏藏肌肤,至春发为温病。遂成为后世论述温病"伏邪"的依据。虽然此时在病因方面,还没有完全摆脱"寒"的束缚,但已肯定为邪气内伏。隋代巢元方不满足于六淫之说,提出"乖戾之气"是温病的病因说;元末明初王安道主"感天气恶毒异气"的病因观点,肯定了温病的临床特点,提出了清泄里热的伏气温病治疗原则。巢王二氏在王叔和的伏寒化温论基础之上,又向前发展了一步。他俩对明末吴又可影响甚大。吴氏通过亲身观察和临床实践体验,创造性地提出瘟疫之病,感"疠气""邪从口鼻而入"之说(疠气属杂气之一)。他赋予了伏邪新的含义,疠气才是真正的伏邪。吴氏强调："六气有限,现在可测;杂气无穷,茫然不可测。专务六气,不言杂气,岂能包括天下之病欤!"他对伏气病因学说发展所作的贡献是不可磨灭的,对后世医家的影响亦是巨大的。如清代杨濬(《寒温条辨》)等就非常推崇吴氏之说。杨濬创用升降散等15首方剂,治疗杂气为病,根据伏邪的深浅,灵活运用,疗效可靠。吴氏学说的科学性、先进性和实用性,在世界传染病学史上都应占有一席地位。清代不少医家,如吴鞠通(《温病条辨》)、王孟英(《温热经纬》)、柳宝诒(《温热逢源》)、叶子雨(《伏气解》)、刘吉人(《伏邪新书》)、雷少逸(《时病论》)、蒋宝素(《医略十三篇》)、章虚谷(《医门棒喝》)等,对伏气温病病因学说均有所发展。伏气温病病因学说,源于《内经》,倡导于王叔和,开拓于吴又可,其间经过历代医家不断补充和发挥,形成于明清时期。其理论尽管不够完善,然能指导温病临床实践。因伏邪内发,里热较盛者,当清泄里热为主,如春温之阳明气分热盛证,急投白虎汤,以清热保津。

若感邪不重,正气又未及时祛邪外出,邪气伏藏而未觉察,正如《灵枢·邪气脏腑病形》所说:"正邪之中人也微,先见于色,不知于身,若有若无,若亡若存,有形无形,莫知其情。"(所谓正邪,即四时正常的风气,亦能乘人之虚,侵袭人体,故名正邪。)所以,吴又可说:"感之浅者,邪不胜正,未能顿发。"若正气虚衰,正不胜邪,伏藏之邪气,可乘机暴涨而发病。正气,系人体功能的总称。针对邪气来说,则指人体的抗病能力。温病病邪性属阳热,伤人之阴精。《素问·金匮真言论》谓"夫精者,身之本也,故藏于精者,春不病温",即为后世医家提供了认识伏邪的条件。伏气学派,亦很重视内因在发病学中的重要作用。"藏于精者,春不病温""冬不藏精,春必病温"。不藏精,可因房劳所致,亦可因气候反常等原因,阳不潜藏,汗伤而成。汗为津液所化生,津液又为精所化。汗出过多,皆谓不藏精。精藏于肾,不藏精者,肾精虚。肾精虚者,肾阴亦不足。阴不足者,则生内热。阴虚内热之体,易感阳热之邪,病温之后,更耗精伤阴。如伏气温病,精血虚甚,无阴以胜阳热,预后是不好的,正如《素问·玉版论要》所说:"病温虚甚死。"秦伯未说:"《广温热论》指出,温病有'四损'和'四不足',四损的大劳、大欲、大病、久病,四不足是气、血、阴、阳四者有亏。认为四损由于人事,四不足由于天禀;四损是指暂时的,四不足是指平素的。如果在四损和四不足的情况下感受温邪,往往因正虚而邪入愈深,邪深入而传化难出……我意味着这些说法都与伏气的含义有关。"(《谦斋医学讲稿》)因热灼真阴,阴虚火炽者,当养阴清热为主,如春温之热伤肾阴,心火亢盛证,选用黄连阿胶汤，以育阴清热。因伏邪热毒久羁，阴精亏损者，当滋阴养液为主，如春温之肾阴亏损证，投以加减复脉汤，以滋养阴液。

伏气学派不仅从外因、内因两方面继承了《内经》伏气学说，而且在实践中还发展了这种学说，并有效地指导着温病临床治疗。温病初起不见表卫证，而先见气分热证，甚至营血热证者，便按伏气温病治疗，如春温、伏暑等便是。西医学中的流行性脑脊髓膜炎、流行性乙型脑炎、钩端螺旋体病、流行性出血热等，就可参考伏气温病辨证论治。

（郑邦本撰文，原载《中医精华浅说》续一，四川科技出版社，1989 年 6 月第 1 版）

精读《金匮要略》生灵感治疗肾炎制大方

初读《金匮要略·疟病脉证并治》"病疟，以月一日发，当十五日愈。设不差，当月尽解；如其不差，当云何？师曰：此结为癥瘕，名曰疟母，急治之，宜鳖甲煎丸"时，有点困惑。鳖甲煎丸中表里寒热气血补泻药物皆有，与《伤寒论》组方精炼大有区别。后来我反复诵读《金匮要略》这条原文，特别是在读了《朱良春用药经验》"鳖甲煎丸释义"后，悟出了这个道理：鳖甲煎丸系扶正祛邪同时并举之方，它实际上是一个包含了小柴胡汤之柴、芩、参、夏，大承气汤之硝、黄、厚朴，桂枝汤之桂、芍，下瘀血汤之大黄、桃仁、蟅虫，以及多种虫药在内的复方。病有轻重之分，方有大小之别，药有多少之异，皆因病情需要而取舍。若病情复杂，小方则难以中病；病情单纯，方大则漫无纪律。鳖甲煎丸选药虽多，但恰到好处，多而不乱，对于病久正气虚，疟邪依附血痰，结为癥瘕者，仲景开创了"扶正即所以祛邪，攻邪即所以扶正"的大方复治法之先河。

有感鳖甲煎丸大方复治之法，我在治疗慢性肾小球肾炎的时候，因其病情复杂，常在一个处方中用上多种治法，即固表疏风、清热解毒、滋阴补肾、补气补血、止血活血、祛湿利尿、固涩下焦等法于一方。它包含的方剂有玉屏风散、六味地黄汤、二至丸、四君子汤、水陆二仙丹和当归补血汤等，构成了慢性肾小球肾炎大方复治之经验方：黄芪 30g，黄精 30g，党参 15g，白术 15g，熟地黄 15g，山药 15g，山茱萸 15g，牡丹皮 10g，茯苓 15g，泽泻 15g，女贞子 15g，墨旱莲 15g，僵蚕 15g，蝉蜕 15g，土茯苓 30g，芡实 30g，金樱子 30g，防风 5g，白花蛇舌草 30g，白茅根 30g，石韦 30g，小蓟 30g，三七粉5g（分4次兑服），丹参30g，当归15g。水煎，1剂药连续煎3次，取汁800mL，每次200mL，1日3次，饭后1小时温服。1剂药可供4次服用。妇女经期停药。

本方对于慢性肾小球肾炎浮肿，尿检有蛋白及隐血者，疗效好。

如周某，女，34岁。2004年4月5日就诊。患者患慢性肾小球肾炎3年半，反复出现浮肿，腰痛。查肾功能正常，血压130/80mmHg，血红蛋白95g/L，尿检蛋白（＋＋＋）、隐血（＋＋＋）。投慢性肾小球肾炎经验方加减12剂后，浮肿渐消；服到25剂后，尿检蛋白（＋）、隐血（＋＋）；服到35剂后，尿检蛋白（－）、隐血（＋），血红蛋白105g/L，腰痛已愈；服到45剂后，尿检隐血弱阳性；服到60剂后，于8月9日尿检蛋白（－）、隐血（－）。后用玉屏风散、六味地黄汤、四君子汤加减双补脾肾，清利湿热，养血活血以巩固疗效。随访1年，未复发。2005年12月21日，患者再次就诊：冬至前患感冒，又见浮肿，腰痛，尿检蛋白（＋）、隐血（＋），仍用原方加减，20剂而愈。

（郑邦本撰文，原载《重庆名医证治心悟》，人民卫生出版社，2009年4月第1版）

第四篇

临证一得

🔒 篇首语

　　中医经典是中医文化的瑰宝，内涵十分丰富，博大精深，寓含哲理，堪称"伟大的真理，科学的预言"。

　　邦本先生坚持中医药理论指导下的临床实践，突出整体观念、辨证论治；坚持理论对实践的依赖关系，坚持理论与实践辩证统一；治疗疾病，以人为本，三因制宜，强调个性化的治疗。本篇所选邦本先生之临证心得共计15篇（其中"感冒源流"和"感冒病机特点"的研究文章，也收录此篇），从一个侧面反映出他数十年勤奋学习与临床实践的心得体会。他50余年临床始终坚持中医特色，对感冒、温病、过敏性疾病、慢性胃炎、慢性乙肝、肿瘤、类风湿关节炎、更年期综合征等疾病的病因、病机、辨证、治法、选方及遣药有独特认识与丰富经验。临证时他重视对如土茯苓、苍耳子等药物的再学习、再认识、再实践，尽量降低毒副作用，保证用药安全。这些临证心得与体会，为后学者提供了经验借鉴。

感冒源流

　　《内经》无感冒病名，但书中已有了与之相类似病证的记载。东汉张仲景提出中风、伤寒病名，后世医家把感冒的病因与之划归同一范畴，奠定了感冒治疗的基础。隋唐医家除风寒感冒外，对风热感冒和感冒表虚证、表实证的病因病机、证候表现等，已有较深刻的认识。宋元医家更进一步指出感冒的病机为邪传入于肺，感冒"属肺者多"，并提出辛温、辛凉治疗的两大基本法则。杨士瀛正式提出感冒病名。明清医家不仅认识到感冒与冬伤于寒而成春之温病、夏之热病有极大区别，而且还认识到一般感冒与时疫亦有区别。随着温病流派的形成和发展，为感冒证治可借鉴的经验日益增多，感冒的理、法、方、药也日趋系统和完善。

　　感冒是在人体正气不足的条件下，复感风、寒、暑、湿、燥、火（温、热），或疫毒之邪而致的一种外感病。本病一年四季均可发生，但以冬春季节为多。自然病程为3~7天，在整个病程中少有传变。一般散在发生，若病情较重，在一个时期内广泛流行，男女老幼证候相似者，称为时行感冒。

感冒为古今临床上最常见的多发疾病，中医对它的认识亦比较全面而系统。现从中医学疾病史角度出发，就感冒源流加以简略论述。

1. 《内经》时期

《黄帝内经》（成书约在战国时期）无"感冒"病名，但与之相似病证的描述却较多，如《素问·生气通天论》"因于露风，乃生寒热"，《素问·阴阳别论》"三阳为病发寒热"，《素问·脉要精微论》"风成为寒热"等，此处是将寒热作为症状提出的；《素问·风论》"风气藏于皮肤之间，内不得通，外不得泄，风者善行而数变，腠理开则洒然寒，闭则热而闷，其寒也则衰食饮，其热也则消肌肉，故使人怢栗而不能食，名曰寒热"，这里将寒热定为一种病名。这些病证的描述与感冒是颇相类似的。

2. 东汉时期

汉·张仲景《伤寒杂病论》（成书约在公元200年）包括《伤寒论》和《金匮要略》。《金匮要略·腹满寒疝宿食病脉证治》"夫中寒家喜欠，其人清涕出，发热色和者，善嚏"，描述了虚寒之体，感受外寒，表气虚，邪着于表的感冒证候。《伤寒论》中有中风、伤寒之病名，均为外感疾病，后世医家有的就把感冒的病因与之划归同一范畴，如明·张介宾《景岳全书·伤风》认为："伤风之病，本由外感，但邪甚而深者，遍传经络，即为伤寒；邪轻而浅者，只犯皮毛，即为伤风。"仲景还为感冒的治疗奠定了基础，如明·赵献可《医贯·伤寒论》说："风寒表证脉浮紧无汗为伤寒，以麻黄汤发之，得汗为解；脉浮缓有汗为伤风，用桂枝汤散邪，汗止为解。"至今麻、桂两方仍为感冒风寒表实证与风寒表虚证的代表方剂。《伤寒论》从寒邪立论，突出恶寒一症，如"太阳之为病，脉浮，头项强痛而恶寒""太阳病，或已发热，或未发热，必恶寒……"此为后世医家提出的"有一分恶寒，便有一分表证"之说，奠定了理论基础。《金匮要略·痓湿暍病脉证治》曰："太阳病，发热无汗，反恶寒者，名曰刚痓；太阳病，发热汗出，而不恶寒，名曰柔痓。"小儿感冒，高热惊风之状，实与此有相似之处。《伤寒论·伤寒例》提出了时行病的概念：非其时而有其气，一岁之中，长幼之病，多相似者，此则时行之气也。这为后世医家命名"时行感冒"奠定了基础。

3. 隋唐时期

隋·巢元方《诸病源候论·风热候》（成书于公元610年）说："风热病毒，风热之气，先从皮毛入肺也。肺为五脏上盖，候身之皮毛。若肤腠虚，则风热之气先伤皮毛，乃入肺也。其状使人恶风寒战，目欲脱，涕唾出。候之三日内及五日内，目不精明者是也。七八日微有青黄脓涕如弹丸大，从口鼻内出，为善也。若不出，则伤肺，变咳嗽唾脓血也。"这是对风热感冒的病因病机、证候表现和预后变证的较早而又较全面的描述，较之仲景对本证的认识，已有很大提高和发展。可以说为感冒一病确立风寒与风热两大基本证候类型，奠定了基础。

唐·孙思邈《备急千金要方·论杂风状》（成书于公元652年）说："有风遇于虚，腠理开则外出，凄凄然如寒状，觉身中有水淋状，时如竹管吹处，此是其证也。有风遇于实，腠理闭则内伏，令人热闷，是其证也。"孙氏对于感冒表虚证、表实证的病因病机和临床表现有了更进一步的认识。

4. 宋元时期

宋·赵佶《圣济总录·诸风门》（成书于公元1111～1117年）说："风热者，风邪热气。客于皮毛血脉，传入肺经也。令人头面熻熻发热，皮肤痛，咳嗽咽干，上焦不利，故谓之风热也。"赵氏提出感冒之邪可侵袭肺经，致上焦不利，这在病机学说上又前进了一步。

宋·陈无择在《三因极一病证方论·叙伤风论》（成书于公元1174年）中，首先提出伤风之名，并进行了专题论述。他创立六经辨证论治本病的学说：足太阳膀胱经伤风，用桂枝汤；足阳明胃经伤风，用杏子汤；足少阳胆经伤风，用柴胡加桂汤；太阴脾经伤风，用桂枝加芍药汤；少阴伤风，用桂附汤；厥阴伤风，用八物汤。其辨证的方法及论治的方药，在当时有影响，在现代也不无参考价值。

宋·严用和《济生方·伤寒总论》（成书于公元1253年）介绍四时外感选方：春病风寒，头痛发热，身体强痛，宜进香苏散，或十神汤；夏感风暑，头痛发热，身疼烦渴，宜用五苓散；秋感风冷，身热头痛，鼻塞咳嗽，宜投金沸草散；冬冒风寒，身热头痛，无汗恶寒，宜选五积散。严氏按时令选方论治感冒的经验，给后世医家以启迪和借鉴。

宋·杨士瀛在《仁斋直指方论·诸风》（成书于公元1264年）中，最先提出感冒病名。杨氏在伤风方论中有参苏饮"治感冒风邪，发热头痛，咳嗽声重，涕唾稠黏"的记载。感冒作为病名，于此见诸文献。

元·朱震亨《丹溪心法·中寒》（成书于公元1347年）说："伤风，属肺者多，宜辛温或辛凉之剂散之。"总结了感冒的辛温辛凉两大基本治疗法则。又云："凡证与伤寒相类似者极多……初有感冒等轻证，不可便认作伤寒妄治。"明确指出，感冒与伤寒不能混为一谈，告诫医者对感冒轻证不可妄投麻黄、桂枝剂。此语迄今仍应借鉴。

5. 明清时期

明·王纶《明医杂著·伤风流涕》（成书于公元 1502 年）说："小儿虽有感冒，伤风，鼻塞，流涕，发热，咳嗽，以降痰为主，略加微解。凡散利败毒，非幼稚所宜，感冒轻者不必用药，候二三日多有自愈。凡发表之后，其邪既去，用补脾肺以实其表，庶风邪不能再入。往往表散之后，热嗽不退，复行发表，多变坏证。"王氏在小儿感冒的论治中注意到了儿童生理病理特点，强调用药轻灵，不能表散太过，并用补脾肺之法，以善其后。这些经验，至今对儿科临床仍有指导意义。

明·虞抟《医学正传·伤寒》（成书于公元 1515 年）说："外有四时感冒，新受风寒之轻证，亦有头痛体痛、恶寒发热等候，自当作感冒处治，非冬伤寒邪，过时而发之重病比也。"虞氏认识到感冒与冬伤于寒而成春之温病、夏之热病在治疗方面是有着极大差别的，这与丹溪的观点是一致的。

明·吴崑《医方考·感冒门》（成书于公元 1584 年）对感冒进行了简要而又较系统的论述。"六气袭人者，深者为中，次者为伤，轻者为感冒"，吴氏把感冒认定为外感疾病中受邪最轻浅的一种。并提出"伤于风寒，俗称感冒"的病因学说；感冒病位"实于上部，不在六经"，见"头痛发热而无六经之证可求"，"所感人也，由鼻而入"的病机学说。吴崑先于吴有性的"邪从口鼻而入"之说，提出外感热病感染途径的科学论断，这是难能可贵的。吴氏所录的香苏散、芎苏散、十神散、参苏饮、藿香正气丸等治疗感冒方剂，至今仍为临床所选用。

明·吴有性《瘟疫论》（成书于公元 1642 年）辨伤寒时疫以有无"感冒之因"为凭，"伤寒必有感冒之因""时疫初气，原无感冒之因"。吴氏并将狭义的伤寒和伤风均当作感冒。

清·吴谦《医宗金鉴·幼科杂病心法要诀》（成书于公元 1742 年）卷五十三中专列感冒门，包括感冒风寒总括、伤风、伤寒、感冒夹食、感冒夹热及感冒夹惊等。吴氏等将伤风、伤寒与夹食、夹热、夹惊并列，作为小儿感冒的不同证型，辨证论治。并从小儿生理病理特点出发，提出伤风不选桂枝汤，而用杏苏饮；伤寒不用麻黄汤，而用九味羌活汤。以用药轻灵取效，这与明·王纶的学术思想一致。

清·叶天士《医效秘传·伤风》（成书于公元 1742 年）有"伤风者，感冒风邪也"的记载。叶氏在另一部著作《外感温热篇》中说："温邪未传心包，邪尚在肺，肺主气，其合皮毛，故云在表，在表初用辛凉轻剂。"叶氏为吴鞠通创制辛凉平剂银翘散、辛凉轻剂桑菊饮奠定了基础。

清·陈复正《幼幼集成》（成书于公元 1750 年）在卷二"伤风证治"中有"人参败毒散治小儿四时感冒"的记载。陈氏视伤风与感冒为同一病证。

清·吴瑭《温病条辨·上焦篇暑温》（成书于公元 1798 年）说："伤寒非汗不解，最喜发汗；伤风亦非汗不解，最忌发汗，只宜解肌，此麻桂之异其治，即异其法也。温病亦喜汗解，最忌发汗，只许辛凉解肌，辛温又不可用。"吴氏明确地指出了外感风寒、风热治疗原则截然不同，不能混用。并在该书中提出"治外感如将""治上焦如羽（非轻不举）"的治疗思想，其创制的银翘散、桑菊饮，至今仍是临床治疗感冒风热的良方。

清·傅山《傅青主女科·类伤寒二阳症》（刊于公元 1827 年）说："昔仲景云：'亡血家不可以发汗。'丹溪云：'产后切不可发表。'二先生非谓产后真无伤寒之兼症也，非谓麻黄汤、柴胡汤之不可对症也，诚恐后辈学业偏门而轻产，执成方而发表耳。"傅氏注重产后生理病理特点，创加味生化汤（川芎、防风、当归、炙草、桃仁、羌活）治疗产后感冒风寒，发汗头痛之证，独具匠心，丰富了感冒的治疗经验。

清·林珮琴《类证治裁·伤风》（成书于公元 1839 年）提出了"时行感冒"的病名。先有张仲景的"时行"病概念，后有杨士瀛的"感冒"病名，尔后才有林珮琴的"时行感冒"之名。

清·雷丰《时病论》（成书于公元 1882 年）中虽未专列感冒门，但书中所介绍的不少时令病就是感冒，且内容详尽适用。雷氏为这些时令病所拟治法方药，至今仍可取用，成为感冒证治的重要参考。如：伤风宜解肌散表法（方药从略，下同）；冒风（较伤风为轻）宜微辛轻解法；风寒宜辛温解表法；风热宜辛凉解表法；冬温宜辛凉解表法加连翘、象贝；风湿宜两解太阳法；阴暑宜辛温解表法去防风，益以香薷、藿香；伤寒宜辛散太阳法去前胡、红枣，加紫苏、葱白，如体实邪盛者，麻黄汤亦可；伤湿（湿邪伤于表）宜辛散太阳法去桂、豉，加苍、朴；冒湿（较伤湿为轻）宜疏表湿法；凉燥宜苦温平燥法，等等。

综上所述，尽管《内经》尚无感冒病名，但书中已有了与之相类似病证的记载。东汉·张仲景提出的中风、伤寒病名，均为外感疾病，后世医家把感冒的病因与之划归同一范畴；仲景为感冒的治疗奠定了基础；还提出了时行病的概念，成为清·林珮琴正式提出"时行感冒"病名的理论依据之一。隋唐时期，医家除风寒感冒外，对风热感冒和感冒表虚证、表实证的病因病机、证候表现等，已有较深刻的认识。宋·杨士瀛最先提出感冒病名。宋元时期，医家更进一步指出感冒的病机为邪传入于肺，感冒"属肺者多"，并提出辛温、辛凉治疗感冒的两大基本法则。明清时期，医家已认识到感冒与冬伤于寒而成春之温病、夏之热病有极大区别。吴崑提出了"所感人也，由鼻而入"的感冒病机学说。明清时期医家还认识到：一般感冒与时疫有别；小儿感冒易夹惊夹食夹热；妇人产后感冒有失血兼体内瘀滞的特点。明清时期，随着温病流派的形成和发展，为感冒证治可借鉴的经验日益增多，感冒的理、法、方、药也日趋系统和完善。

（原载《感冒病临床治疗学》，中国医药科技出版社，1994 年 5 月第 1 版）

感冒病机特点

感冒的病因是六淫，或疫毒之邪。六淫或疫毒乘虚侵及人体而病外感。六淫是指气候的反常变化，即四时不正之气，包括六气的太过（"未至而至"）与不及（"至而不至"）。或曰非其时而有其气。

六淫中的风邪是感冒的主要病因。单纯的寒、暑、湿、燥、火侵袭人体不称感冒。由于四时气候不同，风邪入侵往往夹有不同时气。风邪能单独致病，又能合邪为患。特别是当气候突变，寒暖失常之时，外邪更易入侵而发生感冒。感冒的发生和发展，除了风邪侵袭人体外，同人体正气不足，体质虚弱，腠理疏松，卫气的调节功能失常有着密切的关系，内因、外因相引而发病。而正气不足，除了禀赋先天的因素外，还与大病久病失养，或房事不节，或过度疲劳等因素有关。

感冒病邪入侵的途径是皮肤和口鼻，其病变部位常局限于肺卫。正如《杂病源流犀烛·感冒源流》说："风邪袭人，不论何处感受，必内归于肺。"肺主气，属卫，司呼吸，开窍于鼻，外合皮毛，职司卫外，性属娇脏，不耐邪侵。所以，外邪侵袭，肺卫首当其冲。邪犯肺卫，卫阳被遏，营卫失和，邪正相争，故见恶寒、发热；风性轻扬，伤于风者，头先受之，则见头痛；外邪犯肺，气道受阻，肺失宣肃，而见鼻塞、流涕、喷嚏、喉痒咳嗽；感冒病在表卫，当见浮脉。感冒一般是实证居多，体虚兼感，则属本虚标实之证。感冒虽少传变，但并发症较多。"百病都由感冒生""伤风不醒便成痨"。

感冒一般以风寒和风热（温）两证多见。前者为风寒客表，肺气不宣；后者为风热（温）犯卫，肺失清肃。它们分别又有表实证和表虚证之分，即风寒表实证、风寒表虚证，风热表实证、风热表虚证。此外，可因人、因时、因地与感邪轻重不同，出现兼气、血、阴、阳之虚和夹湿、燥、暑、痰、湿、气滞之实等不同的证候。影响感冒病机的主要因素如下：

1. 气候

感冒随"六气"之不同，可出现不同的证候类型。"六气"是指初之气、二之气、三之气、四之气、五之气和终之气。它反映了一年之中六个气候变化规律。每一气中，有其主气，并配有四个节气。

在一般情况下，感冒证型可随气候变化规律而变化。感冒与"六气"的一般关系，如表4-1所示。

表4-1　感冒与"六气"的关系

六气	初之气	二之气	三之气	四之气	五之气	终之气
主气	厥阴风木（风）	少阴君火（热）	少阳相火（暑）	太阴湿土（湿）	阳明燥金（燥）	太阳寒水（寒）
节气	大寒、立春、雨水、惊蛰	春分、清明、谷雨、立夏	小满、芒种、夏至、小暑	大暑、立秋、处暑、白露	秋分、寒露、霜降、立冬	小雪、大雪、冬至、小寒
感冒证型	风温	风热、四时感冒	暑湿、暑热	湿遏卫气	凉燥、温燥	风寒

气候有常有变。气候突变，寒潮袭击，气温骤降，常致感冒发生。久晴无雨，感冒多夹燥邪；淫雨连绵，感冒多夹湿邪。

非时之气，即春应温而反寒，夏应热而反冷，秋应凉而反热，冬应寒而反温。非时之气是发生感冒，或引起时行感冒的重要原因。正如《诸病源候论·时气病诸候》说："夫时气病者，此皆因岁时不和，温凉失节，人感乖戾之气而生病者，多相染易。"

2. 地域

我国地域辽阔，自然环境和气候条件有很大差异，直接影响着疾病的发生和发展变化。《素问·异法方宜论》说："东方之域，天地之所始生也，鱼盐之地，海滨傍水……故其民皆黑色疏理""西方者，金石之域，沙石之处，天地之所收引也，其民陵居而多风，水土刚强，其民不衣而褐荐……故邪不能伤其形体""北方者，天地所闭藏之域也，其地高陵居，风寒冰冽""南方者，天地所长养，阳之所盛处也，其地下，水土弱，雾露之所聚也""中央者，其地平以湿，天地所以生物也众"。我国西北部地势较高，气候寒冷，多风，空气干燥，居住在这一地区的人们，在外感中以风寒感冒多见；东南部地势较低，气候炎热，多雨，空气潮湿，居住在这一地区的人们，则以风热感冒多见。

不仅边疆与内地气候有别，即使同一地区内，高山与平地亦有差异，对人体均有影响。正如《梦溪笔谈·采药》说："如平地三月花者，深山中则四月花。白乐天《游大林寺》诗云：人家四月芳菲尽，山寺桃花始盛开。盖常理也，此地势高下之不同也。"生活在不同地区方域的人，受自然环境和生活条件的影响，形成了体质方面的不同特点。

3. 体质

中医在重视整体观念的同时，亦极为重视个体体质差异。掌握体质特点对于了解疾病的发生、发展规律具有一定意义。正如《灵枢·论痛》说："筋骨之强弱，肌肉之坚脆，皮肤之厚薄，腠理之疏密，各不同……肠胃之厚薄坚脆亦不等。"个体体质的差异，常常会造成对六淫中某些邪气的易感性。体质分阴阳，邪气分阴阳，同气相求。如内热者，易感风热；痰湿之体，易感风寒。素体气虚者，卫外不固，风寒束表，易感风寒；素体阳虚者，肾阳亏损，风寒束表，易感风寒；素体阴虚者，阴精不足，风热客表，易感风热，或温燥。

个体体质的特殊性，还表现为感受六淫之邪，可以从化。如阴寒之体和气虚阳虚者，感受的外邪易从化为寒为湿；阳盛之体和阴虚者，感受的外邪易从化为热为燥等。正如《医宗金鉴·伤寒心法要诀》注："人感受邪气虽一，因其形藏不同，或从寒化，或从热化，或从虚化，或从实化，故多端不齐也。"

外界气候变化复杂，体质不同对其变化的耐受力也不同，所以同一季节内可以有不同的感冒证型；而同一感冒证型，亦可以出现在不同季节中。

4. 七情

喜怒忧思悲恐惊七种情志变化，是人的思维活动的外在表现，是对外界各种刺激因素的反映。若各种突然的、持续的、强烈的精神刺激，超出耐受限度，便会影响到机体内部的气血、阴阳、脏腑、经络功能活动，而使体质发生变化。正如《素问·举痛论》说："怒则气上，喜则气缓，悲则气消、恐则气下……惊则气乱……思则气结。"

如禀性怒急者，怒则气上，气郁生火，故易感风热，或感寒后从化为热；禀性和缓，善思虑者，思则气结，中焦脾运不佳，痰湿内生，故易感风寒，或感热后从化为寒。

总之，"忧恐喜怒，五脏空虚，血气离守"（《素问·疏五过论》），七情内伤，正气受损，体质虚弱，易为六淫所感，而病感冒。

5. 月经

月经虽是妇女的正常生理现象，但在行经期间对身体也有一定的影响。如有的妇女出现周期性的经期感冒，很明显这是与月经有关的病理表现。

经期感冒，即在月经来潮前，或经期发生感冒，病程较一般感冒为长，并可随行经结束而逐渐自愈。下月月经来潮，感冒随即再出现，与月经周期关系密切。经期感冒，自觉寒热、头晕头痛、咽干、心烦、脉弦、苔薄等，呈周期性出现，休作有时，属邪入少阳，枢机不利。用和解少阳法，小柴胡汤加减治疗有效。

6. 房事

精、气、神，是人生"三宝"。精藏于肾。肾精亏损，元气不足，正气虚弱，是造成早衰的重要原因，并可导致多种疾病的发生。早婚、房事过度则伤肾。正如《灵枢·邪气脏腑病形》说："若入房过度……则伤肾。"卫气根源于下焦，滋养于中焦，开发于上焦。肾精内乏，卫气虚损，卫外调节功能失常，故易招致外邪入侵，而成邪实正虚的感冒。

肾藏精，精化气，肾精气化之气为肾气；精属阴，肾精亦属肾阴。因肾精亏损而致肾气（阳）虚者，易感风寒；因肾精亏损而致阴虚内热者，易感风热。

7. 民族

不同民族有不同的体质特点。这些体质特点，是与地区方域、自然气候、生活习惯等分不开的。如内蒙古高原的蒙古族、青藏高原的藏族，地高陵居，冬季严寒，特别是内蒙古高原，是寒潮进入我国首当其冲的地方，风寒冰冽，游牧为生，喜酥酪肉食，体形丰腴。所以，患外感病时，多易感风寒，并常兼肉脂积滞，或兼痰湿内阻。

8. 性别

"女子以肝为先天""男子以肾为先天"。女性易感冒者，多是血虚体亏；男性易感冒者，多责之于肺肾之虚。

人以脏腑经络为本，气血为用。血是月经、胎孕、哺乳的重要物质基础。故女性在月经、胎孕、哺乳等特殊的生理期间内，易为外邪所感而发生感冒，治疗时应照顾其生理特点，这是有别于男性的。

从性别、体质出发考虑，在同一地区内，同一证型的感冒，一般情况下，男性患者的用药量比女性患者要大。

9. 年龄

不同年龄段的人均可出现不同类型的感冒，但因年龄不同，又各具特点。

如老人易出现阳虚感冒，或气虚感冒，这与老人衰老而致脾肾阳虚的生理病理变化有关，辨证属风寒的较多，恶热不明显。青壮年易感者，多因恃强不避，感冒外邪而成，阳气旺盛，风热多于风寒。小儿脏腑娇嫩，形气未充，腠理空疏，卫外功能不固，外邪乘虚侵入而易感冒。小儿一般多里热，一经感冒，寒易从热化，或热为寒闭，风热多于风寒。小儿感冒发病多急，变化迅速，常因发热而引起抽搐。多见兼夹证，如感冒夹痰、感冒夹食、感冒夹惊等。

小儿脏气清灵，感冒后及时正确施治，则易趋康复。青壮年体质壮实，感冒预后更好。老人脏腑功能减退，正气不足，体质虚弱，卫外功能失常，防御反应减退，或因新感引发痼疾，或因感冒后抗病力下降，而合并其他疾病。

感冒一般病情轻浅，传变较少，数日可愈；时行感冒，病情较重，病程略长。轻证患者可不药而愈；婴幼儿及年老多病等虚人感冒及病情严重者，可致传变，传变入里，又可因邪气性质与兼夹证不同而变证丛生，多预后欠佳。由此看来，对感冒一病，临证时应从整体观念出发，辨证求因，审因论治，不得有丝毫的忽视与疏漏。

（原载《感冒病临床治疗学》，中国医药科技出版社，1994年5月第1版）

治疗温病经验

邦本先生继承了他伯父惠伯老的温病学术思想和临床经验。他在温病学方面造诣颇深，擅长治疗温病急症和湿温，积累了较丰富的经验。下面从4个方面介绍：

1. 治疗温病危重症，急下可以防传变

治疗温病危重症，急下可以防传变，即"先安未受邪之地"，体现了邦本先生治未病学术思想。邦本先生继承了他老师惠伯老治疗温病的学术思想，在处理外感热病时，若发现有内传之势，常在处方中加入清热解毒通便药物，如虎杖、大黄之类，以达到里通表和，祛邪扶正，防止其传变之目的。长期临床观察，确能起到提高疗效，缩短病程之作用。常用升降散（僵蚕、蝉蜕、姜黄、生大黄），选加金银花、连翘、石膏、知母、柴胡、黄芩、青蒿、板蓝根、大青叶等清热解毒药物，治疗温病邪在卫气者，如流感、流行性乙型脑炎、病毒性肺炎等。特别是病毒性感染疾病，经用抗生素治疗无效者，更能

显示特殊疗效。邦本先生在治疗瘟疫和伏气温病时，更是先发治病，以安未受邪之地，从而有效地防止了病情传变。瘟疫温毒发病，不外毒、热、瘀、滞四字。把病邪尽快控制在卫气营血的浅层阶段，先发制病，祛邪救正，防止传变，是提高温病危急重症疗效的关键。例如，急黄（重症肝炎）传变最速，邪在气营阶段，就凉血、化瘀、醒脑，治其血分，这就是"先发制病"之策。用泻下法釜底抽薪，急下存阴，利胆退黄。急黄用下法，无论便秘或便溏者，均可使用。"通因通用"，排出毒素，亦是先发制病。

验案举例

重症肝炎案：杨某，男，26岁。

患者1995年5月17日以急性乙型肝炎入院。入院后黄疸急剧加深，皮肤、巩膜深黄。5月24日查肝功能等项目：血清总胆红素340μmL/L，谷丙转氨酶800U/L，胆碱酯酶降低，凝血酶原时间延长，乙肝表面抗原阳性，乙肝e抗原阳性，乙肝核心抗体阳性。精神萎靡，嗜睡，鼻衄，体温38.3℃，恶心厌食，腹胀，大便不畅，小便黄赤，舌质红，苔黄腻，脉弦数。西医诊断为重症肝炎。中医辨证：急黄病，属湿热交蒸（热重于湿），瘀阻肝胆，气营热盛之证。中西医结合抢救，中医拟清热解毒、凉血活血、通里攻下为法。

处方：水牛角片（另包，久煎，兑服）30g，羚羊角（另包，研制散剂，久煎，兑服）3g，赤芍50g，黄连5g，黄芩15g，山栀10g，生大黄10g，丹参30g，茜草15g，柴胡15g，茵陈25g，枳壳10g，竹茹5g，半枝莲30g，白花蛇舌草30g，垂盆草30g，石菖蒲10g，郁金10g。加减用药35剂后，复查肝功能基本恢复正常，病情明显好转，出院继续门诊治疗。

随访1年，除检查有慢性乙肝大三阳外，余无异常。

本案用大黄共计200余克，达到了排毒防病传变之目的。服大黄初期有大便次数增多之势，但每日均未超过3次，服药后期反而大便次数正常。重用赤芍（30~60g）治疗重度黄疸肝炎，这是解放军302医院汪承柏主任医师的经验，邦本先生用后深感此药疗效可靠，其经验可以重复。

2. 治疗温病危重症，应抓住主要矛盾

温病危重症，发病急，病势重，变化速，病情复杂。因此邦本先生特别强调，辨证时应首先抓住病机的主要矛盾，再根据病情变化特点制定治疗法则，进而选方用药，始终做到胸有成竹，思路清晰，有条不紊。

验案举例

甲亢危象案：宋某，女，21岁，未婚。

患者因粒细胞减少，出现甲亢危象，于1993年5月27日急诊入院。6月

27 日，西药输液加氢化可的松、青霉素，肌内注射阿米卡星，口服普萘洛尔等，危象仍不能控制。患者高热（40.8℃），汗多，乏力，烦躁，关节疼痛，腹泻（一日 10 余次），水样大便，无里急后重，但肛门灼热疼痛，舌质红，脉洪数。鉴于既往不能用抗甲状腺药物（粒细胞减少），已下病危通知，请邦本先生会诊。邦本先生认为：本案高热，汗多，烦躁，为温病气分热甚，热邪入营，虚阳上亢；腹泻，水样大便，肛门灼热，系湿热下注。前者为主要矛盾，后者则是次要矛盾。他根据"治疗温病危重症，应抓住主要矛盾"的经验，拟清气凉营，平肝潜阳，兼清利湿热法，选清营汤、白虎汤加葛根芩连汤组方。

处方：水牛角（另包，久煎，兑服）20g，青蒿 20g，葛根 20g，牡丹皮 10g，夏枯草 15g，鳖甲（另包，久煎，兑服）15g，地骨皮 15g，知母 15g，金银花 15g，连翘 15g，柴胡 15g，黄芩 15g，黄连 5g，菊花 12g，石膏 30g，西洋参（另包，水煎，兑服）10g。病重期间一日 2 剂，昼夜服药。

随症加减 20 余剂，转危为安。出院后，继续中医门诊治疗"甲亢"。随访半年，"甲亢"得到控制，并于当年参加工作。[病案详见本书第六篇医案实录之瘿气（甲亢症危象）案]

3. 阴虚阳亢虚实夹杂，滋阴潜阳标本兼治

邦本先生说温病后期，因温热之邪伤阴劫液，最易出现阴虚病机，然而有的病例此时病邪未尽，常伴见阴虚阳亢，虚实夹杂的证候，所以法当滋阴潜阳，标本兼治。

■ 验案举例

结核性脑膜炎案：黄某，男，26 岁。

患者因头晕、低热、盗汗半月，伴头痛 1 周，于 1996 年 11 月 12 日入院。查体温 37.5℃，脉搏 90 次/分，呼吸 21 次/分，血压 98/60 mmHg。胸部叩诊清音，双肺呼吸音清晰，未闻及干、湿啰音，心前区无隆起，触诊无震颤，心界不大，心率 90 次/分，律齐，心脏各瓣膜区未闻及病理性杂音。脑膜刺激征阳性。血红蛋白 141g/L，红细胞 5.41×10^{12}/L，白细胞 14.8×10^9/L，中性粒细胞 0.88，淋巴细胞 0.12。抗结核抗体阳性。血沉 23mm/h。查脑脊液：无色，清晰，氯化物 94mmol/L，糖 2.7mmol/L，蛋白 0.7g/L，潘氏实验阳性，白细胞总数 46×10^6/L，多核细胞 0.1，单核细胞 0.9，无凝结。X 光胸片：双肺野清晰，未见实变征象；左胸外侧轻度胸膜肥厚。头颅 CT 扫描未见异常。入院诊断：结核性脑膜炎。抗结核药联合治疗（异烟肼、链霉素、利福平、乙胺丁醇、吡嗪酰胺），同时给予地塞米松、甘露醇脱水降低颅内压。

经治疗半月，仍低热不退。闭目入睡则汗出淋漓不止，头痛欲裂，靠服止痛片暂时得以缓解，精神萎靡而痛苦，舌质红，脉弦而数。邦本先生辨证属阴虚阳亢证。拟滋阴清热，息风潜阳法，

处方：秦艽10g，鳖甲（另包，久煎，兑服），青蒿、女贞子、墨旱莲各20g，柴胡、地骨皮、黄芩、夏枯草各15g，露蜂房5g，仙鹤草、龙骨各30g，全蝎3g。2剂。

服药后盗汗明显减少，已能入睡，但仍低热不退，头痛，于上方中加牡蛎30g（先煎），2剂。服二诊方药后盗汗已基本控制，头痛亦减轻，然仍有低热，二诊方加菊花10g，水牛角20g（先煎），白芍30g，4剂。服三诊方药后病情稳定，自觉头昏不适，下午潮热，上方减秦艽、柴胡、黄芩、水牛角、青蒿，加龟甲20g（另包，久煎，兑服），麦冬20g，五味子10g，白蒺藜10g，6剂。后复诊病情已愈，据前方加减，5剂调理。并嘱其每月服10剂，连服3~5个月善后。[病案详见本书第六篇医案实录之脑痨（结核性脑膜炎）案]

4. 辨证湿温发热重舌诊，清热燥湿首选达原饮

温病病名繁多，但就其病因病机来分，不外乎温热与湿热两类。前人说："热深湿盛则更缠绵，湿与热合则更胶着""湿轻热重则归阳明，热少湿多则归太阴"。邦本先生强调辨温热、湿热，尤其重视舌诊。如温病发热，有的属温热性质，亦有的属湿热性质，关键在于辨舌。舌红苔厚腻者，当属湿热。邦本先生常说治疗湿温、湿疫是中医临床的独特优势。

验案举例

肺炎案：王某，男，12岁。患肺炎，高热，咳嗽1周，经中西医治疗无效，2010年3月10日入院。

患者发热1周，午后体温40℃，但不渴饮，咳嗽胸满，不饥不食，腹部胀满，小便黄赤，舌红苔白厚腻，脉浮滑数。胸透右肺下部有片状阴影，血常规检查正常。西医诊断：病毒性肺炎。请邦本先生会诊。邦本先生辨证：上焦肺失宣肃，中焦湿浊阻滞。治以辟秽化浊，宣肺止咳，拟达原饮、麻杏甘石汤加减，

处方：草果仁5g，槟榔8g，厚朴8g，知母10g，黄芩15g，赤芍10g，柴胡15g，青蒿15g，麻黄5g，杏仁10g，石膏30g，虎杖10g，重楼12g，甘草5g。3剂。

3月14日二诊：服上方后热渐退，苔腻减少，咳嗽减轻，腹部胀满亦明显减轻，知饥思食。继用甘露消毒丹合三仁汤化裁，宣通三焦湿热，佐以宣肺止咳，处方：白蔻仁（后下）5g，藿香8g，茵陈10g，滑石10g，木通5g，

石菖蒲 5g，黄芩 10g，连翘 10g，麻黄 5g，杏仁 10g，薏苡仁 15g，浙贝母 5g，射干 5g，甘草 5g。3 剂。

3 月 17 日三诊：服上方 3 剂，食欲恢复正常，腹不胀，咳嗽大减。继用宣肺止咳，除湿健脾收功。

按：邦本先生认为无论肺炎，或其他发热性疾病，属湿温而见舌红苔白厚腻者，均可选用达原饮加减治疗，而能收到良好效果。他曾治愈多例因长期使用广谱抗生素，致院内真菌感染，辨证属湿温的患者。

（本文据郑邦本《临证札记》之资料整理）

治疗过敏性疾病经验

过敏性疾病发病率高，据报道我国过敏性疾病发病率达 30% 左右。世界卫生组织 2005 年确定每年的 7 月 8 日为"世界过敏日"，足见防治过敏性疾病有其十分重要的社会意义。过敏性疾病从新生儿到老年人的各个年龄段都可发生，且具有明显的遗传倾向。发病与季节，气候，花粉，化纤，皮毛，细菌、病毒及寄生虫感染，食物和药物等有关。上述致病因素对部分人体具有致敏源作用，使机体产生变态反应而发病。其主要类型有呼吸道过敏反应、消化道过敏反应和皮肤过敏反应等。常见疾病有过敏性咳嗽、过敏性哮喘、过敏性鼻炎、过敏性肠炎、荨麻疹和过敏性紫癜等。

邦本先生在运用祝谌予经验方过敏煎治疗过敏证的基础上，在实践中积累了较丰富的异病同治经验。

过敏煎组成：防风、银柴胡、乌梅、五味子各 10g，水煎，1 日 1 剂，早中晚服。本方曾经上海某医院实验研究和临床验证，确有抗过敏的作用。

1. 过敏性咳嗽

本病是气道高反应性引起的一种咳嗽，又称咳嗽变异性哮喘，但实际并无哮喘症状，表现为持续或反复发作性咳嗽，无明显诱因，有的咳嗽可达 2 个月以上，夜间及凌晨发作，运动后加重，干咳少痰，经较长时间抗生素及镇咳祛痰治疗无效，用平喘药可使咳嗽发作缓解。常有个人过敏史或家族过敏史。

邦本先生辨证为阴虚痉咳证，拟解痉脱敏、润肺止咳法，常用药物：银柴胡、防风、五味子、乌梅、麦冬、天冬、百合、百部、黄精、紫菀、枳壳、诃子、白芍、全蝎、甘草等。

加减：易外感者，加玉屏风散以益气固表疏风；畏寒者，加淫羊藿、仙茅以温补肾阳；喉痒剧咳，夜不能寐者，重用白芍，加罂粟壳以解痉缓急，敛肺止咳。

验案举例

王某，47岁，2011年2月20日初诊。

患者咳嗽2周，经中西医治疗效果不佳。适值寒冬，咳嗽加重，呛咳不已，胸闷痰少，夜卧难安，有时咯白色清稀少量泡沫样痰，闻及油烟咳嗽加重，舌淡红，脉浮细数。辨证：外感风寒，肺失宣肃，肺阴不足证。拟发散风寒、解痉脱敏、润肺止咳化痰法。

处方：黄芪30g，白术10g，防风5g，银柴胡10g，五味子10g，乌梅10g，麻黄5g，杏仁10g，甘草5g，百合30g，百部10g，紫菀10g，枳壳10g，麦冬10g，天冬10g，僵蚕10g，蝉蜕10g，白芍30g，全蝎5g，法半夏10g。3剂，水煎服，1日1剂。

服上方3剂后，患者咳嗽基本控制，伴见胸闷、气短，乃以原方加减调理而愈。

2. 过敏性哮喘

本病发作前有先兆症状如喷嚏、流涕、咳嗽、胸闷等，可因支气管阻塞而出现哮喘，严重者可被迫采取坐位或呈端坐呼吸，干咳或咯白泡沫痰，甚至出现紫绀等。

邦本先生辨证为外邪上受，肺失宣肃证，拟解痉脱敏、止咳平喘法，常用药物：银柴胡、防风、五味子、乌梅、麻黄、杏仁、桑白皮、射干、僵蚕、蝉蜕、地龙、苏子、露蜂房、甘草等。

加减：干咳无痰者，加麦冬、天冬、百合、北沙参以润肺止咳；痰多质稀色白者，加白芥子、莱菔子、法半夏、茯苓、陈皮以温化痰涎；痰多质稠色黄者，加鱼腥草、重楼、瓜蒌壳、浙贝母、天竺黄以清热化痰；出现心悸者，加生脉散、红景天以补益心气（阴）。

验案举例

孙某，女，37岁，2010年4月2日初诊。

患者患过敏性哮喘，喉中哮鸣有声，喘急，近日因气温下降而加重，痰黏难出，痰色淡黄，胸闷气短，咳嗽，夜间加重，难以平卧，闻及油烟、冷空气等刺激性气体时尤为明显，舌淡红，苔白稍腻，脉滑略数。辨证：外邪上受，肺失宣肃，痰浊阻肺证。拟解痉脱敏、宣肺止咳、清肺平喘法。

处方：银柴胡10g，五味子10g，乌梅10g，防风5g，麻黄5g，杏仁10g，甘草5g，白芍30g，全蝎5g，地龙10g，苏子10g，瓜蒌壳15g，浙贝10g，鱼腥草30g，重楼15g，桑白皮10g，射干10g，露蜂房10g。5剂，水煎服，1日1剂。

服上方后，哮喘明显缓解，继续以此方为基础加减，前后共经历5诊，至2010年5月28日，哮喘基本解除。用益气固表、健脾化痰之法调理善后。

3. 过敏性鼻炎

本病是发生于鼻黏膜的变态反应性疾病，且可引起多种并发症。其发病可分为常年性和季节性两种，即不分季节随时可以发作，或仅在一年中的某个季节发作。症状一般较重，均以阵发性喷嚏发作，大量清水样鼻涕，鼻塞为主要特征。

邦本先生辨证为外邪袭肺，鼻失宣通证，拟脱敏宣肺、疏风散邪法，常用药物：黄芪、白术、防风、银柴胡、五味子、乌梅、苍耳子、辛夷、川芎、白芷、细辛、甘草等。

加减：见头昏头重，神疲气短，四肢困倦，纳差等肺脾气虚症状者，加补中益气汤，或参苓白术散以健脾益气，补肺敛气；鼻痒不适，喷嚏频频，清涕常流，常年不断，形寒肢冷，面色淡白，耳鸣耳聋等肺肾两虚者，加右归丸以补肾温阳；鼻涕浓稠者，加桑白皮、黄芩、五味消毒饮以清热解毒。

◢ 验案举例

韩某，女，34岁，2010年11月28日初诊。

患者素患过敏性鼻炎，今感寒复发，鼻流清涕，鼻塞而痒，喷嚏连连，面色苍白，恶风，四肢欠温，神疲，平素易感冒，舌质淡，苔白，脉沉弱。辨证：阳虚气弱，风寒外袭，鼻失宣通证。拟温阳散寒、固表脱敏通窍法。

处方：黄芪30g，白术10g，防风5g，银柴胡10g，五味子10g，乌梅10g，苍耳子5g，辛夷（包煎）10g，川芎10g，白芷10g，麻黄5g，附子（先煎1小时）10g，细辛3g，甘草5g。5剂，水煎服，1日1剂。

服上方5剂后，喷嚏、鼻塞、鼻痒明显减轻，清涕亦少，四肢转温。继续以上方为主，加减调理，共经过4诊，服药20余剂而愈。

4. 过敏性结肠炎

本病系一种原因不明的肠道功能改变，X线和内窥镜检查未发现器质性改变的疾病。一般认为可能与高级神经功能失调有关，部分病例也可能是变态反应在结肠的表现。其主要表现为腹痛、腹胀、腹泻（或便秘）、黏液便等，但以腹痛和慢性腹泻为多见。

邦本先生辨证为肝脾不和证，拟解痉脱敏、调和肝脾法，常用药物：银柴胡、防风、五味子、乌梅、白术、白芍、陈皮、甘草等。

加减：腹痛肠鸣者，加乌药、白蔻仁以理气化湿；久泻者，加诃子、乌梅以涩肠止泻；见五更泄泻者，套用四神丸以温肾暖脾止泻；见黏液便者，加左金丸以辛开苦降，清热燥湿；疲乏倦怠，肛门坠胀者，加黄芪、党参、升麻、柴胡以补益中气；若表现为便秘者，加莱菔子、火麻仁、柏子仁以润肠通便。

■ **验案举例**

何某，男，46岁，2010年6月21日初诊。

患者患过敏性结肠炎，脐周隐痛，腹痛则欲便，便次多，便有黏液，肛门坠胀，精神紧张或食用生冷刺激性食物时症状加重，钡餐和肠镜检查未发现异常，神疲乏力，消瘦厌食，舌质淡红，苔白稍腻，脉弦细弱。辨证：肝脾不和，脾虚气陷证。拟调和肝脾、补中益气、脱敏解痉法。

处方：银柴胡10g，五味子10g，乌梅10g，防风5g，白术10g，白芍15g，陈皮10g，甘草5g，黄芪15g，党参15g，升麻10g，柴胡10g，黄连5g，吴茱萸2g，神曲10g，枳壳10g。5剂，水煎服，1日1剂。

服上方后，腹痛明显减轻，黏液亦少，饮食增加，守方加减，共服药40余剂调理而愈。

5. 荨麻疹

本病为一种常见的瘙痒性过敏性皮肤病，以发无定处，忽起忽退，来去迅速，瘙痒无度，消退后不留痕迹为其特点。

邦本先生辨证为风邪袭表，蕴郁腠理证，拟祛邪疏风脱敏法，常用药物：银柴胡、防风、五味子、乌梅、荆芥、僵蚕、蝉蜕、甘草等。

加减：属风寒者，加桂枝汤、麻黄以发散风寒，调和营卫；属于风热者，加桑白皮、地骨皮、白鲜皮、牡丹皮、忍冬藤、钩藤、夜交藤以清热祛风；属热毒者，加五味消毒饮、板蓝根、土茯苓以清热解毒；属血热者，加犀角地黄汤（水牛角代犀角）、紫草以凉血解毒。

■ **验案举例**

唐某，女，52岁，2009年8月16日初诊。

患者全身瘙痒，皮肤满布淡红色疹块，时隐时现，冷风吹，或气温低时加重，夏季不可吹空调，不可用凉水洗澡，否则全身瘙痒加重，遇凉则腹痛腹泻，冬季恶寒甚，四肢发凉，面色苍白，舌淡胖大，脉沉缓弱。辨证：阳虚内寒，风寒袭表，蕴郁腠理证。拟温阳散寒、调和营卫、脱敏止痒法。

处方：银柴胡10g，五味子10g，乌梅10g，防风5g，桂枝10g，白芍

15g，生姜 10g，大枣 10g，甘草 5g，荆芥 10g，僵蚕 10g，蝉蜕 10g，徐长卿 10g，地肤子 15g，夜交藤 30g，仙茅 10g，淫羊藿 10g，巴戟天 10g。5 剂，水煎服，1 日 1 剂。

上方服用后，瘙痒明显减轻，疹块部分亦消失，恶寒有所缓解。虽在服药期间仍有所反复，但总体趋于好转，前后加减共服药 45 剂，疹消痒止。后嘱调理饮食和保暖，病情稳定，未见复发。

6. 过敏性紫癜

本病是以对称皮肤紫癜为特征，可伴有关节痛、腹痛及肾损害等全身疾病，是血管性紫癜中最常见的类型。

邦本先生辨证为热伤血络证，拟祛风脱敏、凉血清热法，常用药物：银柴胡、防风、五味子、乌梅、水牛角、生地黄、牡丹皮、赤芍、藕节炭、血余炭、荆芥炭、女贞子、墨旱莲、仙鹤草等。

加减：风胜皮肤瘙痒者，加僵蚕、蝉蜕、地肤子以祛风止痒；腹痛者，加芍药甘草汤以缓急止痛；兼见蛋白尿、血尿、管型尿者，则已成继发性肾小球疾病——过敏性紫癜性肾炎，加知柏地黄汤、僵蚕、蝉蜕、土茯苓、白花蛇舌草、白茅根、大血藤、徐长卿以滋阴清热，除湿解毒。

■ 验案举例

医案 1：李某，女，15 岁，患过敏性紫癜住院治疗效果不佳，于 2009 年 9 月 11 日请邦本先生诊治。

患者双下肢皮肤紫斑密布，双膝关节热痛，活动受限，腰痛，下肢麻木，睡眠障碍，食欲不好，舌红，脉数。邦本先生辨证：风热伤络证。拟祛风脱敏、凉血清热法。

处方：水牛角 25g（先煎），生地黄 15g，白芍 30g，牡丹皮 10g，防风 5g，银柴胡 10g，五味子 10g，乌梅 10g，牛膝 15g，桑寄生 15g，刘寄奴 15g，木瓜 15g，威灵仙 15g，鸡血藤 30g，伸筋草 30g，黄精 30g，酸枣仁 15g，神曲 10g，麦芽 15g，甘草 5g。10 剂，水煎服，1 日 1 剂。

服上方 10 剂后，下肢皮肤紫斑明显消退，其他症状均见好转。仍守方加减，再服 30 剂后，下肢皮肤紫斑完全消失，关节已不痛，查血常规正常，尿常规正常，肾功能正常，饮食、睡眠正常。随访 1 年，上学参加正常学习，病情无反复。

医案 2：吴某，女，13 岁，2010 年 5 月 13 日初诊。

患者患紫癜性肾炎 3 月余，经中西医治疗效不显，现患者腰痛、腹痛，尿蛋白（＋＋＋），隐血（＋＋＋），双下肢瘀斑，满月脸，手足心热，尿黄赤，舌尖红，苔薄黄，脉滑数。辨证：热伤脉络，下焦阴虚湿热证。拟凉血清热利湿，祛风脱敏法。

处方：生地黄15g，山药15g，山茱萸15g，牡丹皮10g，泽泻10g，茯苓10g，银柴胡10g，五味子10g，乌梅10g，防风5g，陈皮10g，白芍30g，白术10g，藕节30g，白茅根30g，小蓟15g，地榆15g，槐米15g，白花蛇舌草30g，僵蚕10g，蝉蜕10g，土茯苓30g，水牛角25g（先煎），赤芍10g，牛膝10g，桑寄生10g，续断10g。5剂，水煎服，1剂1日半。

服药5剂后，患者腰痛、腹痛明显减轻，瘀斑变淡，手足心热亦减，继续以此方为主加减，前后共服用60余剂，尿蛋白和隐血最终转为阴性，下肢瘀斑亦消退。9月尿常规化验3次，均属正常，临床治愈。

（本文据郑邦本《临证札记》之资料整理）

辨证分型加主症治疗慢性胃炎的经验

邦本先生在长达50余年临床实践中，对慢性胃炎的治疗总结出一套行之有效、可以重复的经验，这就是辨证分型加主症治疗。

1. 慢性胃炎中医分型治疗

邦本先生认为，中医治疗慢性胃炎应以辨证分型治疗为主。每一个证有一个基本治则，同时可因人而异，随症加减。

（1）肝胃不和证

症状：纳呆，胃脘痞满，胀痛，痛引两胁，嗳气频频，情志不遂易诱发或加重，舌苔薄白，脉弦。慢性胃炎伴胃排空障碍，胆汁反流等见于此证。

治疗：疏肝和胃。

方药：香药散（邦本先生经验方）加减。药用香附10g，乌药10g，白芍15g，甘草5g，延胡索15g，郁金10g，柴胡15g，海螵蛸15g，蒲公英15g。

情志不舒，肝气郁结，横逆犯胃。胃气壅滞，失于和降为本证型胃炎基本病机。本方以香附、乌药为君。香附辛散苦降，理气开郁止痛；乌药辛开温通，顺气降逆，散寒止痛。二者均入胃经，是治疗上腹部疼痛首选药物，二者配伍有疏肝理气、散寒止痛之功。配柴胡、白芍、甘草，疏肝解郁，抑肝木之旺行，解脾胃之不和。延胡索配郁金以行气解郁，活血止痛。根据邦本先生的经验，延胡索配郁金有金铃子散的止痛效果，无川楝子苦寒伤肝胃之虑。再以海螵蛸、蒲公英和胃止酸，清热护胃。全方疏肝解郁，和胃止痛。

若舌苔腻湿重者，加半夏；反酸甚者，加煅瓦楞子；便秘者，加大黄；纳差者，加焦三仙。

（2）脾胃湿热证

症状：胃脘满闷，胸闷不饥，恶心欲呕，身重倦怠，口渴不欲饮，大便不畅，苔黄腻，脉滑。胃镜检查胃黏膜充血明显，水肿甚至糜烂。

治法：清热化湿。

方药：清胃方（邦本先生经验方）加减。药用栀子10g，茵陈10g，杏仁10g，薏苡仁15g，白蔻仁（后下）5g，百合30g，乌药10g，大血藤30g，蒲公英15g，丹参30g，炒山楂15g。

脾胃湿热困阻，中焦气机不舒，全身气机不畅。方用栀子、蒲公英、大血藤清脾胃郁热，茵陈、杏仁、薏苡仁、白蔻仁清热兼化中焦湿气。百合配乌药，名"百合汤"，始于清·陈修园，百合1两，乌药3钱，专治"心口痛"，加丹参、炒山楂活血止痛，效果更佳。恶心明显者，加苏叶、黄连以和胃降逆；湿郁化热，湿遏中焦，见脘痞口苦，恶心呕吐者，加温胆汤清热和胃。

（3）胃络瘀血证

症状：胃脘疼痛，持续不解，痛如针刺，或如刀割，痛有定处，痛而拒按，舌质紫暗或有瘀斑，脉涩。萎缩性胃炎，或病程较长的患者，或慢性胃炎胃溃疡者较为常见。

治法：活血化瘀。

方药：三七活胃方（邦本先生经验方）加味，药用三七6g（冲服），丹参30g，延胡索15g，白芷10g，海螵蛸15g，浙贝母15g，枳实10g，白术10g，北沙参30g。

慢性胃炎一般病程较长，久病入络，或脾胃不和气机郁结，气滞血瘀，疼痛加剧。"元气既虚，必不健达于血管，血管无气，必停留而瘀。"（《医林改错》）三七配丹参养血止血、活血止痛，改善胃黏膜血循环，修复受损的胃黏膜，防止或减缓胃黏膜腺体的萎缩，从而达到治疗胃炎的目的。延胡索配白芷，活血散寒止痛，白芷消肿排脓，"生肌长肉、祛腐生新"（焦树德语），用于治疗胃溃疡。枳实配白术源于《金匮要略》枳术汤，元代张元素创"枳术丸"，用于脾胃虚实夹杂证，邦本先生根据患者虚实之偏重决定枳、术之权重。海螵蛸配浙贝母制酸止痛。邦本先生擅用北沙参，他认为北沙参益气养阴，清胃热养胃阴护胃气。本方大剂量用北沙参，目的在于保护胃气。所谓"得胃气者昌"。若瘀血较重，气滞明显者，以膈下逐瘀汤加减，若气虚伴瘀血者，可加黄芪及四君子汤等益气行瘀，若瘀血内停有出血者，加白及以化瘀止血。

（4）脾胃虚弱者

症状：胃脘胀痛痞满，饥时痛甚，喜暖喜按，面色不华，纳差神疲，舌淡齿痕，脉细。病程长，体虚，贫血，特别是胃下垂较常见。

治法：健脾益胃。

方药：郑氏香砂五君子汤（邦本先生经验方）加减。药用北沙参30g，白术15g，茯苓10g，甘草5g，陈皮10g，木香5g，砂仁（后下）5g。

邦本先生治疗脾胃虚弱证的香砂五君子汤，在古方香砂六君子汤基础上变化而成。变人参为北沙参，去半夏。北沙参益气养阴，补而不燥，特别适合川渝地区气温高、湿度大的气候。脾胃虚寒者，加黄芪、桂枝、生姜；若泛吐清水者，加二陈汤以温胃化饮；泛吐酸水者，加煅瓦楞子、乌贼骨以制酸。若胃寒痛甚者，加良附丸以温中散寒。

（5）胃阴不足证

症状：胃脘隐隐灼痛，或灼热不适，嘈杂似饥，口干少食，大便干结，舌红少津，脉多细数。慢性萎缩性胃炎常见。

治法：益胃养阴。

方药：半白地黄汤（邦本先生经验方）。药用半枝莲20g，白花蛇舌草20g，六味地黄汤。若伴肝肾阴虚者，可加一贯煎以滋肾养肝；若阴虚胃火上炎，口干舌红，加石膏、知母、玉竹、竹叶等以清胃热养胃阴；胃纳少加二芽以醒脾悦胃，若胃中嘈杂灼热吞酸者，加左金丸以辛开苦降；阴虚伴气机不畅者，可选用性味平和之品，如佛手调理气机。

2. 主症治疗

邦本先生认为慢性胃炎的临床表现十分复杂，可无症状，或主诉消化不良，上腹部饱胀，烧灼，钝痛，常因刺激性食物或食物过冷过热而加重。或伴嗳气，恶心，呕吐，或饮食减少，贫血，消瘦，腹泻，舌炎。胃镜下炎症性改变，慢性胃炎症状没有特异性。但有许多患者因当前的不适来就诊，患者当前最大的痛苦就是主症。临床时在辨证论治的基础上要抓住主症，尽快治愈或缓解患者当前最主要的痛苦。常见主症如下：

（1）胃脘痛 胃脘痛主要的病因为寒邪或饮食犯胃，肝气横逆，气机阻塞，病久血瘀，脾胃虚弱。治疗宜祛邪散寒，和胃止痛。邦本先生拟"胃痛方"，专治胃脘痛为主症的慢性胃炎。

胃痛方（邦本先生经验方）：延胡索15g，郁金10g，五灵脂（包煎）

10g，生蒲黄（包煎）10g，徐长卿30g，神曲15g，麦芽15g，炒山楂15g，鸡内金15g，莱菔子15g。方中延胡索、郁金行气解郁，活血止痛，五灵脂配蒲黄（失笑散）祛瘀止痛。徐长卿是邦本先生擅长应用的中药之一。邦本先生曾经讲过"徐长卿"治好了宋太祖赵匡胤胃痛病的故事。现代研究表明，徐长卿辛温宣散，气香能行，善于止痛，特别适合治疗急性腹痛，且药性平和。焦三仙消食化滞，鸡内金、莱菔子导滞宽中，使胃气和达，腑气畅通，"通则不痛"矣。胃脘疼痛有寒热虚实之分，寒痛加桂枝、香附、小茴香；热痛加黄连、蒲公英；虚痛，饥饿后疼痛加重，加四君子汤或黄芪建中汤。

（2）腹胀 腹胀是慢性胃炎常见症状，邦本先生特别强调辨别腹胀与饮食的关系，餐后腹胀，多为实证；饥饿时腹胀，就餐胀减为虚证。"消胀方"专为腹胀实证而设。

消胀方（邦本先生经验方）：炒莱菔子30g，大腹皮30g，麻子仁30g，香附10g，乌药10g。

邦本先生治疗腹胀多用炒莱菔子，《医学衷中参西录》云："盖凡理气之药，单服久服，未有不伤气者，而莱菔子炒熟为末，每饭后移时服钱许，借以消食顺气，反不伤气。"他认为，生莱菔子化痰作用强，有"推墙倒壁"之功，而炒莱菔子可下气除腹胀，特别是上腹胀。莱菔子入肺、脾、胃经，治胸闷上腹胀。大腹皮入脾、胃、大肠、小肠经，专治中腹脐周腹胀。麻子仁入脾、胃、大肠经，润肠通便，理气除胀，专治小腹气胀。香附配乌药，疏肝理气，顺气降气，矢气畅则腹胀消。胀满有虚实之分，实则餐后腹胀，虚则饥时反胀。前者宜消胀方、平胃散、保和丸、四磨汤、大承气汤；后者宜六君汤、归脾汤诸方加减。

（3）吞酸 胃中酸水上泛，多见于慢性胃炎、胃食管反流性疾病。多为肝气犯胃，胃气不和所致。邦本先生以"止酸方"治之。

止酸方（邦本先生经验方）：黄连5g，吴茱萸2g，紫苏叶10g，海螵蛸15g，浙贝母10g，瓦楞子25g。方选《丹溪心法》之"左金丸"辛开苦降，和胃制酸；"黄连苏叶饮"（郑氏温病流派经验方）和胃降逆，制酸止呕；"乌贝散"（《中华人民共和国药典》2000年版）清热化痰，制酸止痛；瓦楞子增强制酸功能。

吞酸当以寒热辨，热证多见吞酸时作，嗳气腐臭，大便臭秽，舌红苔黄，脉弦滑，以"止酸方"加黄芩、栀子治之。寒证多见吞酸时作，嗳气酸腐，喜吐泡沫，饮食喜温，舌淡苔白，脉沉迟，以香砂五君加"止酸方"治之。

（4）呃逆 胃气上逆，喉间呃声，为"呃逆"。

止呃方（邦本先生经验方）：法半夏 10g，黄连 5g，栀子 10g，桃仁 10g，旋覆花（包煎）15g，代赭石 15g（先煎），柿蒂 10g。本方以"食管炎方"（邦本先生经验方）法半夏、黄连、栀子、桃仁清上中焦之郁热，旋覆花、代赭石、柿蒂化痰降逆止呃。

邦本先生认为，呃逆当分虚实，实证之呃多于食罢即呃，声音洪亮；虚证之呃不因进食而频频作呃，声音弱小。实证呃逆上方合四逆散或温胆汤，虚证呃逆上方合香砂五君子汤或六味地黄汤。

（5）嘈杂　慢性胃炎病程较长，症状复杂且没有特异性，不少患者因上腹不适来就诊。邦本先生认为，上腹不适即"嘈杂"，《景岳全书·嘈杂》曰："嘈杂一证，或作或止，其为病也，则腹中空空若无一物，似饥非饥，似辣非辣，似痛非痛，而胸膈懊憹，莫可名状。"有胃热、胃虚之分。

胃舒方（邦本先生经验方，根据中成药胃苏颗粒配方化裁而成）：紫苏叶 10g，陈皮 10g，枳壳 10g，香附 10g，槟榔 10g，佛手 5g，鸡内金 15g。

"胃舒方"是邦本先生治疗慢性胃炎的"轻方"，专门用于慢性非萎缩性胃炎，症状不突出，患者痛苦不甚严重的"轻症"。方中苏叶配香附，行气宽中，疏肝和胃；陈皮配枳壳，行气健脾，和胃降逆，枳壳行气宽中除胀，二药一升一降，调和气机，中焦得以通畅；槟榔配佛手、鸡内金，槟榔消食导滞祛"食积"，佛手行气止痛祛"气积"，鸡内金消食健胃祛"肉积"，四药配伍，用于消除胃肠各种积滞，帮助胃肠蠕动；苏叶配陈皮，气味芳香，醒脾开胃。诸药合用，使胃轻松舒畅，中焦畅，则气机通。

嘈杂（上腹不适）有虚实之分，虚者"胃舒方"加"香砂五君子汤"，实者加"四逆散""保和丸"。

3. 验案举例

慢性非萎缩性胃炎（嘈杂）案：旷某，女，48 岁，2011 年 12 月 9 日因"上腹不适 2 年加重 1 月"就诊。

患者形体微胖，自述上腹部反复不适 2 年以上，近 1 月因生气加重。上腹不适，胸口至脐上不"开豁"，似痛非痛，似饥非饥，得食痛减，多食则痛重，生气加重，嗳气，偶有肠鸣，易感冒，心慌气短。舌淡胖有齿印，苔薄白，脉细弦。重庆三峡中心医院胃镜及病理检查提示：慢性非萎缩性胃炎。幽门螺旋杆菌检查：阳性。

西医诊断：慢性非萎缩性胃炎。

中医诊断：嘈杂。辨证：脾气不足，肝胃不和证。

治法：益气健脾，疏肝和胃。

方药：郑氏香砂五君子汤合胃舒方。组成：北沙参30g，白术15g，茯苓10g，甘草5g，陈皮10g，木香5g，砂仁（后下）10g，紫苏叶10g，陈皮10g，枳壳10g，香附10g，槟榔10g，佛手5g，鸡内金15g，延胡索15g，黄连6g，吴茱萸2g。5剂，水煎服，1日1剂，每次150mL，饭后服用。

二诊：2011年12月25日。自述服药后，上腹明显"开朗"，情绪得缓，余症约有减轻。饮食欠佳，疲倦。上方去槟榔，加黄芪30g，蒲公英20g，麦冬15g，五味子8g，麦芽30g。再进5剂。

三、四诊守法治疗，症状消除。后用香砂六君子丸（晨服）、丹栀逍遥丸（晚服）1个月后复诊，胃炎未复发，复查幽门螺旋杆菌：阴性。

按：明·王肯堂《证治准绳》云："嘈杂如饥状，每求食以自救，苟得少食则嘈杂亦少止，止而复作，盖土虚不禁木所摇，故治法必当补土伐木。"本例慢性非萎缩性胃炎属中医学"嘈杂"病，脾胃不足，运化无力，情绪波动，肝气偏旺，肝木克土，脾土虚有加；中焦不运，饮食不化，气郁、食郁交织，胃脘负担日重，嘈杂逾甚。治应疏肝抑木，培土健胃。方选邦本先生香砂五君子汤合舒胃方加减，效果良好。

慢性萎缩性胃炎（顽固性呃逆）案：陈某，男，52岁，2006年11月8日初诊。

患者反复呃逆5年，加重2个月。形体消瘦，吸烟嗜酒，喜食辛辣。呃逆反复发作，声音洪亮，呃声频频，不能入睡，上腹灼热，反胃，烦躁易怒，口渴，大便干结，舌质红有裂纹，舌中部苔黄，脉细数。三峡中心医院胃镜示：慢性萎缩性胃炎、幽门螺旋杆菌阳性。

西医诊断：慢性萎缩性胃炎。

中医诊断：呃逆。辨证：胃肾阴虚，胃气上逆。

治法：育阴降逆。

方药：半白地黄汤合止呃方。组成：半枝莲20g，白花蛇舌草20g，生地黄15g，山药15g，山茱萸20g，茯苓15g，牡丹皮10g，泽泻10g，法半夏10g，黄连5g，栀子10g，桃仁10g，旋覆花15g（包煎），代赭石15g（先煎），柿蒂10g，赤芍30g，甘草3g，熟大黄8g。

5剂，水煎服，1日1剂，每次150mL，饭后服用。戒烟限酒，少食辛辣。

二诊：2006年11月13日。患者呃逆频率减少，胃中灼热减轻，已能入睡，大便已通，上腹隐痛，纳差，反胃严重。上方去旋覆花、代赭石、熟大黄，加沉香3g，白芍30g，竹茹15g，苏梗15g。再进5剂。

三、四诊守法治疗，症状消除。2007 年 3 月复诊，体重增加，呃逆偶有复发，症状较轻，舌红苔薄白，脉细数。拟半白地黄汤加黄连、苏叶，10 剂。2011 年三峡中心医院复查胃镜：慢性非萎缩性胃炎、幽门螺旋杆菌阴性。上腹部无不适，呃逆未复发。

按：慢性萎缩性胃炎病程长，饮食嗜好常偏激，寒热虚实多错杂，病情迁延易反复，又易恶化难根治，是临床常见的疑难病症。本例患者，吸烟嗜酒，喜食辛辣，形体消瘦，舌红裂纹，肾胃之阴素虚，水不润土；呃逆数年，声音洪亮，烦躁易怒，苔黄，大便结，胃热偏甚，胃气上逆，治疗当育阴和胃降逆。用邦本半白地黄汤加止呃方，效果甚佳，顽固性呃逆痊愈，幽门螺旋杆菌转阴，萎缩性胃炎治愈。

现代名医施今墨门人邱宗山《新医学案》云："胃阴乏竭，消化力必小，饮食不慎最易积滞。已经积滞，胃液愈伤，胃失消化力，津液即无从生化，五脏亦因缺少营养，则五志之火因而燔灼，火性上炎，故五脏经络之气，亦随之升而不降矣。"邦本先生认为，川渝之人，膏粱厚味、烟酒火锅，助火伤阴，加之生活压力大又乏于节制，木旺乘土，胃气上逆。

本病例是学生用疏肝解郁、调和肝胃、和胃降逆等方法，治疗 6 个月，略有疗效，又反复发作，效果欠佳。专门请教老师，邦本先生告知，重舌，重"症"，舌红少苔，呃逆声洪，当益胃阴降胃气。改用半白地黄汤和止呃方，以滋水涵木，降逆止呃，效果明显。

4. 小结

邦本先生治疗胃炎，一是以中医证型辨证为"经"，以主症为"纬"；以中医证型辨证为"本"，以主症为"标"，主张经纬兼顾、标本同治。二是强调慢性胃炎病程长，治疗要根据其寒热错杂、虚实相兼的特点，仔细分辨寒热虚实之偏重，做到祛邪不伤正，补虚不留邪，散寒不助热，清热不损阳，千方百计保护胃气，所谓"得胃气者昌，失胃气者亡"。

（郑祥本整理）

辨治慢性溃疡性结肠炎经验

邦本先生擅长中医内妇儿科临床，对中医内科中的泄泻（慢性溃疡性结肠炎）有其独特的治疗经验。他认为慢性复发型患者，病情反复发作，迁延难愈，中医辨证多属脾虚肾虚肝郁之证，临床上采用痛泻要方合四神丸加减治疗，效果令人满意。笔者跟从邦本先生 2 年余，兹将其经验总结如下。

1. 病因病机与治法

溃疡性结肠炎（ulcerative colitis，UC）是一种慢性特异性炎症疾病，主要侵犯远端结肠及直肠黏膜层和黏膜下层。溃疡性结肠炎急性期下泻脓血黏液，里急后重，与痢疾相似；而缓解期泻下黏液溏便，与久泄相似。邦本先生认为本病的主要病机为脏腑气血阴阳失调，主要责之脾、肝、肾三脏，属虚实夹杂。临床上常表现为脾虚失运，肠腑失司；或因肝旺乘脾土，肾虚不固，中土失养，运化失司；脾虚失运，水湿渗泻肠间，久病湿滞化热，或饮食不洁感染湿热疫毒而蕴结肠中，气血与之相搏结，使肠道传导失司，气血阻滞，肠络受伤，脉络瘀阻，血腐肉败而致。总之，以脾虚、肾虚为发病之根本，肝郁、湿盛、湿热、寒热错杂、血瘀为发病之标。

邦本先生对本病的认识源于历代医家对"泄泻"和"痢疾"的阐释。明代张景岳《景岳全书》云："泄泻之本，无不由于脾胃。"指出泄泻的根本在于脾胃有病。正如《医方考》云："泻责之脾，痛责之肝，肝责之实，脾责之虚，脾虚肝实，故令痛泻。"清代叶天士在《临证指南医案》云："肝病必犯土，是侮之所胜也，土虚木乘脾受肝制，克脾则腹胀，便或溏或不爽。"指出本病的病机为脾虚肝郁，湿阻气滞，大肠通降功能失调。《难经》曰："湿多成五泄。"《素问·阴阳应象大论》曰："湿胜则濡泻。"指出湿邪为患可导致本病的发生。叶天士在《外感温热篇》还说："湿胜则阳微也。"指出湿邪过盛必伤阳气。《景岳全书·泄泻》云："肾为胃关，开窍于二阴，所以二便之开闭，皆肾脏之所主。今肾中阳气不足，则命门火衰，而阴寒独盛，故于子丑五更之后，阳气未复，阴气盛极之时，即令人洞泻不止也。"指出本病的病机也存在脾肾阳虚。所以本病辨证多为脾虚肝旺，脾肾阳虚，湿邪下注。治宜健脾疏肝，温补脾肾，祛湿止泻。

2. 辨证要点与疗效评价

慢性溃疡性结肠炎，系因感受外邪，或饮食内伤，致脾失健运，传导失司，以大便次数增多，质稀溏或如水样为主要表现的病症，相当于"泄泻"。慢性久泻，起病缓慢，病程较长，反复发作，时轻时重，饮食不当、受寒凉或情绪变化可诱发。临床主症：大便稀薄或如水样，次数增多，可伴腹胀腹痛等症。大便常规：可见少许红细胞、白细胞，大便培养致病菌阳性或阴性。X 线钡剂灌肠或纤维肠镜检查提示：溃疡性结肠炎。

邦本先生认为，脾虚、肾虚、肝郁、湿盛为慢性结肠炎常见复合证型：腹痛肠鸣泄泻，夹有不消化食物，伴有神疲乏力，每因情志不畅而发，泻后痛缓，晨起泄泻，脐腹冷痛，喜暖，形寒肢冷，舌质淡红，苔薄白，脉弦细沉。临床上还可兼肠道湿热：腹痛即泻，泻下急迫，粪色黄褐秽臭，肛门灼热，可伴有发热，舌红，苔黄腻，脉濡数。也可兼食滞胃肠：腹满胀痛，大便臭如败卵，泻后痛减，纳呆，嗳腐吞酸，舌苔垢或厚腻，脉滑。

疗效评价：治愈——大便正常，其他症状消失，临床检验正常。好转——大便次数明显减少，其他症状改善。未愈——症状未见改善。

3. 基础方与加减变化

基础方：白术 10g，白芍 15g，防风 5g，陈皮 10g，补骨脂 10g，吴茱萸 2g，肉豆蔻 5g，五味子 10g，山药 30g，薏苡仁 30g，莲米 30g，芡实 30g。药量根据症状轻重而酌定。若肛门灼热，大便黏液或脓血夹肠道湿热者，加白头翁、秦皮或合芍药汤；腹满胀痛，饭后胃胀，纳呆夹食滞胃肠者，加焦三仙或合保和丸；腹痛较重，便次较多者，加诃子、乌梅；脾胃气虚甚者，合用四君子汤；脾胃虚寒甚者，合用理中汤；腹胀下坠感重，大便不畅者，可加槟榔、木香等；畏寒、腰痛等肾阳虚症状重者，加鹿角霜、肉桂；病程久者加丹参、当归（当归有滑肠作用，注意掌握剂量）等；易生气者，合四逆散，甚者合柴胡疏肝散；大便结燥者，去山药、薏苡仁、莲米、芡实，加火麻仁、莱菔子、肉苁蓉；五更泻等肾虚之候不明显者，去补骨脂、吴茱萸、肉豆蔻、五味子。每日 1 剂，水煎服，1 个月为 1 疗程，待症状缓解后，服上方加减化裁丸药或散剂巩固之。

4. 验案举例

本案系笔者运用邦本先生辨治慢性溃疡性结肠炎之经验，所选临床医案实录。患者刘某，男，51 岁，2014 年 4 月 6 日因"大便溏泻 3 年，加重 1 月"就诊。

现症见患者晨起腹泻，大便溏泻，便次 5～6 次/日，便中有黏液，便后肛门灼热，大便不畅，偶有脐腹痛，食欲不振，饭后胃脘胀，腰酸痛，舌胖质淡，苔白，脉沉细。纤维肠镜检查提示：溃疡性结肠炎。

西医诊断：慢性溃疡性结肠炎。

中医诊断：泄泻。辨证：脾虚肝旺，脾肾阳虚，湿热下注。

治法：健脾疏肝补肾，清热祛湿止泻。

方药：选用痛泻要方合四神丸加减。组成：炒白术 10g，白芍 15g，防风 5g，陈皮 10g，补骨脂 15g，吴茱萸 2g，肉豆蔻 5g，五味子 10g，山药 30g，薏苡仁 30g，莲米 30g，芡实 30g，白头翁 15g，秦皮 15g，北沙参 30g，茯苓 10g，甘草 5g，砂仁（后下）5g，神曲 15g，麦芽 15g，鸡内金 15g。

8剂，1剂煎取1000mL，1日服3次，每次服200mL。

二诊：4月19日。服上方8剂后，大便仍溏泻，便次4～5次/日，便中黏液较前减少，便后肛门灼热较前缓解，食欲好转，余症同前。效不更方，在一诊方的基础上去麦芽、鸡内金，加诃子10g，乌梅10g，木香10g，桔梗5g，槟榔10g。4剂，煎服法同前。

三诊：4月26日。服上方4剂后，大便仍溏泻，便次3～4次/日，便中黏液较前又减少，便后肛门灼热较前又进一步缓解，食欲恢复正常，饭后胃胀愈，述平常易感冒，余症同前。在二诊方的基础上去砂仁、神曲，加肉桂5g，黄芪15g。4剂，煎服法同前。

四诊：5月1日。服上方4剂后，大便仍溏泻，便次2～3次/日，黏液较前更减少，便后肛门灼热较前更进一步缓解，余症同前。在三诊方的基础上去北沙参、芡实，加党参15g。4剂，煎服法同前。

五诊：5月10日。服上方4剂后，大便开始成形，便次1～2次/日，便中黏液很少，便后肛门灼热感未尽，余症同前。在四诊方的基础上将党参剂量调为30g。4剂，煎服法同前。

六诊：5月17日。服上方4剂后，大便成形，1～2次/日，便中黏液很少，便后肛门灼热感未尽，述近日气短，余症同前。效不更方，在五诊方的基础上加升麻、柴胡各10g。4剂，煎服法同前。

七诊：5月24日。服上方4剂后，大便成形（1次），便中无黏液，便后肛门无灼热，腰痛缓解，基本痊愈。在六诊方的基础上加生地黄15g，山茱萸15g，牡丹皮10g，泽泻10g。5剂共为细末，每次服15g，1日3次，嘱饮食清淡，不能吃过夜等不洁食物。近日随访，患者大便恢复正常，感冒很少，腰痛愈。纤维肠镜检查提示：无异常。

5. 体会

本病中医学属"泄泻""休息痢"范畴。中医整体观念和辨证论治是治疗本病的关键，也是优势所在。邦本先生认为"久泻无不伤肾"，泄泻日久，必然脾虚及肾，损伤肾阳，致命门火衰；脾的运化功能与肝的疏泄功能密切相关，若脾虚湿热蕴结，致肝失疏泄，则可形成肝脾不调，发生痛泻。邦本先生临床上常采取健脾疏肝补肾、清热祛湿止泻之法，方药选用痛泻要方合四神丸加减。方中白术甘温补气，苦燥湿浊，可补益脾气兼有止泻之功；白芍酸寒，柔肝缓急止痛，与白术相配，于土中泻木；陈皮芳香和中化湿，既助白术以健脾祛湿，又助白芍以顺肝疏泄之势；防风辛能散肝，香能舒脾，风能胜湿，为理脾引经要药；补骨脂补命门之火，以温养脾土；肉豆蔻温暖脾胃，涩肠止泻；吴茱萸温中散寒，五味子酸敛固涩，两药兼能涩肠止泻；再佐以山药、莲米、芡实助白术以健脾益气，兼能止泻；薏苡仁助白术健脾渗湿，共同健脾助运化水湿而止泻。本案患者便中有黏液、大便后肛门灼热之肠中湿热，加白头翁、秦皮清热燥湿止痢；食欲不振，饭后胃脘胀，合四君子加陈皮、砂仁、神曲、焦麦芽、鸡内金，健脾开胃助运化；大便不畅及肛门坠胀，加木香、槟榔行气导滞，"调气则后重自除"；大便次数多，加诃子、乌梅加强涩肠止泻；平素易感冒，合用玉屏风散，以补肺健脾疏风；中气不足之气短，加黄芪、党参、升麻、柴胡补益中气；腰痛肾虚明显，加肉桂温补肾阳引火归原；恢复期，合用地黄丸加强脾肾双补。

现代药理研究证明：防风具有抑制过敏物质释放的作用；白芍对肠管有明显的解痉镇痛作用；甘草有解除肠管痉挛和镇痛作用；益气健脾药黄芪、党参、白术、甘草等不同部位提取物对小肠黏膜上皮细胞的增殖有调控作用，从而保护肠黏膜的损伤，促进黏膜的修复；山药、莲米、芡实等具有促进胃肠蠕动，增强肠段的节律性收缩，恢复肠的正常蠕动功能；白头翁、秦皮、肉豆蔻有不同程度的抗炎、抗菌、抗渗出、抗过敏的作用；诃子、四神丸可以抑制肠道平滑肌的运动，使药物黏度增大，有利于药物覆盖溃疡面，能使血细胞聚集，促进溃疡面的愈合。全方诸药合用，共奏健脾疏肝补肾、清热祛湿止泻之功效，标本兼顾；同时减少过敏物质对肠道的刺激，达到止痛、恢复正常肠蠕动而止泻的目的。药症、方证相符，对溃疡性结肠炎患者近远期疗效均佳。邦本先生在临床上常嘱结肠炎患者平时要加强锻炼，劳逸结合，以增强体质，使脾气旺盛；合理膳食，加强营养，切忌贪凉饮冷或食用过夜不洁、肥甘厚腻、辛辣刺激食物；注意腹部保暖，避感外邪；调畅情志，消除情绪紧张，避免忧郁恼怒，节制房事，保护机体的正气，防止愈后复发。

（原载《中医药临床》，2005年第5期）

阴虚便秘与增液行舟

大便秘结，为临床常见症状，有时患者不作主症叙述，对患者生活影响不大。若患者作为主症求治，则多数已经给学习工作生活带来较大影响，降低了生活质量。

大便秘结，常见的病因病机为胃肠积热，或气机郁滞，或阳虚阴寒，或阴（血）亏虚等。临床分热秘、气秘、冷秘和虚秘等证型。热秘、气秘和冷秘各有其治则方药，此处不赘述。虚秘中偏气虚者，当益气润肠，选黄芪汤（《金匮翼》：黄芪、陈皮、麻仁、白蜜），或补中益气汤（《脾胃论》：黄芪、人参、白术、当归、炙甘草、升麻、柴胡、陈皮、生姜、大枣）加减；偏血虚者，宜养血润燥，方用尊生润肠丸（《沈氏尊生书》：当归、生地黄、麻仁、桃仁、枳壳）加减；偏阴虚者，增液行舟，润燥通便，邦本先生自拟经验方"增液润肠汤"加减。下面重点介绍治疗阴虚便秘的经验。

阴虚便秘，多见于温病恢复期，或妇人产后，或高龄患者素体阴虚，或长期服温燥药物，或服西药副作用所致（如高血压患者常服某些降压药可致便秘等）胃肠之中素多蕴热之人，大便长期干燥秘结，排便困难，数天一次，形体消瘦，口咽干燥，舌红少津，脉细无力。阴虚便秘主要责之于阴虚，或者夹有实邪而成虚多邪少之虚实夹杂证。受吴鞠通《温病条辨》的影响，"津液不足，无水舟停者，间服增液，再不下者，增液承气汤主之"。增液汤由生地黄、玄参、麦冬组成，剂量要重，以补药之体，作泻药之用。吴氏的这一认知，是治疗阴虚便秘的正确思路和途径。

治疗阴虚便秘，勿用苦寒泻下药物，以避免更伤其阴液。临床常见的阴虚便秘患者，自述长期服用含有大黄、虎杖、番泻叶或芦荟等成分的中成药，初用见效一时，久用不仅无效，反而引起肠道功能紊乱，使便秘加重。有的患者后经肠镜检查发现"肠黑病"。此种"肠黑病"，皆因上述泻下药物含蒽醌类衍生物所致。而"肠黑病"因其常伴发"结肠肿瘤"，逐渐受到医患双方的重视。

阴虚便秘，法当增液行舟。邦本先生在临床上自拟"增液润肠汤"加减，治疗阴虚便秘，疗效满意。阴虚便秘，其本质是虚证（有时亦会兼夹实邪），当以补药之体，作泻药之用，增液方能行舟。

"增液润肠汤"组方如下：生地黄 30g，玄参 30g，麦冬 15g，天冬 15g，当归 15g，黄精 30g，枳壳 10g，厚朴 10g，木香 8g，槟榔 8g，柏子仁 25g，火麻仁 15g，莱菔子 15g。1 剂，煎成 3 袋，每袋 200mL。

大便秘结，症情较轻者，每次服 1 袋，1 日 1 次；症状较重者，根据病情需要，每次服 1 袋，1 日 2~3 次。通过药物调理，保持每天 1 次大便，质软成形而通畅。并嘱患者每天晨起时，口服温白开水 200mL，养成定时排便的习惯；少食辛辣刺激性食物；不进温补食品；多食蔬菜和水果，以增加膳食粗纤维等，有助于正常排便。

"增液润肠汤"是以《温病条辨》"增液汤"为基础加味而成的。方中生地黄、玄参、麦冬、天冬、当归、黄精滋阴润肠，以增加肠道津液，稀释干结之大便；枳壳、厚朴、木香、槟榔行气，以助肠道蠕动，有利于排便；柏子仁、火麻仁、莱菔子可直接润燥通便。全方养阴增液润燥通便，用于治疗阴虚便秘证，疗效较好。临床运用本方时，生地黄、玄参剂量较大，均在30g左右，配合麦冬、天冬等，能体现以补药之体，作泻药之用的寓意。此外，根据症情还可以加减：气郁腹胀，便滞不畅者，木香、槟榔各用10g，以增强调畅气机之作用；食滞不化者，加炒神曲、炒山楂，莱菔子剂量可用至30g，以消积化食；伴腹痛不适者，加痛泻要方，以补脾柔肝，缓急止痛；年老体弱兼见气虚者，加黄芪、北沙参、生白术、升麻、柴胡以补益中气。

▨ 验案举例

便秘案：李某，男，75岁，退休教师。因便秘于2015年3月2日初诊。

患者近5年来，曾就诊多家医院，服用过多种中西药物，如西药乳果糖口服溶液、复方聚乙二醇电解质散、开塞露等，用药时有效，停药后便秘依旧，最后因做肠镜诊断为"肠黑病"，患者精神紧张，惧怕服用含有蒽醌类的药物而致肠癌，而专门求治于邦本先生。现症见近3日来未大便，腹胀不适，食欲减退，夜卧不安，睡梦中寻找厕所，大便便意急，便难下，口干不欲饮，口臭，舌红少苔，脉沉细。辨证为阴虚便秘，唯有滋阴增液，方能行舟。用"增液润肠汤"加减。

处方：生地黄30g，玄参30g，麦冬15g，天冬15g，当归15g，黄精30g，柏子仁15g，火麻仁30g，枳壳10g，厚朴10g，木香8g，槟榔8g，茵陈10g。4剂，水煎成12包，每包200mL，每次1包，1日3次。如大便已通，可以每次1包，1日1~2次。

二诊：2015年3月11日。患者自述初诊服药过程：服药第二天上午大便已通，但便质偏硬，排便不畅；午饭后又大便一次，质稍软仍不畅。服药第三天大便质软较畅。第四天开始减少药量，由每日3次，减为每日2次。口臭已除，一诊方去茵陈，5剂，煎服法同前。

三诊：2015年3月20日。患者述口服"增液润肠汤"加减9剂，现在按医嘱减至每日1包或隔日1包，大便基本恢复正常。在上诊的基础上再减去木香、槟榔，5剂，每日1包或隔日1包。并嘱其早晨起床后饮温开水200mL，平时注意多饮水，多进食粗粮蔬菜、水果，减少辛辣刺激性食物的摄入。

2015年4月6日，电话随访患者，述大便已恢复正常。

（本文据郑邦本《临证札记》之资料整理）

治疗慢性乙型病毒性肝炎的经验

慢性乙型病毒性肝炎是以肝脏损害为主的全身性疾病，发病率逐年增高，严重影响了人民群众的生活和工作。伯父郑邦本主任中医师对慢性乙肝的诊治积累了丰富的经验，笔者跟师左右，获益匪浅，简要介绍如下。

1. 专病专方和随症加减

此病以辨病为基础，以辨证求方药，邦本先生拟疏肝活血、清利湿热为其基本治法，自拟"抗乙肝病毒方"（柴胡 10g，白芍 15g，枳壳 10g，甘草 10g，丹参 15~30g，半枝莲 15~30g，白花蛇舌草 15~30g，垂盆草 15~30g，山豆根 5g，苦参 10g），为治疗慢性乙肝的基本方。随症加减：转氨酶升高者选加五味子、乌梅、山楂、木瓜；胆红素增高者改白芍为赤芍，再加女贞子、茜草、葛根、茵陈、栀子、猪苓、茯苓；体虚者加党参、太子参、黄芪；湿热重者加茵陈、栀子；肝脾大者改白芍为赤芍，再加炮山甲、土鳖虫、鳖甲；肝区隐痛者加川楝子、延胡索；肝区胀痛者加郁金、佛手、香附；肝区刺痛者加五灵脂、生蒲黄；腹胀满、纳差者加砂仁、莱菔子、神曲、麦芽、鸡内金；恶心呕吐者加法半夏、竹茹；腹胀尿少者加大腹皮、车前子；神疲乏力者加灵芝、刺五加；嗜睡者加菖蒲、远志；血细胞减少者加黄芪、当归、大枣、鸡血藤；脂肪肝加决明子、山楂、灵芝；腹泻者加白术、山药、白扁豆、芡实、薏苡仁。

2. 验案举例

患者张某，男，30 岁，2007 年 10 月 29 日就诊。

主诉患乙肝 8 年，全身疲乏，厌油，小便色黄 10 日。2007 年 10 月 22 日查乙肝五项：HBsAg（＋），抗 HBs（－），HBeAg（＋），抗 HBe（－），HBcAg（＋）；HBV－DNA 2.06×10E7copies/mL；肝功能：总胆红素 73.3μmol/L，直接胆红素 26.1μmol/L，间接胆红素 47.2μmol/L，谷丙转氨酶 152U/L，谷草转氨酶 109U/L。查体：面色萎黄，巩膜轻度黄染。舌质红，苔黄，脉细数。辨病：慢性乙肝。辨证：肝胆湿热。治法：疏肝活血，清利湿热。拟抗乙肝抗病毒方加减。

处方：柴胡 10g，赤芍 40g，枳壳 10g，甘草 5g，山豆根 5g，苦参 10g，丹参 30g，葛根 30g，茜草 20g，茵陈 30g，猪苓 10g，茯苓 15g，半枝莲 30g，白花蛇舌草 30g，垂盆草 30g，山楂 15g，五味子 10g，灵芝 15g。5 剂，水煎服，2 剂分 3 日服。

11 月 5 日复诊：服上方后，精神好转，厌油减轻，食欲增加，小便色黄较前略减。自觉肝区胀满不适，余无异。上方基础上减猪苓、茯苓、茵陈，加郁金 10g，香附 10g，神曲 10g，麦芽 15g。10 剂，继续治疗。

11 月 20 日三诊：复查肝功能，总胆红素 33.9μmol/L，直接胆红素 14μmol/L，间接胆红素 19.9μmol/L，其余各项指标恢复正常，述其近来易感冒。证治基本同前，继以上方基础上加黄芪 15g，白术 10g，防风 5g，以玉屏风补肺健脾疏风，增强预防感冒的能力，治疗 3 个月。复诊症状消失，肝功能恢复正常，HBV - DNA 恢复正常。

3. 经验体会

慢性乙型肝炎多为湿热疫毒内侵，导致脾胃功能受损，湿热内蕴于肝胆，肝郁气滞，瘀热互结所致。故治疗宜疏肝活血，清热利湿。方中四逆散赤芍易白芍，透达少阳，不仅针对少阳证的临床表现，而且确有开泄、分消、透达、升降之殊功，为治疗"慢性肝炎"伏气，开逐邪之门户的锁钥之剂。针对患者总胆红素、直接胆红素增高，赤芍活血化瘀退黄作用很好。这是邦本先生学习解放军 302 医院汪承伯主任医师重用赤芍（30～60g）治疗重度黄疸型肝炎的经验后，得到的启发。丹参作为传统的活血化瘀药物，不仅能改善肝脏微循环，降低门静脉压力，还具有抗氧化作用，抑制和减轻慢性肝损伤时肝细胞的变性坏死及炎症反应，降低血清谷丙转氨酶，促进肝细胞的再生，防止纤维化。白花蛇舌草能降低肝损伤导致的转氨酶升高，同时还有较强的抑制乙肝病毒复制的作用；半枝莲清热解毒，可以抑制乙型肝炎病毒生长；山豆根具有提高血清白蛋白，降低球蛋白的作用，对 HBsAs 和 HBeAg 也有一定转阴作用。垂盆草能利湿退黄，对肝损伤及坏死有保护作用。苦参清热燥热、解毒，治疗各种肝炎，包括治急性黄疸型肝炎、慢性乙型肝炎和免疫性肝炎等。苦参是邦本先生用于抑制乙肝病毒的常选药物。诸药合用，达到保肝、护肝、抑制乙型肝炎病毒的目的。另外，邦本先生提出，由于慢性乙型肝炎病程较长，病情复杂多变，治疗难度较大，往往影响患者的情绪。若情志不畅，肝失条达，则病情往往反复而转氨酶迅速升高。故医生不但要注意药物治疗，同时还要注重患者的心理状态，加强心身护理。

（郑丽整理）

治疗肿瘤病经验

邦本先生运用国医大师裘沛然教授的大方复治法及治疗肿瘤的经验，学习国医大师朱良春主任医师擅用虫药治疗疑难病症的经验治疗肿瘤病，取得较好疗效。

邦本先生主张肿瘤病治疗应采取综合措施。即采取西医手术切除、化疗、放疗和中医药治疗等手段结合的方法，为减轻患者痛苦，提高其生活质量，防止病灶复发或扩散，延长其生存时间提供最佳的医疗服务。下面分4个方面介绍邦本先生治疗肿瘤病的经验。

1. 治法经验

肿瘤病的治疗，邦本先生主张扶正培本最为重要，应当贯穿始终；攻邪消瘤不可或缺，必须适时跟进；突出症状不能忽视，法当随证治之。

（1）扶正培本最为重要，应当贯穿始终 肿瘤病是全身性疾病的局部表现，是外因和内因共同作用的结果，其致病因素复杂，但正气内虚是最重要的原因，此外还有外邪侵袭、七情失调和饮食劳伤等。其发病最基本的病理特点是正虚邪实。

肿瘤病属慢性消耗性疾病，尤其是肿瘤病中晚期，正气虚衰症状特别严重，所以用扶正培本法，扶助人体正气，协调阴阳平衡，改善虚弱状态，调整机体内环境，提高患者免疫功能，增强抵御和祛除病邪的能力，抑制癌细胞的生长，为进一步治疗创造条件。邦本先生所运用的扶正培本法，在肿瘤病全程治疗中都能体现出来。

（2）攻邪消瘤不可或缺，必须适时跟进 毒热内结、痰湿凝聚、气滞血瘀等，是肿瘤病发生发展的病机。所以，针对肿瘤病的治疗采取攻邪消瘤时，具体就要运用清热解毒、理气开郁、化痰除湿、活血化瘀、软坚散结和以毒攻毒等法。上述攻邪消瘤法，应根据正邪双方消长变化情况，适时跟进。或以扶正为主，或以攻邪为主，或攻补兼施，总之以证情为依据。

（3）突出症状不能忽视，法当随证治之 肿瘤患者常见的突出症状有发热、疼痛、出血和骨髓抑制症状等。如发热，则应辨明是感染性发热，或阴虚内热，或气虚发热等；疼痛，则应辨明是气滞血瘀，或热毒内蕴，或湿热内郁，或阴虚内热，或脾肾阳虚等；出血，则应辨明是血热妄行，或阴虚内热，或脾不统血等；肿瘤患者的骨髓抑制症状主要发生在使用化疗药物，或经过放疗以后，同时这也是影响化疗、放疗继续进行的主要障碍。骨髓抑制症状，则应辨明是脾胃气虚，气血不足，或肝肾阴虚，精血亏损，或脾肾阳虚，水湿不化等，以便采取相应治法，或急则治标，或标本兼治，同样以证情为依据。

2. 组方经验，大方复治法

邦本先生针对肿瘤复杂的病情，常采用大方复制法。大方复治法是集寒热、温凉、气血、攻补之药于一方的治法。如鳖甲煎丸药味很多，寒热攻补同用，即属于大方复治法范畴（参见第三篇"读典感悟"中的《精读金匮生灵感 治疗肾炎制大方》一文）。因为肿瘤患者，特别是中晚期患者出现多脏器损伤，虚实寒热夹杂，病机错杂。常需要多种治法结合运用，如补益脾肺、健胃消食、滋阴补血、清热解毒、疏肝理气、活血化瘀、软坚散结、除湿化痰等，常常补气又理气、补血又祛瘀、培中又攻下、清热又温阳、固表又疏风等，集众法于一方。看似药味庞杂，治法凌乱，然而细细观察，条理清晰，与辨证丝丝入扣，所以往往能收到良好效果。邦本先生给肿瘤患者的处方，用药一般都在 20 味左右，均体现了大方复治法的精神。

3. 用药经验，性味平和护胃为要

邦本先生治疗肿瘤病，常选用性味平和的药物；长期服药治疗，坚持以护胃为要。

（1）性味平和 邦本先生治疗肿瘤病，主张平和用药，不用剧毒、大毒之品，凡使用有毒药物时，都是非常慎重的。

常用药物：

补气药：人参、党参、西洋参、太子参、黄芪、黄精、灵芝、白术、甘草、红景天等。

补血药：当归、熟地黄、何首乌、阿胶、女贞子、白芍、山茱萸、大枣等。

补阴药：生地黄、玄参、北沙参、枸杞子、石斛、玉竹、麦冬、天冬、百合、龟甲、鳖甲等。

补阳药：鹿角片、鹿角霜、淫羊藿、仙茅、巴戟天、肉苁蓉、补骨脂、菟丝子、续断、骨碎补、紫河车、蛤蚧等。

清热解毒药：黄芩、黄连、山栀、苦参、夏枯草、蒲公英、山慈菇、山豆根、半枝莲、白花蛇舌草、鱼腥草、垂盆草、重楼、金银花、连翘、大血藤、土茯苓、板蓝根、青黛、白头翁、秦皮等。

活血化瘀药：丹参、当归、川芎、赤芍、牡丹皮、徐长卿、郁金、桃仁、红花、益母草、泽兰、鸡血藤、五灵脂、生蒲黄、地龙、三棱、莪术、延胡索、王不留行、炮山甲、水蛭等。

化痰软坚、解毒散结药：制南星、法半夏、瓜蒌壳、浙贝母、天竺黄、牡蛎、昆布、海藻、全蝎、蜈蚣、僵蚕、蝉蜕、露蜂房等。

理气健脾和胃药：柴胡、郁金、枳壳、陈皮、木香、砂仁、白蔻仁、鸡内金、炒山楂、炒神曲等。

邦本先生喜用虫类药物，他常说虫类药物在治疗痰瘀所致的肿瘤病，或其他疑难病症时，只要辨证识病准确，有时会收到意想不到的疗效。同时，他使用虫类药物也非常慎重。如全蝎有小毒，凡肝肾功能异常的患者，邦本先生不用；水蛭破血，凡贫血或血小板减少的患者，邦本先生亦不用。

（2）护胃为要　肿瘤患者需要长期服药治疗，应该时时顾护胃气，以维护后天运化功能正常。邦本先生强调护胃为要，其措施有三：一则药物剂量适宜，防止用量过大，慢性疾病缓缓图治，以求平稳有效；再则饭后1小时左右服药，以减轻药物对胃的刺激；三则根据病情变化在配方中选加益气健脾开胃方药，如香砂六君子汤、参苓白术散、焦三仙、枳术丸等。如此则能保证肿瘤患者长期安全服药治疗。

4. 验案举例

（1）**肺癌案**　周某，男，59岁。2017年10月27日至邦本先生处就诊。

患者于2017年7月诊断为左肺恶性肿瘤，目前已行"多西他赛80mg d1 + 洛铂50mg d2"方案三周期化疗，化疗后白细胞减少，10月23日白细胞2.7 × 10^9/L。刻下症见：疲倦乏力，伴咽干，声音嘶哑，饮食欠佳，咳嗽有痰，大便偏干，舌淡红少苔，脉虚软。辨证为气阴两虚，兼有毒邪证。治当益气扶正，解毒抗癌，用升白方、玄麦甘桔汤、香砂六君子汤等加减大方复治。

处方：黄芪30g，北沙参30g，当归15g，黄精30g，女贞子15g，大枣10g，鸡血藤30g，桔梗5g，玄参15g，麦冬15g，木蝴蝶10g，诃子10g，白术10g，茯苓10g，甘草10g，陈皮10g，砂仁6g，瓜蒌子15g，浙贝母10g，红景天10g，苦参10g，灵芝30g，半枝莲30g，白花蛇舌草30g，冬凌草30g，红豆杉5g。7剂，水煎服，1剂分2日服，1日3次。

二诊：2017年11月20日。11月13日复查白细胞4.5 × 10^9/L，于11月14日行第四次化疗。刻下精神状态好转，仍咽干，纳差，咳嗽吐痰，声音嘶哑较前改善，近期睡眠欠佳。续用前方加减。7剂，煎服同前法。

患者连续服药，于2018年1月10日完成第六次化疗，期间皆未见白细胞减少。之后仍长期服中药调理，至2019年1月，患者病情稳定。

按：本病案患者，症见疲倦乏力，饮食欠佳，脉象虚软，伴有咽干、大便干燥，兼之化疗后出现白细胞减少。此为气阴两伤，故邦本先生用益气养阴、扶正培本法为主，选用升白方（黄芪、北沙参、当归、黄精、女贞子、大枣、鸡血藤）、玄麦甘桔汤、香砂六君子汤等加减，且长期作为基础方使用。患者坚持服用，体质得到了改善，病情得到了控制，体现了邦本先生"扶正培本最为重要，应当贯穿始终"的治法经验。处方中北沙参、白术、茯苓、陈皮、砂仁等均为性味平和之品，虽有苦参10g，味道较苦，但也有甘草10g调和其苦味，体现了邦本先生"护胃为要"的用药经验。

（2）食管癌案　刘某，男，80岁。2017年11月13日至邦本先生处就诊。

患者3个月前无明显诱因出现进食梗阻，诊断为食管恶性肿瘤，行放疗及口服化疗药物治疗。现症见：进食仍有梗阻感，伴胸痛，胸膈间烧灼感，恶心，咯黏痰，心悸，失眠，精神倦怠。患者既往有冠心病、冠状动脉支架植入术后房颤病史。舌红苔薄白而腻，脉滑数。辨证为气阴两虚，痰热瘀滞。治当益气养阴，化痰散结，用生脉散、小陷胸汤等加味大方复治。

处方：北沙参30g，麦冬15g，五味子10g，玉竹15g，苦参10g，黄连5g，法半夏10g，瓜蒌壳15g，全蝎5g，僵蚕10g，栀子10g，桃仁10g，昆布15g，海藻15g，红景天10g，半枝莲30g，白花蛇舌草30g，灵芝30g，红豆杉5g，黄精30g，酸枣仁30g，苏叶10g。5剂，水煎服，1剂分2日服，1日3次。

二诊：2017年11月29日。患者服药后胸痛缓解，恶心感消失，进食较前通畅，自觉咽喉有异物感。于前方加厚朴10g，茯苓10g，合成半夏厚朴汤。5剂，煎服同前法。

后患者连续于邦本先生处调理，至2019年7月，患者病情稳定，饮食顺畅，未诉胸痛等不适。

按：本病案患者为食管恶性肿瘤，虽行放疗及口服化疗药，但进食仍有梗阻感，故邦本先生在扶正培本的基础上，选用全蝎、僵蚕、桃仁、昆布、海藻等通络散结、活血化痰、软坚消癥之品，以治其有形之瘤。体现了邦本先生"攻邪消瘤不可或缺，必须适时跟进"的治法经验。

（3）直肠癌案　王某，男，43岁。2018年8月20日至邦本先生处就诊。

患者直肠癌术后2个月，刻下症见：腹泻严重，大便稀溏，或见水样便，每日20次左右，且伴有大便失禁，疲倦乏力，舌淡苔薄白，脉沉细。辨证为脾肾两虚，气虚下陷证。治当温补脾肾，益气升阳止泻，用痛泻要方、补中益气汤、四神丸等加味大方复治。

处方：防风 5g，白术 10g，白芍 15g，陈皮 10g，黄芪 30g，北沙参 30g，升麻 10g，柴胡 10g，补骨脂 10g，吴茱萸 2g，肉豆蔻 5g，五味子 10g，黄连 5g，诃子 10g，乌梅 10g，山药 30g，炒薏仁 30g，芡实 30g，莲子 15g，苍术 15g，车前草 15g，灵芝 30g，刺五加 15g，神曲 15g。3 剂，水煎服，1 剂分 2 日服，1 日 3 次。

二诊：2018 年 8 月 27 日。患者服药后腹泻次数减少为每日 10 余次。于前方中加入理中汤。10 剂，煎服同前法。

此后患者坚持至郑老处就诊，至 2018 年 11 月，大便次数每日 3 ~ 4 次，已基本不影响生活质量。

按：本病案患者直肠癌术后出现了严重腹泻，且长久不愈。邦本先生认为此病机较复杂，辨证为脾肾两虚，气虚下陷证，分别用痛泻要方调和肝脾止泻，补中益气汤升阳止泻，乌梅、诃子收敛止泻，山药、炒苡仁、芡实、莲子健脾止泻，四神丸温肾止泻，黄连、苍术、车前草清热利湿止泻。诸法合用，泄泻得止。体现了邦本先生"突出症状不能忽视，法当随证治之"的治法经验，也体现了邦本先生"大方复治法"的组方经验。

（本文据郑邦本《临证札记》之资料整理）

治疗类风湿关节炎经验

类风湿关节炎是以关节病变为主的慢性全身性自身免疫性疾病，属于疑难病之一。

类风湿关节炎相当于中医学的"历节风""尪痹"范畴。该病病邪深入到经隧骨骱，属致残顽疾；病情反复发作，病情顽缠；治疗非常棘手，久治难愈，所以又称顽痹。

邦本先生根据类风湿关节炎因感受风寒湿热之邪，肝肾亏损，尤以肾虚为本，痰瘀互结之病因病机，拟定了专方"补肾祛痹汤"。该方补肾壮督，益气养血以治其本；祛痹通络，消痰化瘀以治其标；扶正祛邪，标本兼顾，治疗本病的临床效果较好。具体运用时，还当辨证辨病加减用药。

1. 治疗类风湿关节炎专方"补肾祛痹汤"

药物组成：黄芪 30g，当归 10g，姜黄 10g，鸡血藤 30g，续断 15g，桑寄生 15g，牛膝 15g，骨碎补 15g，全蝎 5g，蜈蚣 2 条，僵蚕 10g，炮山甲 10g，地龙 10g，仙茅 10g，淫羊藿 10g，神曲 10g，甘草 5g。水煎服，1 日 1 剂，分 3 次服。

2. 辨证加减

邦本先生在运用补肾祛痹汤治疗本病时，常根据以下证情变化，辨证加减：

风痛甚（疼痛游走不定）者，选加羌活、独活、防风以祛风镇痛。

寒痛甚（关节肌肉冷痛，疼痛剧烈，局部畏寒）者，选加制川乌、制草乌、制附片、细辛以温经散寒镇痛。邦本先生在选用制附片或制二乌时，常与生姜同用，并先煎 1 小时以上，以防乌头碱中毒。用于镇痛，细辛剂量可适当增大，不泥古训"细辛不过钱"之说，但这只限于汤剂。细辛散剂的剂量仍需要严格控制，以防中毒。

湿痛甚（肢体漫肿，酸楚）者，选加苍术、薏苡仁、土茯苓、萆薢、徐长卿以除湿镇痛。

热痛甚（关节、肌肉、皮肤疼痛，局部红热）者，去仙茅、淫羊藿，选加水牛角、牡丹皮、赤芍、生地黄、大血藤以凉血清热解毒。

瘀痛甚（关节、肌肉、皮肤疼痛如刺，痛处不移）者，选加水蛭、白芥子、制马钱子以透骨搜络，涤痰化瘀。马钱子味苦性寒，软坚散结，通络止痛。邦本先生早在 20 世纪 70 年代就用马钱子治疗类风湿关节炎，发现其镇痛效果较好。如遇本病表现为顽固性骨关节疼痛者，可加马钱子散，一日量不超过 1g。邦本先生对马钱子的炮制方法有较深的研究，既保存疗效，又防止中毒。他炮制马钱子的方法：先将马钱子沙炒去毛，然后用健康男孩童便浸泡 7 天，每天换 1 次；7 天后晒干；另取麻黄、甘草各 20g，煎汁去渣，再将马钱子 100g 加入药汁内，文火煎至药汁完全浸入马钱子为止，晒干研末（即成马钱子散）备用。

肿胀者，选加二妙散、防己、土茯苓、薏苡仁、泽兰以祛湿消肿；若肿胀不消（类风湿关节炎伴淋巴回流阻塞者，臂肘腿膝肿胀，单侧多见），选加法半夏、制南星、白芥子、莪术、水蛭以涤痰化瘀消肿胀。

僵直是本病晚期常见之症状，发病关节拘挛僵直变形。若关节红肿僵直，难以屈伸者，去二仙，选加水牛角、露蜂房、水蛭、山慈菇以清热解毒，缓解僵直。若寒湿重，关节僵直，选加制二乌、制附片、鹿角片、桂枝以温经散寒除湿。

肢体拘挛者，选加蕲蛇、白芍、木瓜、威灵仙以祛风通络，舒筋缓急。

肌肉萎缩者，重用黄芪，加党参、熟地黄、紫河车以补气生血。

3. 辨病用药

邦本先生辨病辨证结合，在治疗类风湿关节炎时，也常根据辨病用药。因本病属自身免疫性疾病，常用淫羊藿、露蜂房补肾祛风，以调节机体免疫功能。土茯苓是一味作用较强的免疫抑制药，常配大血藤、徐长卿治疗本病，疗效较好。对血沉、C-反应蛋白、类风湿胶乳试验、黏蛋白增高而呈现湿热痹表现者常用寒水石、虎杖、土茯苓、忍冬藤，呈现寒湿痹表现者常用制二乌、桂枝、细辛，这些药物对于改善症状，降低四项指标都有效果。为防止滑膜炎（类风湿关节炎主要病理变化），常用当归、赤芍、丹参、土鳖虫、水蛭、红花、鸡血藤、牛膝、苏木、王不留行、刘寄奴等，以活血化瘀，抑制骨膜增生和血管翳形成。肾主骨，久病及肾，所以常用鹿角胶、熟地黄、骨碎补补肾壮骨，以防治骨质破坏和骨质疏松。

4. 验案举例

（1）类风湿关节炎案　周某，男，56岁。2008年11月4日初诊。

患者患类风湿关节炎，关节疼痛肿胀，腰痛，关节僵直，肢体活动受限，不能行走，低热，心悸，易感冒，舌淡苔薄黄，脉沉细弱。邦本先生辨证：顽痹肝肾亏虚，寒湿痹阻，湿蕴化热，痰瘀互结。拟补肾壮督，益气养血，祛痹通络，消瘀化痰，兼以固表疏风为法。

处方：黄芪50g，白术10g，防风5g，当归15g，姜黄10g，牛膝15g，桑寄生15g，续断15g，骨碎补15g，全蝎6g，蜈蚣2条，露蜂房15g，白芍50g，甘草5g，威灵仙15g，木瓜15g，鸡血藤30g，炮山甲10g（先煎），太子参30g，麦冬15g，五味子10g，紫河车10g，神曲15g，女贞子15g，生地黄30g。3剂，水煎服。慢性疑难病症，缓缓图治，1剂药可服2天。有效可继续服用。

二诊：2009年2月20日。患者服药数月后，关节已基本不疼痛，肿胀已消，低热症状消失，已能用拐行走，仍时有心悸，舌淡红无苔，脉细。继续用上方加味治疗，处方：黄芪60g，白术10g，防风5g，当归15g，姜黄10g，牛膝15g，桑寄生15g，续断15g，骨碎补15g，全蝎6g，蜈蚣2条，露蜂房15g，白芍50g，甘草5g，威灵仙15g，木瓜15g，鸡血藤30g，炮山甲10g（先煎），党参30g，麦冬15g，五味子10g，熟地黄30g，紫河车10g，神曲15g。3剂。可继续服用。

三诊：2009年5月29日。患者最近20天未服药，关节不痛，关节活动进一步好转，体重增加，心悸消失。辨证准确，疗效明显，继续守方加减。处方：黄芪80g，白术15g，防风5g，当归20g，姜黄10g，牛膝15g，桑寄生

15g，续断 15g，骨碎补 15g，全蝎 6g，蜈蚣 2 条，白芍 50g，甘草 5g，木瓜 15g，威灵仙 15g，鸡血藤 30g，神曲 15g，炮山甲 10g（先煎），党参 30g，麦冬 15g，五味子 10g，露蜂房 15g，熟地黄 30g，紫河车 10g。3 剂。可继续服用。

按： 该顽痹患者属于肾气亏虚，精血不足，寒湿内侵，痹阻经络，痰瘀互结所致。属于本虚标实之证。故用玉屏风散固表疏风以防外邪，加牛膝、桑寄生、骨碎补、续断壮腰健肾；加威灵仙、木瓜祛除寒湿，舒经活络；加全蝎、蜈蚣、炮山甲化瘀消痰，通经活络；用当归、鸡血藤、白芍、熟地黄、麦冬、女贞子、紫河车养血滋阴，补益精血。阴血得养，寒湿得除，经络则通，骨得以健。全方配伍合理，无大辛大燥之品，以图缓治，长期服用，确有疗效。

（本文据郑邦本《临证札记》之资料整理）

平安度过更年期

每个人都得经历更年期，然而多数人并无特殊症状表现，不知不觉地就度过了。要像多数人一样，平安度过更年期，得先从什么是更年期，什么是更年期综合征谈起。

人的一生要经历六个生理阶段，即新生儿期、儿童期、青春期、生育期、更年期和老年期。更年期：指的是从成年到老年的过渡时期，对女性而言，亦可以说是从有生育功能到无生育功能的过渡时期。更年期在女性一般指月经停止前数月至 3 年左右范围内的一段时期（45 ~ 55 岁），男性更年期的界限多不明显（50 ~ 60 岁）。因为女性一生中，卵巢中平均只能有 400 多个成熟卵子。每月排出一个，一月复一月的排卵，体内雌性激素含量亦逐渐降低，当 400 多个成熟卵子快排完的时候，也就进入了更年期。雌性激素是女性风采的生命线，肌肉的弹性和润泽都因含有一定量的雌性激素而得以保持。雌性激素对女性生育功能的作用就更不用说了，没有雌性激素就没有生育功能。男性则不然，只要男性睾丸存在，就能不断地产生雄性激素而保持男性特征。雄性激素随年龄的增长而逐渐减少，科学家研究发现，它降到最低时亦并不是等于零。因为男性更年期睾丸功能的衰退，不像女性更年期卵巢功能衰退那样，在某一年龄段突然发生，所以男性更年期综合征的发病年龄不像女性那样相对比较固定，而是有较大差异，症状与女性相比，一般亦要轻些。

1. 女性更年期综合征　除妇女在自然绝经前后外，有的是因为手术摘除卵巢或放射、照射等原因破坏卵巢后，丧失卵巢性腺功能，血液中雌性激素水平逐渐下降而引起的一组综合征。主要表现为月经周期紊乱，经量减少，经期缩短，甚至绝经。同时还出现精神神经系统功能紊乱，面部潮红，出汗，手足心潮热，焦虑不安，忧郁，情绪低落等。有的还可能出现心悸，血压偏高，骨质疏松，肌肉关节疼痛等。这就是女性更年期综合征。中医学强调人体是一个有机的整体。多数男女通过脏腑之间的调节，能顺利平安地度过更年期。部分男女由于身体较弱、房事不节、产育、疾病、营养、劳逸、社会环境、精神等因素的影响，而不能自身调节，才出现上述一系列脏腑功能紊乱的症状，即更年期综合征。那么，如何平安度过更年期？

首先，要普及更年期保健知识。根据国家人口调查统计，全国45岁到49岁的妇女有4000万，50岁以上的妇女将近2亿，每年有500万妇女进入更年期，每年有800万妇女，因为更年期而引起各种疾病。到2030年，全世界有12亿更年期妇女，其中四分之一在中国。所以，宣传教育、普及更年期保健知识是十分重要的。特别是少数妇女进入更年期后，认为自己年老色衰，行将就木，情绪悲观，情感空虚，有失落感，有的还终止性生活。其实更年期离衰老死亡还很远，一般还有30～40年的时间。更年期仅仅是女性卵巢功能或男性睾丸功能开始衰退，在外貌、精神、思维能力和动作敏捷方面还不衰老，在事业上正处于成熟的时期。应该消除顾虑，增加体能，调畅情志，振奋精神，开朗乐观，热爱生活，努力工作。古今中外，不少的男女就是在这个年龄段中取得成功的。更年期的男女应该认识到更年期是一个正常的生理阶段，对健康影响不大。应对自己的生理、心理、精神、神经方面的变化有科学全面的了解，通过自我保健，平安度过更年期。夫妻之间相互体谅、关怀。子女、同事多同情、关照，给予安慰和鼓励，帮助更年期男女平安度过更年期。

其次，要做到起居有时，饮食有节，生活规律，怡然自得。起居有时，以保证身心的劳逸适度。根据自己的具体情况，制定较科学的作息时间，形成规律，持之以恒。合理安排性生活，使之顺其自然，不要刻意追求，过度纵欲，亦不要盲目克制，自我禁欲，每月1～4次都可以，量力而行，怡然自得。正常的饮食结构包括适当比例的淀粉、蛋白质、脂肪的合理搭配，还有足量的蔬菜、水果，以保证人体新陈代谢，供应生理活动、体力劳动所需的能量。特别注意多食用牛奶、豆制品等含钙食品，摄取足够的维生素D。改变不良饮食方式和习惯，做到"早吃好，中吃饱，晚吃少"。忌过食肥腻厚味及辛辣的食物。通过饮食调养后天脾胃，以弥补先天逐渐亏损的肾精，使脏腑功能协调，即可平安度过更年期。

第三，重视治疗。更年期男女，如果出现了更年期综合征的临床症状，就得及时到医院就诊，以求早日解除痛苦。因为中西医药对更年期综合征的治疗效果都是满意的，所以下面将专门介绍更年期综合征的治疗，并分别介绍男女更年期综合征的中医治疗方法。

女性更年期综合征，通过辨证一般分为以下六种证型：

一是肾阴虚证：绝经前后烘热汗出，潮热面红，五心烦热，头晕耳鸣，记忆力下降；或阴部干涩，小便黄，大便燥结；或月经先期，量少，或周期紊乱，崩漏淋沥等。应选滋肾养阴清热的治法，用知柏地黄丸，或左归丸。

二是肾阳虚证：绝经前后面色晦暗，精神萎靡，形寒肢冷，腰腹冷痛，浮肿便溏，小便清长，夜尿增多，月经紊乱，或崩中漏下，白带清稀量多。应用温肾壮阳的治法，选右归丸，或金匮肾气丸（桂附八味丸）。

三是肾阴阳两虚证：绝经前后，头昏目眩，耳鸣，腰痛，乏力，四肢欠温，时感畏寒，时觉烘热，自汗，盗汗。应用温阳壮水，益养冲任的治法，选二仙汤（仙茅 10g，淫羊藿 10g，巴戟天 10g，当归 10g，知母 10g，黄柏 5g。水煎，1 日 3 次）送服左归丸。

四是心肾不交证：绝经前后心悸怔忡，心烦不宁，失眠多梦，腰膝酸软，健忘易惊，注意力不集中，或思维不连贯，可伴月经紊乱。应选滋阴降火、补肾宁心的治法，选坎离既济丸（当归、熟地黄、生地黄、山茱萸、牛膝、麦冬、天冬、白芍、山药、五味子、龟甲、知母、黄柏），或用甘麦大枣汤（甘草 10g，大枣 10g，小麦 30g。水煎，1 日 3 次）送服龟龄集。

五是心脾两虚证：经期前后心悸，气短，健忘，失眠，或烘热汗出，或时畏寒，面色萎黄，面目虚浮，倦怠乏力，纳少便溏，崩漏淋沥。应用补心健脾的治法，选归脾丸，或人参归脾丸。

六是肝郁证：绝经前后精神抑郁，闷闷不乐，胸闷叹息，胁腹胀痛，多愁易怒，烘热汗出，或无故悲伤，甚或哭笑无常，心烦狂躁，失眠多梦。应用疏肝解郁的治法，选甘麦大枣汤送服逍遥丸，或用甘麦大枣汤送服丹栀逍遥丸。

男性更年期综合征，通过辨证一般分为以下三种证型：

一是肝肾阴虚证：烦躁易怒，忧郁紧张，头晕目眩，耳鸣失聪，健忘多梦，潮热盗汗，五心烦热，腰膝痿软。应选滋养肝肾的治法，用杞菊地黄丸，或麦味地黄丸配二至丸。

二是脾肾阳虚证：神疲乏力，情绪低落，形寒肢冷，腰腹或小腹冷痛，性欲减退，阳痿早泄，纳呆食少，大便溏泻，小便清长，夜尿频多。应用温补脾肾的治法，选附子理中丸配四神丸，或还少丹。

三是心肾不交证：心烦不寐，多梦易惊，怔忡不安，健忘，口咽干燥，腰膝酸软，头晕耳鸣，潮热汗出。应用交通心肾的治法，选天王补心丹配交泰丸。

要使男女平安度过更年期，除了要普及更年期保健知识；做到起居有时、饮食有节、生活规律、怡然自得外，还必须重视治疗，不断提高治疗效果，不断总结临床经验，为他（她）们找回青春。有了美丽的女人，才有绚丽的世界；有了健康的男人，才有幸福的家庭。

（本文据郑邦本《临证札记》之资料整理）

糖尿病患者进食南瓜所致胡萝卜素血症的讨论

患者，男，50 岁，重庆市万州区某制药厂工人。1997 年夏患糖尿病，经院外治疗效果不明显，于 9 月 19 日来我院门诊部中医科就诊。就诊时血糖 8.2mmol/L，尿糖（＋＋＋＋），主要症状表现为多尿、多饮、多食，疲乏，头昏腰酸，皮肤干燥，舌红少苔，舌边有紫点，脉细数等。中医辨证为肝肾阴虚，燥热血瘀之证。治以滋养肝肾、清热活血为法，处方：生地黄 15g，山药 15g，山茱萸 15g，牡丹皮 10g，茯苓 10g，泽泻 10g，乌梅 10g，花粉 10g，黄芪 30g，黄精 30g，川连 3g，益母草 15g，丹参 15g，牛膝 10g，赤芍 15g，白茅根 15g。以此方为基础加减化裁治疗。10 月 3 日五诊时，复查血糖 6.4mmol/L。11 月 8 日十二诊时，复查血糖 5.0mmol/L。以后又连续 3 次复查血糖，均在正常范围，症状亦得到控制。11 月底，患者回单位上班，并处以六味地黄丸加减以巩固疗效，嘱其控制饮食总热量，定期复查血糖。

1998 年 10 月 9 日，再次来门诊部就诊。患者全身皮肤呈橘黄色，以双手掌肤色黄染最明显，但巩膜无黄染，患者神情抑郁。查血糖正常，血脂正常，T_3、T_4、TSH 正常，肝功能正常。总蛋白 71g/L，白蛋白 48g/L。查乙型肝炎病毒感染五项标志物：HBsAg 阴性（0.9S/co）、抗－HBs 阴性（0.9S/co）、HBeAg 阴性（0.4S/co）、抗－HBe 阴性（4.0S/co）、抗－HBc 阳性（0.9S/co），急性 HBV 感染趋向恢复。B 超提示：胆囊结石，胆囊内可见 2.3cm×1.3cm 强回声光团，后伴声影，不活动；肝脾未见异常。追问食物史时，得知患者从 1997 年 9 月至 1998 年 10 月 9 日以来，自用民间食疗方南瓜配合治疗糖尿病，长期进食南瓜，1 日量在 1500g 左右。当即诊断为胡萝卜素血症，嘱其立即停止进食南瓜，并告之皮肤黄染可于近期内消失，愈后好。因患者腹部皮肤患有神经性皮炎，为防止皮肤感染，暂不作外科手术取石。针对糖尿病康复期及胆石症处方如下：黄芪 15g，黄精 30g，川连 5g，花粉 15g，乌梅 10g，柴胡 10g，白芍 20g，枳壳 12g，甘草 5g，川芎 10g，海金砂 15g，金钱草 40g，鸡内金 15g，山楂 15g。日 1 剂，守方治疗。10 月 20 日 B 超提示：胆囊结石，胆囊内见 1.8cm×0.9cm 强回声光团。仍按上方并兼顾皮肤病加减治疗。

10 月 9 日停止进食南瓜，之后皮肤黄染逐渐消退，至 12 月初黄染已退尽，颜面及手掌均已显红润之色，肤色完全恢复正常，继续胆石症治疗。

讨论

关于病名诊断的问题。人是一个统一的整体，皮肤是整体的一个重要组成部分，皮肤出现异常变化或损害，可以成为疾病诊断的重要线索。本例皮肤黄染，但巩膜正常。查肝功能正常，血清总胆红素、直接胆红素、间接胆红素都在正常范围之内。虽患胆石症，但不是肝胆湿热郁滞所致黄染。追问食物史了解到大量进食南瓜已有 1 年时间。刻下，患者除巩膜外全身皮肤已呈橘黄色，尤以角质层厚的掌跖处最明显，鼻唇沟、颏、耳后、指节等处亦比较突出，当即诊断为胡萝卜素血症。

关于病因诊断的问题。胡萝卜素血症是一种因血液内胡萝卜素含量过高引起的肤色黄染症。胡萝卜素是维生素 A 的前身，它广泛存在于植物和动物组织中，如过量进食富含胡萝卜素的食品如黄胡萝卜（100g 食部含胡萝卜素 3.62mg）、南瓜（100g 食部含胡萝卜素 2.40mg）、柑橘（100g 食部含胡萝卜素 0.55mg）等，可使血液中胡萝卜素含量明显增高。本例即为长期进食大量南瓜所致胡萝卜素血症。

此外，高脂血症、甲状腺功能低下、糖尿病或其他影响胡萝卜素转化为维生素 A 的先天性缺陷或肝病的情况下，亦能使血液中胡萝卜素含量增高。患者于 1997 年 11 月 8 日，复查血糖 5.0mmol/L，直至出现皮肤黄染其间多次查血糖均属正常范围，并且糖尿病症状已完全得到控制。血脂正常，T_3、T_4、TSH 正常，肝功能正常，无肝病及甲状腺功能低下症状表现。所以，患者并非糖尿病等所致胡萝卜素无法转化为维生素 A 的先天缺陷而引起的胡萝卜素血症。

关于南瓜治疗糖尿病的问题。民间用食疗方南瓜治疗糖尿病，这是缺乏科学依据的。南瓜 100g（食部）含碳水化合物 1.3g，这些碳水化合物进入消化道后以葡萄糖的形式吸收，所以依靠进食南瓜达到降糖治疗糖尿病的目的是欠妥的。但是南瓜 100g（食部）含脂肪 0.1g，南瓜粉又可减少或延缓肠道对葡萄糖的吸收，因此，作为食用蔬菜进食南瓜是完全可以的。需要注意的是应把南瓜与其他蔬菜如大白菜、小白菜、油菜等交替食用，并将其纳入一天食物的总热量中考虑。糖尿病饮食总热量 7530 千焦耳/日（1800 千卡/日），蛋白质 72g，脂肪 48g，碳水化合物 270g。三餐分配比例一般为：早 1/5，中、晚各 2/5。

（原载《中华实用中西医杂志》，2000 年第 13 卷第 15 期）

脾不统血见血证，补中益气有良效

补中益气汤主治的血证，除了见出血主症外，还兼见食少、便溏、神疲乏力、少气懒言、面白无华、舌淡脉弱等脾气虚的证候。所以运用本方治疗血证需掌握两个辨证要点，即出血症和脾气虚证并见。

临床运用补中益气汤，一般以党参代人参，党参、黄芪各用 15g，有时黄芪可用到 30g，或者更多；升麻、柴胡用量宜轻，各 5g 左右，当归、白术、陈皮、甘草常用量即可。吐血，胃脘隐痛喜按，面目浮肿，倦怠少气者，本方去陈皮，当归制成当归炭 5g，加云南白药，每次 0.5g，1 日 2 次，吞服。便血（黑色大便），空腹时胃脘痛，得食或得温则缓解，畏冷喜暖，舌淡苔薄白，脉沉细无力者，本方去陈皮、当归，加桂枝 6g，白芍 12g，炮姜 10g，阿胶（烊化）10g。尿血，劳累后小腹坠胀、出血加重者，本方加黄柏（盐炒）、知母（盐炒）各 3g，仙鹤草 30g。肌衄，紫斑色淡，反复发作，劳则加重者，本方加龙眼肉、熟地黄、鹿角胶（烊化）、阿胶（烊化）各 10g，山茱萸 15g，煅龙骨 30g（先煎）；原发性血小板减少性紫癜属脾不统血，且紫癜消退缓慢者，可于前方基础上再加三七粉 6g（分 3 次吞服），血余炭 10g。妇女月经淋沥不止，经期延长，周期缩短，证见脾肾气虚者，本方去陈皮，当归制成当归炭 10g，加枸杞子 15g，覆盆子 15g，五味子 10g，菟丝子 15g，茜草炭 10g，山药 20g，海螵蛸 15g，仙鹤草 30g；功能性子宫出血属脾不统血兼肾阳虚者，在前方基础上加仙茅、淫羊藿、巴戟天各 10g；兼肾阴虚者，加女贞子、墨旱莲、鳖甲胶（烊化）各 15g；兼肾阴阳两虚者，加鹿角胶（烊化）、龟甲胶（烊化）各 15g。

上述血证若出血日久不愈，引起缺铁性贫血者，加阿胶（烊化）15g，龙眼肉、大枣各10g；兼血热者，加地榆、槐角各10g，仙鹤草30g；兼血瘀者，加三七粉6g（分3次吞服），益母草15g；血脱者，急用红参15g，山茱萸30g，龙骨30g（先煎），煎汤频服，以益气固脱。

使用补中益气汤时应注意：党参、黄芪、升麻、柴胡四药必须同时配伍使用，效果方佳。参芪大补脾胃之中气；升柴升阳明、少阳之清气。四药相配，补气升阳之效大增。其次，要注意处方中的剂量及比例关系。柴胡中等剂量疏肝，量大则散，量小性升。柴胡疏肝用量为10g，解热为15g，升阳为3~5g。升麻用治虚证用量宜小，只作佐使药用，而治热毒斑疹及疮疡，用量要大，可当君药使用。所以，在补中益气汤中，升柴的用量宜轻。参芪与升柴用量之比，一般可为3：1，或5：1。如弃补中益气汤中的升、柴而不用，或者任意增加升、柴剂量，都是不恰当的。

▨ 验案举例

崩漏案：王某，女，16岁，学生。2000年7月4日就诊。

患者月经量增多，经期延长，周期缩短，已有3个月。此次月经来潮15天，仍然量多，色淡红，伴见面白无华，心悸气短，头昏，食欲差，倦怠疲乏，舌淡，脉沉弱。经西医治疗一周无效。此案为脾气亏虚，气不摄血，兼肾气不足，而致冲任不固之崩漏证（青春期少女崩漏，此型常见）。选补中益气汤、五子衍宗丸加减。

处方：黄芪30g，红参10g，升麻5g，柴胡5g，当归炭10g，阿胶（烊化）15g，枸杞子15g，覆盆子15g，五味子10g，菟丝子15g，仙鹤草30g，大枣10g，白术10g，茯苓10g，砂仁（后下）5g，海螵蛸15g，炙甘草10g。3剂。

服上方1剂后，即见效，月经量大大减少，但仍有少量漏血。3剂后，崩漏止。7月10日，仍守方加减，以党参代红参，5剂以巩固疗效。2003年4月3日，其母来医院称：在外地上大学的女儿崩漏证复发，其证与3年前基本相似，崩漏证情稍轻，但头昏较突出，仍守原方加龟甲胶、鹿角胶，5剂而愈。随访1年，未复发。

（本文据郑邦本《临证札记》之资料整理）

小议土茯苓临床运用

土茯苓，味甘、淡，性平，具有清热解毒、除湿通络之功，主治湿热疮毒、痈肿、瘰疬、筋骨挛痛等疾，凡慢性肾炎、慢性尿路感染等见症属下焦湿热者皆可运用。邦本先生在辨证处方中，常加本品与白花蛇舌草、白茅根以清热利湿，效果较好。治疗因病毒和细菌感染所致之口腔、咽喉炎症、溃疡效果较好，常与板蓝根、金银花、蒲公英、山豆根（剂量要轻，成人5g即可，以防中毒恶心呕吐）等同用。盆腔炎症，常与大血藤、败酱草、五味消毒饮同用。治疗梅毒、淋病、湿疣、衣原体和病毒等所致之性病，常与苦参、蛇床子等同用。

土茯苓是一味很好的免疫抑制药。常用本品组方治疗免疫病之溃疡和关节病，如治疗红斑狼疮、白塞病、银屑病之口腔溃疡及阴部、眼部、皮肤炎症等，常与牡丹皮、地骨皮、白鲜皮、桑白皮、钩藤、忍冬藤、夜交藤等同用。治疗类风湿关节炎、银屑病关节炎、白塞病关节炎、痛风性关节炎，常与大血藤、徐长卿、虎杖等同用。

土茯苓一般的剂量为15~30g，未发现有不良反应。若脾胃虚弱者，服用本品后，可致便溏。所以脾胃虚寒，下焦无湿热者忌用。本品长期大量使用，有一定的肝毒性，也曾有治疗肾盂肾炎长期使用本品而引起肾功能不全，导致双肾轻度萎缩的报道。所以肝肾功能异常者，邦本先生认为应慎用土茯苓。

（本文据郑邦本《临证札记》之资料整理）

漫话苍耳子有小毒

苍耳子辛、苦、温，有小毒。散风寒，通鼻窍，止痒止痛，为鼻科（鼻窦炎、急慢性鼻炎、过敏性鼻炎和鼻息肉等）疾病常用药物。

本品有小毒，误食或服用过量可引起中毒，因苍耳全株植物都有毒，以果实毒性最强，鲜叶比干叶毒性强，嫩叶比老叶毒性强。临床应用中，部分患者在常规剂量内水煎服本品，可出现胃脘不适反应，剂量稍大可见恶心呕吐、腹痛腹泻等症状，长期服用可致肝肾功能损伤。因此，肝肾功能不全者，或患慢性肝肾疾病者，不宜使用本品。亦有极个别患者，服用本品而引起过敏反应，不可不知。使用本品，剂量宜轻，成人 5g 即可，同样有效。煎煮时间需稍长一些，以减轻其毒性。含本品的中成药应在医生指导下服用，且不宜长期连续服用。

民间食苍耳饼及叶、芽的习俗是不科学、不安全的，应予以纠正。神曲为辣蓼、青蒿、苍耳草、赤小豆、杏仁等药为细末，加入面粉或麸皮混合后，经发酵而成曲剂。因神曲中含有苍耳草，故妊娠期（特别是妊娠初期前 3 个月内）出于安全的考虑，处方中不用神曲为好。

（本文据郑邦本《临证札记》之资料整理）

第五篇

经验方药

🔓 篇首语

中医药学的实践性很强，只有临床医疗实践的疗效，才能充分显示出中医药学的真正价值和生命力之所在。亦只有临床医疗实践及疗效，医家才能不断丰富经验，深化理论，感悟真理，进而不断提高医疗水平。

邦本先生积累了 50 余年的临床经验，十分重视对经验方药的研究与应用，并将辨病施治和辨证论治结合，以辨病为纲，辨证为目，衷中参西，与时俱进。其用方经验有：活用时方经验方，擅长成方合用。临床上，既要灵活选方，也要重视合理遣药，使方证、药症相应，方能提高临床疗效。本篇精选经邦本先生临床反复验证，确有疗效的经验方 12 首（不含其他章节介绍 21 首），常用成方合用 18 组，常用单味药物 10 味，虫类药 4 味及常用虫药药对 4 组，供同仁及后学参考。

56 年前，邦本先生撰写的《学习方剂的心得》一文，对于如何学好《方剂学》，笔者现在读来仍有一定启迪作用。因此，将该文附录于"经验方剂"之后，一并读者参考。

🔓 经验方剂

邦本先生除了重视对传统经方的学习运用，以及祖传验方的传承运用外，还善于对时方验方的灵活运用。此外，他针对临证复杂的病情，擅长成方配伍合用，以切中病情需要，执简驭繁，取得较好疗效。下面介绍邦本先生经验方运用举隅和成方合用举隅。

经验方运用举隅

经验方多为名老中医长期临证经验所得，具有使用灵活方便、疗效可靠的特点。邦本先生有一批疗效卓著的经验方，这些验方或为自己经验总结，或为方剂升华，但都具有药性平和、疗效显著的特点。现分述于下，以飨中医同道。

邦本先生治疗乙肝经验方"抗乙肝病毒方"，参见第四篇临证一得之《治疗慢性乙型病毒性肝炎的经验》；治疗类风湿关节炎经验方"补肾祛痹汤"，参见第四篇临证一得之《治疗类风湿关节炎经验》；治疗阴虚便秘经验方"增液润肠汤"，参见第四篇临证一得之《阴虚便秘与增液行舟》；治疗慢性胃炎的经验方剂"香药散、清胃方、三七活胃方、郑氏香砂五君子汤、胃痛方、消胀方、止酸方、止呃方、胃舒方"等，参见第四篇临证一得之《辨证分型加主症治疗慢性胃炎的经验》；治疗萎缩性胃炎经验方"半白六君子""半白地黄汤"，参见第八篇薪火相传之《郑邦本从气阴两虚分型论治慢性萎缩性胃炎经验》；治疗化疗致骨髓抑制的经验方"升血方"，参见第八篇薪火相传之《升血方治疗化疗致骨髓抑制的临床疗效观察》；以北沙参作为君药之"郑氏四君子汤、郑氏八珍汤、郑氏补中升阳汤、郑氏归脾汤、郑氏生脉汤、郑氏升白细胞汤"等，参见第八篇薪火相传之《郑邦本主任医师运用北沙参临床拾粹》等。在此不一一列举。

柴芩汤

【组成】柴胡15g，黄芩15g，青蒿15g，板蓝根15g，金银花15g，蒲公英15g。

【用法】水煎服，每日1剂，日服3次。

【功用】解表退热。

【适应证】外感发热属于风热者（或风寒感冒郁而化热者）。

【方义】柴胡、黄芩二药合用，升清降浊，调和表里，为解热之有效药对；配伍青蒿、板蓝根、金银花、蒲公英清热解毒。诸药合用，共奏解表退热之功。

【加减运用】常感冒者，合用玉屏风散固表祛风；盗汗者，加仙鹤草、地骨皮补虚止汗，清退虚热；痰多者，加鱼腥草、重楼、瓜蒌壳、浙贝母清肺化痰；咽喉不利者，加玄麦甘桔汤养阴利咽。

【验案举例】参见第六篇医案实录之感冒（普通感冒）案。

连花清解汤

【组成】麻黄5g，杏仁10g，石膏30g，金银花15g，连翘15g，板蓝根15g，柴胡15g，黄芩15g，青蒿15g，生大黄（后下）5g，甘草5g。

【用法】水煎服，每日1剂，日服3次。

【功用】解表退热，泻火解毒。

【适应证】外感高热（感冒，或流行性感冒属热毒袭肺者）。

【方义】本方是由仲景的麻杏石甘汤、《温病条辨》的银翘散和邦本先生经验方柴芩汤加清热泻下药物大黄等化裁而成的方剂。以麻黄杏仁石膏甘草汤宣泄肺热，止咳平喘；柴胡、黄芩二药合用，升清降浊，解肌退热；辛苦寒之青蒿，与柴胡相配，加强解表散热透邪之功；青蒿与黄芩相配，加强清泄里热、解表退热之功；连翘、金银花、板蓝根，一方面疏散表热，另一方面清解气分热毒，防止卫表之邪气内陷，且具有透气分热毒从卫分而解的作用；大黄通泄大便，使邪有出路，有以泻代清的目的。诸药合用，共奏解表退热、泻火解毒之功。

【加减运用】痰多色黄者，加鱼腥草、蒲公英、重楼、瓜蒌壳、浙贝母清肺化痰；小便赤数者，加淡竹叶、栀子；大便干结者，再加芒硝；咽喉肿痛者，加山豆根、大青叶；咽干声嘶者，加玄麦甘桔汤养阴利咽。

【验案举例】参见第六篇医案实录之时行感冒（流行感冒）案。

止痉咳方

【组成】防风 5g，银柴胡 10g，乌梅 10g，五味子 10g，百合 30g，百部 10g，天门冬 10g，麦门冬 10g，黄精 30g，紫菀 10g，枳壳 l0g，诃子 10g，白芍 30g，甘草 5g，全蝎 5g。

【用法】水煎服，每日 1 剂，日服 3 次。

【功用】养阴润肺，祛风止痉。

【适应证】痉咳及干咳痰少而久咳不止之症。

【方义】本方为过敏煎、百咳方合芍药甘草汤加全蝎而成。过敏煎为著名老中医祝谌予之验方，有脱敏的作用。百咳方为邦本先生祖传治疗干咳之验方。过敏煎针对由气候、花粉、皮毛、异味刺激等诱发的过敏性咳嗽，其中乌梅、五味子又能敛肺止咳；百合、百部、天门冬、麦门冬、黄精、紫菀养阴润肺止咳，枳壳理气化痰止咳，诃子敛肺止咳；白芍、甘草为芍药甘草汤，用以缓急止咳，全蝎加强解痉止咳之功。全方共奏养阴润肺、祛风止痉之功。

【加减运用】自汗盗汗者，减防风用量以防发散太过；咽痒，咽喉不利者，加僵蚕、蝉蜕、射干祛痰利咽止痒；咯血者，加仙鹤草、白茅根、藕节、槐花、地榆凉血止血；口干甚者，加玉竹生津止渴。

【验案举例】参见第六篇医案实录之肺咳（咳嗽变异性哮喘）案二则。

胃泰灵汤

【组成】黄芪 20g，党参 15g，白术 10g，茯苓 10g，鸡血藤 15g，枸杞子 10g，仙鹤草 30g，补骨脂 10g，法半夏 10g，砂仁（后下）10g，白蔻仁（后下）10g，佛手10g，旋覆花（包煎）10g，五味子10g，当归10g，大枣10g，女贞子15g，麦芽15g，神曲10g，甘草10g。

【用法】水煎服。上述药物清水浸泡15分钟后煎煮，沸后文火再煎20分钟，煎3次，取汁浓缩至300mL，分3次口服，1日1剂。化疗患者在治疗前1天开始服药，化疗结束后继续用药3天。注意事项：若恶心呕吐频繁，可频频少量服用，不拘泥于3次服药，1日内服完300mL即可。

【功用】益气健脾，和胃止呕，滋养肝肾，补气生血。

【适应证】用于治疗恶性肿瘤患者接受化疗后，出现恶心、厌食、呕吐及白细胞减少等症，疗效较满意。

【方义】化疗毒副反应的病机是脾胃损伤，胃失和降，肝肾两虚，精血亏少。方中党参、白术、茯苓、甘草益气健脾；法半夏、砂仁、白蔻仁、佛手、麦芽、神曲、旋覆花和胃止呕；五味子、补骨脂、枸杞子、女贞子滋养肝肾；黄芪、仙鹤草、大枣、当归、鸡血藤补气生血。全方有益气健脾、和胃止呕、滋养肝肾、补气生血的功效。

【加减运用】口苦，心烦，恶心严重者，加黄连、苏叶以清心泄热和胃；呕吐严重者，加代赭石以降逆止呕；白细胞下降严重者，加红参、紫河车（粉）、灵芝以益气生血；肠鸣，腹痛腹泻，得泻痛减者，套用痛泻要方以疏肝补脾，调和气机。

【验案举例】参见第六篇医案实录之肠癌（结肠癌术后化疗毒副反应）案。

化息肉方

【组成】僵蚕10g，乌梅10g，炮山甲5g（先煎）。

【用法】水煎服，每日1剂，日服3次。

【功用】软坚散结，化息肉。

【适应证】胆道息肉、胃息肉、结肠息肉、声带息肉等。

【方义】僵蚕辛咸，咸以软坚，辛以散结；乌梅酸涩，《神农本草经》载其"去青黑痣，蚀恶肉"；炮山甲软坚通络。三药合用，共奏软坚散结、化息肉之功。

【加减运用】如属胃息肉，偏脾胃气虚者，基础方加香砂六君子汤健脾益气；偏胃阴虚者，基础方加六味地黄汤滋补胃阴；结肠息肉者，基础方加痛泻要方、左金丸调和胃肠；胆道息肉者，基础方加柴胡疏肝散、茵陈蒿、栀子、郁金疏肝利胆。

【验案举例】参见第六篇医案实录之喉息肉（声带息肉）案。

活血生脉散

【组成】党参 15g，麦冬 10g，五味子 10g，川芎 10g，丹参 15g，赤芍 10g，红花 10g，山楂 10g。

【用法】水煎服，每日 1 剂，日服 3 次。

【功用】益气养阴，活血化瘀。

【适应证】气阴两虚，瘀血痹阻所致的冠心病，症见心胸闷痛，气短心悸，倦怠乏力，心烦不寐，盗汗口干，舌干少津，脉虚细数，或结代。

【方义】本方由《医学启源》的生脉散与中国中医研究院冠心Ⅱ号，合方加减而成。方中生脉散（党参易人参，麦冬，五味子）益气养阴生津；川芎、丹参、赤芍、红花、山楂活血化瘀。全方可益气养阴，活血化瘀。

【加减运用】气虚甚者，人参易党参，以补益心气；阴虚甚者，加沙参、玉竹、石斛以滋养阴液；心胸闷痛甚者，重用丹参，加三七粉（吞服）以散瘀通脉止痛。

【验案举例】参见第六篇医案实录之胸痹（缺血性心脏病）案。

田七散

【组成】西洋参 100g，田七 100g，丹参 100g。

【用法】一般每味 100g，少者 50g，共研细末，每次 3g，每日 3 次，温开水冲服。

【功用】益气养阴，活血通络。

【方义】田七可活血止血，且能通络，兼有补益气血的作用；丹参活血祛瘀；西洋参益气养阴，生津止渴。三药药性平和，合用具有益气养阴、活血通络的作用。

【适应证】脑中风后遗症、高脂血症、冠心病、肝硬化、脂肪肝等。

【加减运用】脑中风后遗症，气虚血瘀者，加黄芪且重用，选加川芎、天麻、地龙、僵蚕、全蝎、水蛭、土鳖虫以增强益气活血通络之功；头晕者，加石菖蒲、远志、郁金开窍醒神；脂肪肝和高脂血症者，加制首乌、黄精、山楂、决明子、泽泻补肝益肾、利湿化浊；肝硬化脾大者，加鳖甲、炮山甲、鸡内金活血软坚；黄疸者，加郁金利湿退黄；免疫力低下者，加紫河车或灵芝、刺五加益气扶正；转氨酶高者，加五味子、女贞子养肝降酶。

【验案举例】参见第六篇医案实录之肝积（肝硬化）案、肝癖（脂肪肝）案。

加味肾功方

【组成】黄芪 30g，黄精 30g，白术（或苍术）15g，白花蛇舌草 30g，白茅根 30g。

【用法】水煎服，每日 1 剂，日服 3 次。

【功用】健脾补肾，益气养阴，清利湿热。

【适应证】肾虚水肿。

【方义】此方为肾功方加白花蛇舌草而成。黄芪补气利水，大剂量使用效果较好，《金匮要略》中仲景以其为主药治疗水肿；白花蛇舌草、白茅根清热利湿；白术健脾利水；黄精能补诸虚，益肺肾之阴，以防利水伤阴。此方药性平和，利水而不伤正。诸药合用，利水滋阴，兼清下焦湿热，蕴含补泻兼施之意。

【加减运用】治疗慢性肾小球肾炎，配合六味地黄汤使用。水肿甚者，加茯苓皮、陈皮、冬瓜皮、桑白皮、大腹皮健脾理气，利水消肿；腰痛者，加牛膝、桑寄生、续断、骨碎补补肾强筋健骨；外感寒湿者，以苍术易白术，散寒除湿；感冒频发者，加防风（套用玉屏风散）固表祛风；尿蛋白者，加僵蚕、蝉蜕、土茯苓疏风泄热利湿；尿隐血者，加二至丸、石韦、小蓟、槐花、地榆补肾填精，凉血止血。

【验案举例】参见第六篇医案实录之皮水（慢性肾小球肾炎）案。

脾肾双补汤

【组成】党参 15g，黄芪 15g，蜜升麻 5g，柴胡 5g，枸杞子 10g，覆盆子 10g，五味子 10 g，山药 20g，当归炭 10g，茜草炭 10g，海螵蛸 12g。

【用法】水煎服，每日 1 剂，日服 3 次。

【功用】双补脾肾，固精止血。

【适应证】本方由李东垣的《脾胃论》中补中益气汤与唐代《摄生众妙方》中五子衍宗丸合方加减而成。脾肾两虚所致的功能性子宫出血，症见月经量多，色淡红，白带多，质薄色白，腰酸痛，头晕耳鸣，心悸气短，面色萎黄浮肿，神疲纳少，下腹坠胀，两下肢可见紫斑，脉沉细无力，舌淡薄苔白。

【方义】方中党参、黄芪配升麻、柴胡以补益中气，山药补脾胃；枸杞子、覆盆子、五味子补肾涩精；当归炭、茜草炭、海螵蛸止血止带。全方双补脾肾以治其本，涩血止血以治其标。

【加减运用】出血多而偏血虚者，加阿胶、艾叶以温经补血止血；血瘀者，加三七、丹参、益母草以活血祛瘀止血；血脱者，加人参、龙骨、山茱萸以益气固脱；肾阳虚者，加鹿茸、附片以温补肾阳；肾阴虚者，加女贞子、墨旱莲以滋补肾阴。

【验案举例】参见第六篇医案实录之漏下（无排卵型功能失调性子宫出血）案三则。

益气养阴清淋汤

【组成】北沙参 30g，麦冬 15g，五味子 10g，女贞子 15g，墨旱莲 15g，龙胆 10g，柴胡 15g，黄芩 15g。

【用法】水煎服，每日 1 剂，日服 3 次。

【功用】益气养阴，清热利湿通淋。

【适应证】慢性尿路感染，属肾气阴两虚兼有湿热者。

【方义】本方中郑氏生脉汤（北沙参、麦冬、五味子）是邦本先生的经验方，主要功效为益气生津，敛阴止汗。二至丸（女贞子、墨旱莲），出自《医便》卷一，主要功效为补益肝肾，滋阴止血。两者配合，共奏益气滋阴补肾之功；配伍柴胡、黄芩、龙胆草（取龙胆泻肝汤之意），能清热除下焦之湿。全方配伍，清热利湿而不伤阴，祛邪而不伐正。

【加减运用】若湿热邪气重者，加白花蛇舌草、白茅根利尿清热；肾阴不足者，加六味地黄丸滋阴补肾；阴虚火旺者，加知柏地黄丸滋阴泻火；肾虚小便频数者，加五子衍宗丸或缩泉丸补肾缩尿。若合并隐血，加石韦、小蓟、槐花、白茅根、藕节、阿胶凉血止血；合并水肿，加肾功方（黄芪、黄精、白术、白茅根）益气消肿。

【验案举例】参见第六篇医案实录之热淋（慢性尿路感染）案。

止头痛方

【组成】川芎 10g，白芷 10g，刺蒺藜 15g，白芍 30g，甘草 5g，全蝎 5g，僵蚕 10g。

【用法】水煎服，每日 1 剂，日服 3 次。

【功用】疏散风寒，祛风通络，柔肝缓急。

【适应证】外感及内伤之头痛，或因瘀血阻滞所致紧张性头痛、偏头痛、神经血管性头痛等。

【方义】方中刺蒺藜平肝通络，疏散外风，兼平息内风，是针对外感或内伤头痛之要药；川芎、白芷，加强祛风活血上痛之功；重用芍药，配合甘草以柔肝缓急而止痛；全蝎、僵蚕祛风通络止痛，为治疗顽固性、剧烈头痛之要药。全方共奏疏散风寒、祛风通络、柔肝缓急之功，为治疗头痛的有效方剂。

【加减运用】若少阳头痛（两侧），加柴胡、黄芩；太阳头痛（后枕），加羌活、麻黄；厥阴头痛（颠顶），加吴茱萸；若阳明头痛（前额），加葛根；少阴头痛，加细辛、独活；肝阳上亢者，加天麻、钩藤；肝阴不足者，加女贞子、制何首乌；头痛夹湿邪者，加半夏白术天麻汤；兼气虚血瘀者，加补阳还五汤；兼痰浊蒙蔽清窍者，加石菖蒲、郁金、远志、胆南星。

【验案举例】参见第六篇医案实录之偏头痛（血管神经性头痛）案二则。

多皮饮

【组成】桑白皮15g，地骨皮15g，白鲜皮15g，牡丹皮10g，钩藤15g，忍冬藤30g，夜交藤30g。

【用法】水煎服，每日1剂，日服3次。

【功用】清热凉血，疏风和血。

【适应证】湿疹、荨麻疹、银屑病、神经性皮炎等皮肤瘙痒症。

【方义】多皮饮，一般指的是著名中医皮肤病专家赵炳南之经验方。邦本先生在此方基础上，结合自身经验，亦逐渐提炼出一个多皮饮的组方。方中桑白皮、地骨皮清泄皮肤之热邪，牡丹皮凉血除热，白鲜皮、钩藤祛风止痒，忍冬藤清热通络，夜交藤养血通络，可治疗多种无名瘙痒。诸皮合用，以皮治皮，可清热凉血疏风，用以治疗皮肤瘙痒症，辅以诸藤，疏而通之，其效更佳。共奏清热凉血、疏风和血之功。

【加减运用】若湿盛者，加苦参、土茯苓；风盛者，加荆芥、生地黄；瘙痒明显者，加地肤子、徐长卿；皮肤过敏者，合过敏煎；兼血分热盛者，加犀角地黄汤（水牛角代犀角）；气分热盛者，加白虎汤。若其人胃气素弱，消化不良者，合四君子汤及神曲为宜；若瘙痒而见烦躁焦虑，坐卧不安者，可加入百合知母及甘麦大枣汤。

【验案举例】参见第六篇医案实录之瘾疹（荨麻疹）案二则，风瘙痒（放疗性过敏性皮炎）案、风瘙痒（糖尿病皮肤瘙痒症）案、风瘙痒（皮肤瘙痒症）案三则，红蝴蝶疮（盘状红斑狼疮）案。

（张文涛、胡波、龚雪整理）

成方合用举隅

经典成方的临床疗效确切且药物配伍严谨，是中医学临床治病的主要手段。中医诊治疾病的特色和优势是辨证论治，体现的是整体观念，只有对疾病及患者进行整体调治，才能收到好的疗效。因临证时，病情变化多样，对于病机复杂的病证，应突破一病一证一方制，采用成方合用，大方复治法。

邦本先生临证时针对复杂的病情，进行多层次、多环节、多靶向的综合整体治疗，因擅长成方合用，常常收到事半功倍之效。下面介绍常用成方合用18组。

三拗汤合苍耳子散

【组成】麻黄 5g，杏仁 10g，甘草 5g，苍耳子 5g，辛夷（包煎）10g，白芷 10g，薄荷（后下）5g。

【用法】水煎服，每日 1 剂，日服 3 次。

【功用】疏散风寒，宣肺通窍。

【适应证】鼻炎、鼻窦炎。

【方义】三拗汤出自宋·太医院《太平惠民和剂局方》，苍耳子散出自宋·严用和《济生方》。方中麻黄辛温，辛则入肺，温则散寒，质地体轻中空，轻轻上浮，发散风寒，宣肺平喘；杏仁苦温，专入肺经，助麻黄温散肺寒，下气定喘；甘草合麻黄，辛甘发散而解表，合杏仁止嗽化痰而利肺。苍耳子宣通鼻窍，散风止痛；辛夷、薄荷散风通窍；白芷祛风宣肺，散风邪，通鼻窍。两方合用，共奏疏散风寒、宣肺通窍之功。

【加减】若鼻痒，遇异味甚，加银柴胡、防风、五味子、乌梅；头痛，加川芎；流稠涕，加天竺黄、瓜蒌壳、浙贝母；鼻干，加玄参、麦冬、桔梗、甘草；鼻灼热，加瓜蒌、黄芩、桑白皮；鼻衄，加白茅根、黄芩炭；出血甚，再加水牛角、生地黄、牡丹皮、赤芍。

【验案举例】参见第六篇医案实录之鼻衄（过敏性鼻炎）案。

半夏厚朴汤合玄麦甘桔汤

【组成】法半夏 10g，厚朴 10g，茯苓 10g，苏叶 10g，玄参 15g，麦冬 15g，桔梗 5g，甘草 5g。

【用法】水煎服，每日 1 剂，日服 3 次。

【功用】行气散结，降逆化痰，利咽止咳。

【适应证】慢性咳嗽、慢性咽喉炎、咽喉异物症、喉息肉等。

【方义】半夏厚朴汤出自汉·张仲景的《金匮要略》，玄麦甘桔汤出自清代·顾世澄的《疡医大全》。方中半夏辛温入肺胃，化痰散结，降逆和胃；厚朴苦辛性温，下气除满，助半夏散结降逆；茯苓甘淡渗湿健脾，以助半夏化痰；苏叶芳香行气，理肺舒肝，助厚朴行气宽胸，宣散郁结之气；玄参能滋阴降火以解毒，《本草纲目》言其"滋阴降火，解斑毒，利咽喉"；麦冬甘微寒，能清肺热，补肺阴，《本草纲目》言其"清肺火，治久咳肺痿"；桔梗宣肺止咳，且有化痰之效，《珍珠囊》言其"疗咽喉痛，利肺气，治鼻塞"；生甘草能清热利咽，与桔梗相伍，能利咽止咳。全方共奏行气散结、降逆化痰、利咽止咳之功。

【加减】若咽痛，加鱼腥草、蒲公英、山豆根；咽痛声嘶，加木蝴蝶、诃子、北沙参；痰黏难咯，加瓜蒌壳、浙贝；易生气，加柴胡、白芍、枳壳；咽痒，加过敏煎。

【验案举例】参见第六篇医案实录之慢喉痹（慢性咽喉炎）案三则之病案2、梅核气（咽异物症）案、喉息肉（声带息肉）案。

四君子汤合四逆散

【组成】人参10g，白术10g，茯苓10g，甘草5g，柴胡10g，白芍15g，枳壳10g。

【用法】水煎服，每日1剂，日服3次。

【功用】益气健脾，疏肝理脾。

【适应证】脾虚肝旺之慢性胃炎、慢性肝炎。

【方义】四君子汤出自宋《太平惠民和剂局方》，邦本先生喜用北沙参代替人参作为君药（参见第八篇薪火相传之郑邦本主任医师运用北沙参临床拾粹），即郑氏四君子汤。四逆散出自汉·张仲景《伤寒论》。方中北沙参补气健脾养胃；白术苦温健脾燥湿；茯苓甘淡渗湿健脾；柴胡、枳壳疏肝解郁；白芍益阴养血；甘草益气健脾，调和诸药。前者为疏肝理脾之代表方，后者为益气健脾之良效方。两方合用，共奏益气健脾、疏肝理脾之功。

【加减】若食欲不好者，加陈皮、砂仁；饭后胃脘胀满者，加鸡内金、焦麦芽、神曲；胃脘痛者，加延胡索、郁金、徐长卿，刺痛加蒲黄、五灵脂；恶心，反酸者，加黄连、吴茱萸、海螵蛸、苏叶；伴溃疡者，加海螵蛸、浙贝母；胃黏膜伴肠化增生者，加半枝莲、白花蛇舌草、莪术。若慢性肝病之乙肝病毒复制者，加半枝莲、白花蛇舌草、苦参、山豆根；湿热重伴肝功异常者，加半枝莲、白花蛇舌草、垂盆草、六月雪；肝阴不足伴肝功异常者，加枸杞子、五味子、女贞子；胁痛加延胡索、郁金。

【验案举例】参见第六篇医案实录之胃脘痛（慢性糜烂性胃炎）案二则病案1。

痛泻要方合四神丸

【组成】白术10g，白芍15g，防风5g，陈皮10g，补骨脂10g，吴茱萸2g，肉豆蔻5g，五味子10g。

【用法】水煎服，每日1剂，日服3次。

【功用】补脾柔肝，温肾暖脾，固肠止泻。

【适应证】慢性结肠炎。

【方义】痛泻要方出自元·朱丹溪《丹溪心法》，四神丸出自明·薛己《内科摘要》。方中白术苦甘而温，补脾燥湿以治土虚；白芍酸寒，柔肝缓急止痛，与白术相配，于土中泻木。陈皮辛苦而温，理气燥湿，醒脾和胃；配伍少量防风，具升散之性，与术、芍相伍，辛能散肝郁，香能舒脾气，且有燥湿以助止泻之功，又为脾经引经之药。补骨脂辛苦性温，补命火之火以温养脾土，《本草纲目》谓其"治肾泄"；肉豆蔻温中涩肠，与补骨脂相伍，既可增温肾暖脾之功，又能涩肠止泻；吴茱萸温脾暖胃以散阴寒；五味子酸温，固肾涩肠，合吴茱萸以助补骨脂、肉豆蔻温涩止泻之力。全方合用共奏补脾柔肝，温肾暖脾，固肠止泻之功。

【加减】若肛门灼热，大便黏液或脓血夹肠道之湿热者，加白头翁、秦皮或合芍药汤；大便稀溏甚者加山药、薏苡仁、莲米、芡实；腹满胀痛、饭后胃胀、纳呆夹食滞胃肠者，加焦三仙或合保和丸；便次较多，加乌梅、诃子；脾胃气虚甚，合用四君子汤；脾胃虚寒甚，合用理中汤；腹胀下坠感重、大便不畅者，可加槟榔、木香等；畏寒、腰痛等肾阳虚症状重者，加鹿角霜、肉桂；病程久者加丹参、当归等；易生气者，合四逆散，甚者合柴胡疏肝散。

【验案举例】参见第六篇医案实录之久泻（慢性肠炎）案二则之病案2。

梅花三黄汤合六味地黄汤

【组成】乌梅10g，天花粉15g，黄芪30g，黄精30g，黄连5g，生地黄15g，山药15g，山茱萸15g，牡丹皮10g，茯苓10g，泽泻10g。

【用法】水煎服，每日1剂，日服3次。

【功用】益气清热，养阴生津。

【适应证】糖尿病，并发冠心病、高血压、皮肤瘙痒等。

【方义】梅花三黄汤为徐千里经验方，有益气养阴、清热生津的功效。方中黄连配合乌梅，苦酸合化，入于阴分而能清营分之热；黄精益气养阴，补益脾肾，自古为养生家所喜用，谓久服可以不饥，为治疗消渴之要药；黄芪益气补虚；天花粉生津止渴。六味地黄汤出自明·张介宾《景岳全书》，由宋·钱乙《小儿药证直诀》的六味地黄丸之丸剂改汤剂而来。六味地黄汤原方地黄是用熟地黄，邦本先生经验是阴虚有热者，用生地黄，更增加滋阴清热之效。两方合用，用于糖尿病患者证属气阴两虚者。

【加减】若口干明显，加芦根、石斛；小便频数，去茯苓、泽泻；视力下降，加枸杞、菊花；皮肤瘙痒，加桑白皮、地骨皮、白鲜皮、钩藤、忍冬藤、夜交藤；脱疽，加金银花、玄参、当归、甘草、丹参。

【验案举例】参见第六篇医案实录之消渴（糖尿病）案。

炙甘草汤合生脉散

【组成】炙甘草 10g，桂枝 10g，生姜 3 片，大枣 10g，生地黄 15g，麦冬 15g，阿胶（烊化）15g，酸枣仁 15g，人参 10g，五味子 10g。

【用法】水煎服，每日 1 剂，日服 3 次。

【功用】益气复脉，滋阴补血，敛阴止汗。

【适应证】心悸，怔忡。

【方义】炙甘草汤出自汉·张仲景《伤寒论》，生脉散出自金·张元素《医学启源》。方中炙甘草、人参、大枣甘温益气，补心脾，益肺气；酸枣仁（邦本先生选用炙甘草汤时，以酸枣仁易麻仁，以益气滋阴，通阳复脉，改善心悸、怔忡等症状均较理想）、生地黄、麦冬甘寒养阴，清虚热而除烦，又兼安神；阿胶甘润滋阴，养心补血，润肺生津；五味子酸收敛肺止汗；生姜、桂枝性味辛温，具有温阳通脉之功，与益气滋阴药相配，既可温而不燥，又可使气血流通，脉道通利。两方合用，共收益气复脉、滋阴补血、敛阴止汗之功效。

【加减】若偏阴血虚伴口渴者，邦本先生常用北沙参易人参；胸闷者，加瓜蒌壳、薤白；胸痛者，加川芎、赤芍、丹参、葛根；心动过速者，加玉竹、苦参；心动过缓者，加黄芪、淫羊藿；气短乏力者，加黄芪、升麻、柴胡。

【验案举例】参见第六篇医案实录之心动悸（室性早搏）案。

百合地黄汤合归脾汤

【组成】百合 30g，生地黄 10g，黄芪 30g，北沙参 30g，白术 10g，茯神 10g，甘草 5g，木香 6g，远志 5g，当归 10g，龙眼肉 10g，酸枣仁 15g。

【用法】水煎服，每日 1 剂，日服 3 次。

【功用】益气补血，健脾养心，滋阴清热。

【适应证】失眠、多梦。

【方义】百合地黄汤出自汉·张仲景《金匮要略》，归脾汤出自明·薛己《正体类要》。归脾汤原方用人参，邦本先生常以北沙参、党参、太子参代替之。百合养肺阴而清气热；生地黄益心营而清血热；黄芪、北沙参、白术、木香、甘草益气健脾；当归、龙眼肉养心血；远志、茯神、酸枣仁养心安神。全方共奏益气补血、健脾养心、滋阴清热之功。

【加减】若心烦甚，加知母；易早醒，加黄精；入睡困难，酸枣仁剂量加倍，再加合欢皮、夜交藤；多梦加龙骨、珍珠母；焦虑感明显者，合甘麦大枣汤；易怒者，合丹栀逍遥散。

【验案举例】参见第六篇医案实录之不寐（神经性失眠）案。

桂枝加龙骨牡蛎汤合生脉散

【组成】桂枝 10g，白芍 15g，大枣 10g，生姜 3 片，甘草 5g，煅龙骨 25g（先煎），煅牡蛎 25g（先煎），人参 10g，麦冬 15g，五味子 10g。

【用法】水煎服，每日 1 剂，日服 3 次。

【功用】调阴阳，和营卫，益气温卫，敛阴止汗。

【适应证】自汗、盗汗。

【方义】桂枝加龙骨牡蛎汤出自汉·张仲景《金匮要略》，生脉散出自金·张元素《医学启源》。生脉散原方用人参，邦本先生一般选用北沙参、党参、太子参或西洋参。方中桂枝、白芍散收并用，调和营卫；生姜、大枣益气健脾，亦能调和营卫；龙骨、牡蛎收敛固涩止汗；北沙参、麦冬、五味子益气生津，敛阴止汗。全方共奏调阴阳、和营卫、益气温卫、敛阴止汗之功。

【加减】若汗出恶风，加黄芪、白术、防风；阴虚盗汗甚者，合六味地黄丸；自汗、盗汗，手足心发热者，加百合、地骨皮、仙鹤草；潮热汗多者，加百合、知母、浮小麦、大枣。汗证见冷汗者，多为气虚、阳虚证；见热汗者，多为血虚、阴虚证。治疗汗证，因阴阳、气血虚者，必须重用山茱萸 30g，以其味酸涩而达固涩敛汗之目的。

【验案举例】参见第六篇医案实录之盗汗（鼻息肉术后自主神经功能紊乱）案。

六味地黄汤合缩泉丸

【组成】熟地黄 15g，山药 15g，枣皮 15g，泽泻 10g，牡丹皮 10g，茯苓 10g，益智仁 10g，乌药 10g。

【用法】水煎服，每日 1 剂，日服 3 次。

【功用】补肾温阳，缩尿止遗。

【适应证】小便不禁、尿频、遗尿。

【方义】六味地黄汤出自明·张介宾《景岳全书》，缩泉丸出自宋·魏岘《魏氏家藏方》。方中益智仁温补脾肾，涩精缩尿；乌药补肾温阳，助膀胱气化；合六味地黄汤阴中求阳，阴生阳长，复膀胱气化。故两方合用，共奏滋补肾温阳、缩尿止遗之功。

【加减】若肾虚夜尿甚，加桑螵蛸或五子衍宗丸；气虚不摄者，加补中益气汤；尿血甚，加小蓟、白茅根、石韦；尿灼热、尿黄，加白茅根、白花蛇舌草，甚者合八正散；若尿路有结石，加金钱草、鸡内金、海金沙。

【验案举例】参见第六篇医案实录之小便不禁（压力性尿失禁）案。

知柏地黄汤合二至丸

【组成】生地黄 15g，山药 15g，枣皮 15g，牡丹皮 10g，茯苓 10g，泽泻 10g，黄柏 5g，知母 10g，女贞子 15g，墨旱莲 15g。

【用法】水煎服，每日 1 剂，日服 3 次。

【功用】滋阴降火，凉血止血。

【适应证】慢性肾小球肾炎、慢性肾盂肾炎伴尿血。

【方义】知柏地黄汤出自清·吴谦《医宗金鉴》，由明·张景岳《景岳全书》知柏地黄丸之丸剂改汤剂而来；二至丸出自明·王肯堂《证治准绳》。邦本先生的经验是阴虚有热者，知柏地黄汤中熟地黄易生地黄。知母、黄柏清泻肾中相火，配六味地黄汤滋阴补肾降火。女贞子，味甘苦、性凉，归肝肾经，有滋补肝肾、强腰膝、壮筋骨的功效；墨旱莲，入肝肾二经，有益肾养阴、凉血止血的功效。两药合用，其性平和而偏寒，能补阴而不滋腻，为平补肝肾之良剂，且又有凉血止血的作用。故两方合用，共奏滋阴降火、凉血止血之功。

【加减】若尿血甚，加小蓟、白茅根；尿灼热、尿黄，加白茅根、白花蛇舌草，甚者合八正散；若尿路有结石，加金钱草、鸡内金、海金沙。

【验案举例】参见第六篇医案实录之皮水（慢性肾小球肾炎伴尿血）案。

归芍地黄汤合八珍汤

【组成】熟地黄 15g，山药 15g，枣皮 15g，牡丹皮 10g，茯苓 10g，泽泻 10g，白芍 15g，当归 10g，川芎 10g，白术 10g，人参 10g，甘草 5g。

【用法】水煎服，每日 1 剂，日服 3 次。

【功用】滋补肝肾，益气养血。

【适应证】闭经、月经量少。

【方义】归芍地黄汤出自明·秦景明《症因脉治》，八珍汤出自元·萨迁《瑞竹堂经验方》。方中熟地黄滋阴壮水，山茱萸补肝肾涩精，山药补脾阴，茯苓和脾气，牡丹皮平相火以凉血，泽泻降肾浊，以滋补肝肾；当归养血以资血室，白芍敛阴以固冲任，归芍合六味地黄汤，以滋补肝肾之精血；人参与熟地黄、当归、白芍相配益气养血；白术、茯苓、甘草健脾渗湿，以助人参益气补脾；川芎活血行气，使熟地黄、当归、白芍补而不滞。两方合用，共奏滋补肝肾、益气养血之功。

【加减】若月经色紫暗，夹血块者，加香附、益母草、泽兰、生山楂；易生气者，加柴胡、白芍、枳壳、香附。

【验案举例】参见第六篇医案实录之月经后期（月经稀发）案之病案 1。

知柏地黄汤合甘麦大枣汤

【组成】知母10g，黄柏5g，熟地黄15g，山药15g，山茱萸15g，牡丹皮10g，茯苓10g，泽泻10g，小麦30g，大枣10g，甘草5g。

【用法】水煎服，每日1剂，日服3次。

【功用】滋阴泻火，养心除烦。

【适应证】妇女更年期综合征，症见潮热汗出，心烦易怒，失眠焦虑，口咽干燥等，脉细数或尺部脉弱而寸部浮大，舌质红少津。

【方义】知柏地黄汤出自清·吴谦《医宗金鉴》，甘麦大枣汤出自东汉·张仲景《金匮要略》。邦本先生的经验是阴虚有热者，将知柏地黄汤中熟地黄易为生地黄，以补肾滋阴清热，适用于肾阴不足而相火旺盛者。甘麦大枣汤养心除烦，治疗妇人脏躁，喜悲伤欲哭，有舒缓情志的作用。二方合用，用于治疗妇女更年期综合征，证属阴虚火旺者。

【加减】若汗出多，以浮小麦易小麦；潮热甚，加银柴胡、地骨皮；手足心热，加龟甲、鳖甲；焦虑明显，加百合、知母；不寐，加黄精、枣仁；下肢畏寒，加仙茅、淫羊藿、巴戟天、当归。

【验案举例】参见第六篇医案实录之绝经前后潮热症（妇女更年期综合征）案。

补阳还五汤合温胆汤

【组成】黄芪30g，当归10g，川芎10g，白芍15g，地龙10g，桃仁10g，红花10g，法半夏10g，茯苓10g，陈皮10g，枳壳10g，竹茹10g，生姜3片，甘草5g。

【用法】水煎服，每日1剂，日服3次。

【功用】益气活血，祛痰和胃，降逆止呕。

【适应证】颈源性眩晕呕吐频发者。

【方义】补阳还五汤出自清·王清任《医林改错》，温胆汤出自宋·陈言《三因及—病证方论》。前者为益气活血代表方，后者为祛痰和胃之良效方。两方合用，共奏益气活血、祛痰和胃、降逆止呕之功。

【加减】若颈源性眩晕呕吐甚，兼胃热口干者，去生姜，加黄连、苏叶，以清热和胃。颈源性眩晕呕吐缓解后，以治颈椎病为主时，则去温胆汤，加土鳖虫、丹参、葛根，以增加活血通络除痹之功。若颈椎、腰椎均有骨质增生病变者，再加怀牛膝、桑寄生、续断、骨碎补，以补肾强筋健骨；若兼见肝肾阴虚见症者，套用六味地黄丸，以滋补肝肾；上述骨痹为患，若兼见风寒湿痹见症者，可选加羌活、独活、防风、细辛、姜黄、防己、苍术、薏苡仁等，以祛风散寒除湿。

【验案举例】参见第六篇医案实录之眩晕（颈椎综合征）案三则之病案1。

桂枝茯苓汤合失笑散

【组成】桂枝10g，白芍15g，茯苓10g，牡丹皮10g，桃仁10g，五灵脂（包煎）10g，生蒲黄（包煎）10g。

【用法】水煎服，每日1剂，日服3次。

【功用】活血祛瘀，消癥止痛。

【适应证】血瘀之痛经、经闭。

【方义】桂枝茯苓汤出自汉·黄元御《四圣心源》，由汉·张仲景的《金匮要略》桂枝茯苓丸之丸剂改汤剂而来；失笑散出自宋《太平惠民和剂局方》。前方中桂枝通血脉以消瘀，通阳化气以行津；桃仁活血祛瘀；茯苓利水渗湿；牡丹皮活血散瘀兼清瘀热；白芍缓急止痛兼养血和营。后方五灵脂、蒲黄活血祛瘀止痛。两方合用，共奏活血祛瘀、消癥止痛之功。

【加减】若自觉小腹冷者，加乌药、吴茱萸；月经色暗夹瘀块者，加香附、益母草、泽兰、生山楂；月经量少、质稀，经期延长者，加黄芪、北沙参、升麻、柴胡；肾虚腰酸者，加六味地黄丸，或覆盆子、菟丝子、枸杞子、五味子。

【验案举例】参见第六篇医案实录之痛经（继发性痛经）案三则病案1。

二仙汤合逍遥丸

【组成】仙茅10g，淫羊藿15g，巴戟天10g，当归10g，黄柏5g，知母10g，柴胡10g，白芍15g，薄荷（后下）5g，甘草5g，当归10g，白术10g，茯苓10g，生姜3片。

【用法】水煎服，每日1剂，日服3次。

【功用】温阳泻火，疏肝解郁，健脾和营。

【适应证】阴阳两虚，肝气郁结之更年期综合征。

【方义】二仙汤出自《中医方剂临床手册》（上海中医学院编），逍遥丸出自宋代的《太平惠民和剂局方》。方中仙茅、淫羊藿、巴戟天辛甘温热，大补元阳，合用可温肾壮阳，益精髓，强筋骨，并可补命门之火，以温煦脾阳而止冷泄；黄柏苦寒，长于清相火，退蒸热；知母甘寒质润，合黄柏滋阴降火；柴胡、薄荷疏肝解郁；当归、白芍养血柔肝；白术、茯苓健脾祛湿；甘草补益脾气，调和诸药。全方共奏温阳泻火、疏肝解郁、健脾和营之功。

【加减】若小腹冷者，加乌药、吴茱萸；月经色暗夹瘀块者，加香附、益母草、泽兰、生山楂；月经量少质稀，经期延长者，加黄芪、北沙参、升麻、柴胡；肾虚腰酸者，加覆盆子、菟丝子、枸杞子、五味子。

【验案举例】参见第六篇医案实录之绝经前后诸证（妇女更年期综合征）案。

犀角地黄汤合过敏煎

【组成】水牛角30g（先煎），生地黄15g，牡丹皮10g，赤芍15g，银柴胡10g，防风5g，五味子10g，乌梅10g。

【用法】水煎服，每日1剂，日服3次。

【功用】凉血滋阴，清热解毒，祛风止痒。

【适应证】瘾疹、皮肤瘙痒症、过敏性紫癜、痤疮等。

【方义】犀角地黄汤出自唐·王焘《外台秘要》。犀角，现一律用水牛角代之，方中水牛角苦咸寒，凉血清心解毒；生地黄甘苦寒，凉血滋阴生津，一助水牛角清热凉血止血，一恢复已失之阴血；赤芍、牡丹皮清热凉血，活血散瘀；银柴胡、防风、五味子、乌梅为现代著名中医学家祝谌予之经验方"过敏煎"，可祛风抗过敏止痒。全方合用，共奏凉血滋阴、清热解毒、祛风止痒之功。

【加减】皮肤灼热加桑白皮、地骨皮；皮肤瘙痒加白鲜皮、桑白皮、地骨皮、钩藤、忍冬藤、夜交藤；皮肤干燥加天冬、麦冬、百合。

【验案举例】参见第六篇医案实录之风瘙痒（放疗性过敏性皮炎）案。

黄连解毒汤合五味消毒饮

【组成】黄连5g，黄柏5g，黄芩10g，栀子10g，紫花地丁15g，野菊花15g，金银花15g，天葵子15g，蒲公英15g。

【用法】水煎服，每日1剂，日服3次。

【功用】泻火解毒，散结消肿。

【适应证】痤疮、毛囊炎。

【方义】黄连解毒汤出自东晋·葛洪《肘后备急方》，五味消毒饮出自清·吴谦《医宗金鉴》。方中黄连大苦大寒，清泻心火，兼清泻中焦之火；黄芩清上焦之火；黄柏泻下焦之火；栀子清泻三焦之火，导热下行，引邪热从小便而出。金银花清热解毒，消散痈肿；紫花地丁、蒲公英、野菊花、紫背天葵清热解毒，凉血消肿散结。两方合用，共奏泻火解毒、散结消肿之功。

【加减】血分热甚者，加水牛角、生地黄、牡丹皮、赤芍；皮肤瘙痒者，加桑白皮、地骨皮、白鲜皮、牡丹皮、钩藤、忍冬藤、夜交藤、大血藤；脓未成者，加芦根、天花粉；脓已成者，加皂角刺、甲珠。

【验案举例】参见第六篇医案实录之痤疮（毛囊炎）案。

六味地黄汤合桃红四物汤

【组成】熟地黄 15g，山药 15g，山茱萸 15g，牡丹皮 10g，茯苓 10g，泽泻 10g，当归 10g，川芎 10g，白芍 15g，桃仁 10g，红花 10g。

【用法】水煎服，每日 1 剂，日服 3 次。

【功用】补肾益精，养血活血。

【适应证】黄褐斑。

【方义】六味地黄汤出自明·张介宾《景岳全书》，桃红四物汤出自清·吴谦《医宗金鉴》。六味地黄汤补肾益精，其中之地黄（六味地黄汤原方地黄是用熟地黄，邦本先生的经验是阴虚有热者，用生地黄），《神农本草经》记载其"逐血痹，填骨髓，长肌肉……久服轻身不老"，为抗衰老之要药；泽泻久服"延年轻身，面生光"；茯苓去斑美白。全方有延缓衰老、光泽肌肤之功效。桃红四物汤养血活血，对于瘀血停滞之色素沉着有良好的作用。二方合用，共奏祛黄褐斑之作用。

【加减】若血瘀伴有气滞者，加柴胡、枳壳、甘草；经行不畅，加香附、益母草；心烦焦虑，加百合、知母；皮肤干燥，加麦冬、五味子；失眠，加黄精、酸枣仁。

【验案举例】参见第六篇医案实录之肝斑（黄褐斑）案、绝经前后潮热（妇女更年期综合征）案。

（胡波、余宗洋、张运辉、钟晓蓉、龚雪整理）

附录：学习方剂学的心得

中医学的理法方药四者不可分割，构成一个整体，在辨证立法施治的基础上达到治愈疾病的目的。方剂学这门课学习得好，是学好临床各课的基础，实属临床基本功之一。下面谈的是我的一些学习体会，不当之处，请指正。

1. 以法系方，学方不离法

中医治病，首先必须通过四诊八纲，运用基本理论，进行综合分析——辨证——抓住病证。然后施治——立法、处方、用药。翻开《中医方剂学讲义》重订本，给人最突出的印象是以法系方。如解表剂，有辛温解表、辛凉解表、滋阴解表、助阳解表、理气解表、化饮解表、透疹解表诸法，每法中各有代表方剂。如此以法系方进行研究，自然对同类方剂就能区别异同，达到正确使用的目的。这样学习既系统、全面，又能抓住重点，不致为浩若烟海的中医方剂所迷惑。

我们学习方剂学，还必须"师其法而不泥其方"。要细心研究古人名方立法的妙处，日后在临床上才能将理法方药熟练配合，才会有灵活的办法，使前人的立法制方达到示人以楷模之目的。例如六味地黄汤，补中参泻，泻为补用，使补而不滞，大开大合以滋补肾阴；小青龙汤，姜味同用，开合相济以起镇咳之作用；附子泻心汤中寒热、补泻并用；左金丸、一贯煎制方之脏腑生克制化关系及前人的"壮水之主，以制阳光；益火之源，以消阴翳""甘温除大热"等。如把它们的含义弄清楚了，对于自己临床立法制方时的借鉴作用实在匪浅。因此，在掌握中医基本理论的基础上来立法、选方、用药，这是学习方剂应有的指导思想。

总之，学方切忌一病一方的学习（不过前人行之有效的经验方又必须牢记），要做到"活法在人，切不可胶柱鼓瑟"。因此，一定要重视"法"的学习和研究。

2. 精读和背诵

中医带徒弟的传统教学法——背诵，在今天仍为广大的师徒所重视，这是一种踏实读书的好学风。但读书背诵最忌好高骛远、无计划无目的地乱读乱背，今天翻这本，明日背那册，这些都是初学者易犯的通病。背诵时还应本着少而精的原则，背诵的东西宁可少一些，但要求精一些，不要囫囵吞枣。只有积小步才能上千里，汇小流才会成江海。练基本功仍然如此，是逐渐积累，而且是永无止境的。背诵不能贪多，不能只求数量。

《汤头歌诀》中四百多首歌诀是最基本的背诵要点，虽然它不可能包括内、外、妇、儿各种方剂，但有此即可打好基础。初学者，最好能全部背诵，这对于今后临床受益很大。

《中医方剂学讲义》重订本中选辑的方论选读亦要择要背诵，其余大部分应该熟读、精读。这既是学医理，又是学文理。

精读就包括理解在内，背诵亦必须在理解的基础上进行，这样才能收到事半功倍之效。

3. 掌握基本方

所谓基本方，就是具有代表性的方子。举例来说，如：益气基本方——四君子汤；补血基本方——四物汤；养阴基本方——六味地黄汤；回阳救逆基本方——四逆汤。这是众所周知的。

秦伯未老先生在《中医入门》中所列的十个基本方是有代表性的，在这些基本方的基础上，尽管病情变化多端，我们仍然能有条不紊、灵活地加减增损。以"四物汤"为例来说，举凡妇科诸疾无不以此加减投之。若益气虚，可加入参芪；兼气滞者可加入枳朴；若血虚而热者，视其在各脏腑经络之异，增损之：心经增黄连，心包络增牡丹皮，小肠经增山栀、木通，肝经增黄芩，胆经增黄连，脾经增生地黄，胃经增大黄，肺经增桔梗，大肠经增子芩，肾与膀胱经增黄柏，三焦经增地骨皮，同时养阴之品如沙参、玉竹、石斛、女贞、龟鳖等亦当分具体情况适当加入；若血虚而寒者，桂附炮姜可加入；若瘀滞血热烦躁者，桃红硝黄可选择加入；若阴虚内热生火者，山栀、黄柏、知母可加入；丰肥痰湿之体，南星、半夏、橘红、茯苓可加入；欲行血重用川芎去芍药，欲止血重用芍药去川芎；妇人暴血，加荆芥、薄荷以散之，血不止加玄参、炒蒲黄，久不止应加升麻以引血归经。由是观之，掌握了基本方后，自己根据千变万化的病情，就能化裁出更多的实用于临床的新方剂。因此，初学者不可不重视基本方的重点学习和深入研究。

有了基本方后，其余的很多方子是可以联想起来的。如六君子汤、香砂六君子汤、乌蝎六君子汤、归芍六君子汤、星附六君子汤、异功散、六神散等都是从四君子汤化裁出来的。余如八珍汤、十全大补方、人参养荣汤等亦都与四君子有关联，能一并记忆，在临床上运用起来就可以左右逢源了。

（郑邦本撰文，原载《健康报》1964 年 11 月 4 日第四版）

🔓 经验药物

邦本先生的临床经验药物，先介绍 10 味常用单味药物，以期探知邦本先生的用药习惯与临床组方思路；再重点介绍 4 味虫类药及 4 组虫药药对的经验，以揭示邦本先生使用虫类药物治疑难杂症的临床心得。

常用中药运用举隅

通过对邦本先生临床药物的用药频次处理，我们发现他临床处方大多控制在 24 味药以内，最少 6 味药，最多不超过 27 味药。根据 5142 个病案记录（选取 2012 年 9 月 15 日至 2014 年 11 月 10 日期间，邦本先生 252 个半天门诊的病案数据），共使用中药 118896 频次，平均每次处方有 23 味中药。收集师承邦本先生临床病案处方用药涉及 271 味中药，平均每味中药被使用 438.7次。邦本先生临床使用频次排在前 10 位的中药有甘草、白术、黄芪、北沙参、茯苓、白芍、柴胡、防风、枳壳、神曲，包含了四君子汤、四逆散、痛泻要方、玉屏风散等方的药物组成，这与邦本先生临床上治疗胃肠道疾病较多有关，以及邦本先生临床上非常重视保护患者脾胃功能和扶助正气有关。邦本先生临床上对人参、党参、太子参、北沙参等参类药材的使用，最喜用的是北沙参。邦本先生运用北沙参的经验值得学习，详见第八篇"薪火传承"之《郑邦本主任医师运用北沙参临床拾粹》。现将邦本先生常用十味中药的经验依次介绍于下。

甘草

【频次】3736。

【性能】甘，平。归心、肺、脾、胃经。

【功效】补脾益气，祛痰止咳，缓急止痛，清热解毒，调和诸药。

【经验运用】

1. 心气虚证　本品能补益心气，益气复脉，治疗心气不足而致脉结代、心动悸，常配人参、生地黄、桂枝等药，如炙甘草汤。邦本先生认为经方炙甘草汤常用于治疗风心病、冠心病等所致心律失常，如心房纤颤、频发室性早搏、房性期前收缩等，临床疗效较好。

2. 脾胃虚弱证　本品味甘，善入中焦，具有补益脾气之力。因其作用缓和，宜作为辅助药用，故邦本先生常用炙甘草与人参（或党参，或北沙参）、白术、茯苓等补脾益胃、益气养阴药配伍，用于治疗脾胃虚弱之证。

3. 咳喘　本品性平而药力缓和，能止咳，兼能祛痰，还略具平喘作用。邦本先生治疗风寒咳嗽，常与麻黄、杏仁等药配伍，如三拗汤；治肺热、痰热咳嗽，常配与麻黄、石膏、杏仁等，如麻杏石甘汤；治疗鼻干、咽干、痰少而黏之肺阴虚燥咳，配玄参、麦冬、桔梗等，即玄麦甘桔汤；治疗肺虚肝旺之痉咳或哮喘，生甘草配白芍，即芍药甘草汤，以柔肝缓急，解痉止咳平喘。

4. 脘腹、四肢挛急痛　本品味甘能缓急，善于缓急止痛。对脾虚肝旺的脘腹挛急作痛或阴血不足之四肢挛急作痛，邦本先生常将之与白芍同用，即芍药甘草汤。临床常以芍药甘草汤为基础，随症配伍用于血虚、血瘀、寒凝等多种原因所致的脘腹、四肢挛急作痛。邦本先生治疗颈腰椎病、足转筋引起的挛急痛，常用芍药甘草汤再加木瓜、威灵仙、伸筋草、鹿衔草以舒筋通络，效果较好。

5. 热毒疮疡、咽喉肿痛　生品药性微寒，可清解热毒。用治热毒疮疡，邦本先生常用之与金银花、连翘、紫花地丁、蒲公英等清热解毒、消肿散结之品配伍。邦本先生治疗热毒或阴虚火旺之咽喉肿痛，常用生甘草与玄参、山豆根、木蝴蝶、板蓝根、桔梗等清热解毒利咽之品配伍。

6. 调和药性 本品甘平，药性和缓，能缓和多种药物毒性和峻烈之性，又可调和脾胃。故邦本先生在含有附子等药物的处方中，常配伍生甘草解毒调和药性；若处方苦味药较多时，如有黄连、苦参、龙胆等，常与大枣同用，其甜味浓郁，可矫正方中药味，起到调和方剂性味的作用。

【用法用量】煎服。生用性微寒，可清热解毒；蜜炙药性微温，可增强补益心脾之气和润肺止咳的作用。邦本先生清热解毒用生甘草，一般剂量为5g。需要补虚、缓解、止咳时，常用炙甘草，一般剂量为5～10g，若处方中有黄连、苦参、龙胆等苦味药时，剂量用至10g。

【使用注意】不宜与京大戟、芫花、甘遂、海藻同用。本品有助湿壅气之弊，湿盛胀满、水肿者不宜用。大剂量久服可导致水钠潴留，引起浮肿。邦本先生说，甘草虽无毒，但剂量不宜过大。甘草剂量过大，可引起恶心、腹胀、胸闷等不适症状。

白术

【频次】3492。

【性能】甘、苦，温。归脾、胃经。

【功效】健脾益气，燥湿利水，止汗，安胎。

【经验运用】

1. 脾胃气虚证 本品甘苦性温，主归脾胃经，以健脾、燥湿为主要作用，前人誉之为"补气健脾第一要药"。治脾虚有湿，食少便溏或泄泻者，常与人参、茯苓等品同用，如四君子汤；治脾胃气阴两虚者，常与北沙参、茯苓等药同用，如郑氏四君子汤；脾虚湿盛，大便稀溏者，再配莲子、山药、薏苡仁、白扁豆、芡实，即参苓白术散加减治疗；针对气虚所致气血两虚者，常与人参、茯苓、当归、白芍、熟地黄等品同用，如八珍汤；治疗气血两虚所致失眠、心悸、健忘，再配酸枣仁、远志、茯神等，如归脾汤；肝旺乘脾土致脾虚痛泻者，治以健脾益气燥湿，常与白芍、陈皮、防风同用，即痛泻要方；肝郁脾虚血弱者，配柴胡、白芍、当归、茯苓等药，即逍遥丸；治疗脾胃气虚，痰瘀热毒互结之慢性萎缩性胃炎伴肠化增生者，常配伍党参、茯苓、半枝莲、白花蛇舌草、莪术等药，即半白六君子汤（邦本先生经验方），以益气健脾，化痰祛瘀。

2. 脾虚水湿内停证 本品既长于补气以健脾助运，又能燥湿利水以运化水湿。治疗脾气虚、脾阳虚、痰饮内停、脾虚水肿及脾虚不化湿之肥胖者，宜与温阳化气、利水渗湿的茯苓、桂枝等药配伍，如苓桂术甘汤；脾虚聚湿成痰，夹风上犯之眩晕，配半夏、茯苓、陈皮、天麻等药，以健脾化痰，平肝息风；针对慢性肾病水肿，配黄芪、黄精、白茅根等药，即加味肾功方（邦本先生经验方），可健脾补肾，益气利水。

3. 气虚自汗 本品对于脾气虚弱，卫气不固，表虚自汗者，其作用与黄芪相似而力稍逊，亦能补脾益气，固表止汗。治疗脾肺气虚，卫气不固，表虚自汗，易感风邪者，宜与黄芪、防风等补益脾肺、祛风之品配伍，以固表御邪，如玉屏风散。邦本先生针对平素易感冒者，常套用玉屏风，以益气固表止汗，增强抗病能力。

4. 脾虚气弱，胎动不安 本品有补气健脾安胎之功。治疗脾虚胎儿失养者，宜与人参、阿胶等补益气血之品配伍；脾虚失运，湿浊中阻之妊娠恶阻，宜与人参、茯苓、陈皮、砂仁等补气健脾除湿之品配伍；气虚兼胎动内热者，可与黄芩相使为用；脾肾两虚之习惯性流产，可与桑寄生、续断配伍。

【用法用量】煎服。炒用可增强补气健脾止泻的作用。邦本先生曾说白术炮制有讲究，鲜术晒干者为生晒术，鲜术经火烘干者为烘术，以烘术质量较好。炮制品种有生白术、土炒白术、麸炒白术等。生白术挥发油含量较高，燥性较大，健脾燥湿之功较强；生白术多脂，性虽燥而能润，治疗脾虚湿滞之便秘效果较好。土炒白术挥发油减少，补脾止泻之力增强。麸炒白术缓和燥性，增强了健脾的作用，白术炒焦或用米炒，可增强健脾止泻的功效。脾土虚弱的患者，往往便秘与腹泻交替出现，所以有时处方中生白术与炒白术同时选用，根据便秘和腹泻的症状轻重，而决定生白术与炒白术的剂量比例，一般同时用量各 10g 即可。止汗、安胎，白术宜炒用。脾虚湿盛者可用至 15g。

【使用注意】本品性偏温燥，热病伤津及阴虚燥渴者不宜使用。

黄芪

【频次】3421。

【性能】甘，微温。归脾、肺经。

【功效】健脾补中，升阳举陷，益卫固表，利尿，托毒生肌。

【经验运用】

1. 脾气虚证 本品甘温，善入脾胃，为补中益气之要药。治疗脾气虚弱，倦怠乏力，食少便溏者，可与党参、白术等补气健脾药配伍。因其能升阳举陷，故长于治疗脾虚中气下陷之久泻脱肛、内脏下垂、崩漏，邦本先生喜用"补中益气法"，即黄芪、党参、升麻、柴胡四药同用，如补中益气汤。黄芪、党参剂量各为15~30g，升麻、柴胡剂量为5g。黄芪、党参补气是补充物质基础，所以剂量要大；升麻、柴胡升举清阳，是促进功能活动，因此剂量要小，只有基础牢固了，升举清阳才有根基。若气虚甚者可将人参易党参，若患口干者西洋参易党参；若微口干属气阴两虚者，再配北沙参，即郑氏补中升阳汤（邦本先生经验方）。补中益气法多用于治疗气虚下陷证，如胃下垂、久泻脱肛、子宫下垂和气虚崩漏等。若脾虚水湿失运，以致浮肿尿少者，本品既能补脾益气，又能利尿消肿，标本兼治，为治气虚水肿之要药。邦本先生针对脾肾两虚之慢性肾病水肿，常将黄芪与白术、黄精等品配伍，即加味肾功方（邦本先生经验方），以健脾补肾，益气利水。对脾虚不能统血所致崩漏、失血证，本品尚可补气以摄血，常与人参、白术、酸枣仁等品同用，如归脾汤。对脾虚不能布津之消渴，本品能补气生津，促进津液的生成与输布而有止渴之效，常与天花粉、葛根等品同用，如玉液汤。邦本先生治疗脾肾两虚之消渴，常以本品与黄精、黄连、乌梅、天花粉等配伍，即梅花三黄汤（徐千里经验方），以益气养阴，清热生津。邦本先生针对肝脾肾不足证之不明原因白细胞减少、肿瘤术后及放化疗后白细胞减少等病症，常与北沙参、当归、大枣、鸡血藤、黄精、女贞子，即郑氏升白细胞汤（邦本先生经验方），以益气健脾，补肝益肾，填精生血，升白细胞。

2. 肺气虚证 本品入肺又能补益肺气，可用于肺气虚弱，咳喘日久，气短神疲者，常与紫菀、款冬花、杏仁等祛痰止咳平喘之品配伍。邦本先生针对肺卫气虚，常用之与白术、防风配伍，即玉屏风散，以益气固表实卫；脾肺气虚者，常与人参、白术、茯苓、桔梗等药配伍，即参苓白术散，以培土生金，脾肺双补。

3. 气虚多汗证 邦本先生治疗汗证，常选用黄芪。脾肺气虚之人往往卫气不固，表虚自汗。本品能补脾肺之气，益卫固表，常与牡蛎、麻黄根等止汗之品同用，如牡蛎散。若因卫气不固，表虚自汗而易感风邪者，宜与白术、防风等品同用，如玉屏风散。针对平素易感冒、自汗者，邦本先生临床喜套用玉屏风散，以益气固表止汗，增强抗病能力。邦本先生运用黄芪治疗各种汗证的经验如下：

自汗辨证属于气阴两虚者，黄芪配生脉散、仙鹤草、浮小麦、煅龙骨、煅牡蛎，以补益气阴，固表止汗；辨证为肺卫阳虚者，用黄芪配桂枝加龙骨牡蛎汤（注意盗汗也有肺卫阳虚者，此类患者盗汗汗液冰冷，因此黄芪配桂枝加龙骨牡蛎汤亦可治疗盗汗）；盗汗多阴血亏虚，虚火内生，潮热出汗，选当归六黄汤加仙鹤草、地骨皮、浮小麦，有较好的疗效。

邦本先生善用"玉屏风散"，此方由黄芪、白术、防风三药组成，益气固表止汗，用于表虚不固，自汗恶风，体虚易感风邪者，疗效较好。邦本先生常根据患者肺气和脾气虚弱的不同程度，确定黄芪、白术的剂量。肺气虚症状突出者，黄芪剂量大于白术；脾气虚症状突出者，白术剂量大于黄芪；肺气虚、脾气虚同时出现而又无明显差异者，黄芪、白术等量。

一般黄芪、白术、防风三药剂量比如下：肺气虚症状突出者，黄芪：白术：防风＝3：2：1；脾气虚症状突出者，黄芪：白术：防风＝2：3：1；肺气虚、脾气虚同时出现而又无明显差异者，黄芪：白术：防风＝5：5：2。

如自制可供一个月使用的"玉屏风散"，以肺气虚症状突出者为例，配方如下：黄芪：白术：防风＝135：90：45，总剂量为270g，共为粗末，每日9g，泡开水，当茶饮用，可使用1个月。

此外，对于中风后遗症、痹证等气虚而致血滞，筋脉失养，症见肌肤麻木或半身不遂者，亦常用黄芪补气以行血。邦本先生针对中风后遗症，常与当归、川芎、地龙等品同用，如补阳还五汤（《医林改错》），血络不通较严重者，再加土鳖虫、水蛭、全蝎、蜈蚣等活血通络之品。邦本先生针对颈椎病颈项痛者，以补阳还五汤再配土鳖虫、木瓜、威仙灵、丹参、葛根、骨碎补等活血通络；而腰椎病腰痛者，常用补阳还五汤、六味地黄汤加怀牛膝、桑寄生、续断、骨碎补、炮山甲等，以补肾壮骨、益气活血通络。邦本先生针对肾虚痰瘀互结之痹证，常与当归、姜黄、鸡血藤、续断、桑寄生、牛膝、骨碎补、全蝎、蜈蚣、僵蚕、炮山甲、地龙、淫羊藿等药配伍，即补肾祛痹汤（邦本先生经验方），补肾壮督，益气养血以治本，祛痹通络，消痰化瘀以治标。阳虚寒凝，筋脉痹阻之痹证，常配桂枝、白芍、全蝎、蜈蚣、桑枝、姜黄、土鳖虫、淫羊藿、鸡血藤，即黄芪桂枝五物汤加减，益气和营，温通筋脉，剔邪开凝。

对于气血不足所致疮疡内陷之脓成不溃或溃久难敛者，黄芪以其补气之功还能收托毒生肌之效。治脓成不溃，常配当归、人参、白芷等品同用，如托里透脓散。久溃不敛，常与人参、当归、肉桂等品同用，如十全大补汤。

【用法用量】煎服。蜜炙可增强其补中益气的作用。常用剂量为30g，服药后胃脘胀者，减量至15g；若用于重症肌无力、中风后遗症气虚甚者，用量宜从30g开始，逐渐加量可至120g。

【使用注意】黄芪，性微温，长期服用致口干，虚人不受补者，宜从小量开始，否则服药后出现腹胀。若出现腹胀者，加枳术丸。

北沙参

【频次】3388。

【性能】甘、微苦，微寒。归肺、胃经。

【功效】养阴益气，清肺益胃。

【经验运用】

1. 气阴虚证 邦本先生用参类的处方中第一味药常是北沙参，他结合历代医家对沙参研究和自身临床实践认为，北沙参具有良好的益气养阴之功，临床上可以代替人参或党参，用于偏于气阴两虚之证。本品甘润而微苦寒，能补肺阴，兼能清肺热，适用于阴虚肺燥有热之干咳少痰、咳血或咽干音哑等，常与同为养阴、润肺、清肺及止咳、平喘、利咽之品，如麦冬、玄参、木蝴蝶、桑叶等药同用。

2. 胃阴虚证 本品能补胃阴而生津止渴，兼能清胃热。适用于胃阴虚有热之口干多饮、饥不欲食、大便干结、舌苔光剥或舌红少津及胃痛、胃胀、干呕等，邦本先生常配伍石斛、玉竹、麦冬等养阴生津之品同用，以养阴益胃。胃阴脾气俱虚者，常与太子参、山药、黄精、白术、茯苓等益气健脾、养阴之品同用。

3. 白细胞减少症 邦本先生针对肝脾肾不足之不明原因白细胞减少、肿瘤术后及放化疗后白细胞减少等病症，常用之与黄芪等药配伍治疗，即郑氏升白细胞方（邦本先生经验方），以益气健脾，补肝益肾，填精生血，升白细胞。

【用法用量】煎服。常用剂量为30g，服药后胃脘胀，减量最小用至15g，若用于气虚甚者，用量宜从30g开始，逐渐可加量至60g，常与黄芪配伍合用。

【使用注意】《本草从新》谓北沙参"反藜芦"，《中华人民共和国药典》（1995年版）亦认为北沙参"不宜与藜芦同用"，应加以注意。邦本先生临床上慎用人参，少用党参，喜用北沙参（参见第八篇"薪火传承"之《郑邦本主任医师运用北沙参临床拾粹》）。

茯苓

【频次】3249。

【性能】甘、淡，平。归心、脾、肾经。

【功效】利水渗湿，健脾，宁心。

【经验运用】

1. 水肿 本品味甘而淡，甘则能补，淡则能渗，药性平和，既可祛邪，又可扶正，利水而不伤正气，实为利水消肿之要药。可用治寒热虚实各种水肿。治疗水湿内停所致之水肿、小便不利，常与泽泻、猪苓、白术、桂枝等同用，如五苓散。邦本先生用茯苓皮配桑白皮、陈皮、冬瓜皮、大腹皮，治疗特发性水肿；茯苓配葶苈子、桑白皮、白芥子治疗渗出性胸膜炎（胸腔积液过多者可配合胸腔积液穿刺）；茯苓皮配葶苈子、白芥子、怀牛膝、刘寄奴、车前子，治疗膝关节肿胀和关节腔积液等；茯苓配猪苓、泽泻，大剂量可治脑积水。治脾肾阳虚水肿，可与附子、生姜同用，如真武汤；用于水热互结，阴虚小便不利之水肿，可与滑石、阿胶、泽泻合用，如猪苓汤。

2. 痰饮　本品善渗泄水湿，使湿无所聚，痰无由生，可治痰饮之目眩心悸，配以桂枝、白术、甘草同用，如苓桂术甘汤；痰瘀互结证，茯苓配桂枝、桃仁、牡丹皮，即桂枝茯苓丸，可渗湿利水消肿。邦本先生常以茯苓配法半夏、陈皮、厚朴、甘草、枳壳、竹茹、生姜、天麻等，治疗痰饮、恶心、眩晕等症，如半夏厚朴汤、二陈汤、温胆汤、半夏白术天麻汤，健脾渗湿杜生痰之源，用于脾虚聚湿成痰诸证。

3. 脾虚诸证　茯苓味甘，善入脾经，能健脾补中，常配以人参、白术、甘草，治疗脾胃气虚，倦怠乏力，如四君子汤；气阴两虚证，常配以北沙参、白术、甘草，治疗脾胃虚弱，倦怠乏力，食少便溏，如郑氏四君子汤；本品能健脾渗湿而止泻，尤宜于脾虚湿盛之泄泻，邦本先生以之配党参、白术、山药、薏苡仁、芡实、莲子、白扁豆，治疗脾虚泄泻，如参苓白术散（《和剂局方》）；治疗肝郁脾虚，常与柴胡、白芍、当归、白术等药同用，即逍遥散，疏肝健脾养血。

4. 心悸，失眠　本品益心脾而宁心安神，常用治心脾两虚，气血不足之心悸、失眠，多与远志、酸枣仁、黄芪、当归、远志等配伍同用，如归脾汤；邦本先生针对失眠严重的患者，再配黄精、合欢皮、夜交藤；若心气虚，不能藏神，惊恐而不安卧者，常与人参、龙齿、远志同用，如安神定志丸。

5. 胃痞、胃痛　针对慢性萎缩性胃炎之胃肾阴虚证，在六味地黄汤的基础上加半枝莲、白花蛇舌草等药，即半白地黄汤（邦本先生经验方），以清热滋阴养胃；慢性萎缩性胃炎之脾胃气虚证，香砂五君子汤加半枝莲、白花蛇舌草等，即半白香砂五君子汤（邦本先生经验方），以清热健脾益胃。

【用法用量】煎服。茯苓常用剂量为10g，针对胸腹水及脑积水，利水消肿可逐渐加量至30g。邦本先生利水消肿多选茯苓皮，宁心安神多选茯神。

【使用注意】虚寒精滑者忌服。

白芍

【频次】2953。

【性能】苦、酸，微寒。归肝、脾经。

【功效】养血敛阴，柔肝止痛，平抑肝阳。

【经验运用】

1. 肝血亏虚及血虚月经不调　本品味酸，收敛肝阴以养血，常与熟地黄、当归等同用，用治肝血亏虚，常配熟地黄、当归、川芎，如四物汤。邦本先生针对气血两虚之月经不调，常配人参、白术、茯苓、熟地黄、当归等药，即八珍汤。若血虚有热之月经不调，可配伍黄芩、黄柏、续断等药，如保阴煎。邦本先生以白芍配当归合六味地黄汤，即归芍地黄汤，治疗肝血肾精不足之月经病。

2. 肝脾不和之胸胁脘腹疼痛或四肢挛急疼痛、头痛　本品酸敛肝阴，养血柔肝而止痛，常配柴胡等，治疗肝郁脾虚、血虚肝郁之胁肋疼痛等，如逍遥散、四逆散、柴胡疏肝散等；治疗脾虚肝旺之腹痛泄泻，与白术、防风、陈皮同用，调肝理脾，柔肝止痛，如痛泻要方；若阴血虚筋脉失养而致手足挛急作痛，常配甘草缓急止痛，即芍药甘草汤；筋脉挛急痛甚者，邦本先生在芍药甘草汤的基础上再配木瓜、威灵仙、伸筋草等舒筋活络。邦本先生也常用白芍配甘草，治疗痉咳和止痛。

3. 肝阳上亢之头痛眩晕　以本品养血敛阴，平抑肝阳，常配牛膝、代赭石、龙骨、牡蛎等，如镇肝熄风汤。邦本先生治疗外感及内伤之头痛，或因瘀血阻滞所致紧张性头痛、偏头痛、神经血管性头痛等，以本品与川芎、白芷、蒺藜、白芍、甘草、全蝎等药相配，即止头痛方（邦本先生经验方），以息风活血。

4. 营阴不足　若外感风寒，营卫不和之汗出恶风，可敛阴和营，与温经通阳的桂枝等同用，以调和营卫，如桂枝汤。邦本先生针对营卫失和，阴阳两虚之平素易感冒者，常用桂枝汤合玉屏风散合用，调和营卫，益气固表。阳虚寒凝，筋脉不通之痹证，常配桂枝、全蝎、蜈蚣、桑枝、姜黄、土鳖虫、淫羊藿、鸡血藤，即黄芪桂枝五物汤加减，益气和营，温通筋脉，剔邪开凝。

【用法用量】煎服，常用剂量为5～15g，大剂量为15～30g。养血敛阴常用剂量为15～30g，柔肝缓急止痛的剂量从30g开始，若痛不缓解，逐渐加量可至60g。

【使用注意】阳衰虚寒之证不宜用。反藜芦。

柴胡

【频次】2723。

【性能】苦、辛，微寒。归肝、胆经。

【功效】解表退热，疏肝解郁，升举阳气。

【经验运用】

1. 表证发热及少阳证 本品辛散苦泄，微寒退热，善于祛邪解表退热和疏散少阳半表半里之邪。治疗风寒感冒，恶寒发热，头身疼痛，常与羌活、独活、川芎等药配伍，如败毒散。若外感风寒，寒邪入里化热，柴胡多与葛根、羌活、黄芩、石膏等同用，以解表清里，如柴葛解肌汤。治疗风热感冒，与青蒿、黄芩、板蓝根、金银花、蒲公英配伍，即柴芩汤（邦本先生经验方）解肌退热解毒；若伤寒邪在少阳，常与黄芩同用，以清半表半里之热，共收和解少阳之功，如小柴胡汤。

2. 肝郁气滞 本品辛行苦泄，性善条达肝气，疏肝解郁。邦本先生临床喜用四逆散、逍遥散、柴胡疏肝散，配合白芍疏肝柔肝，用于肝郁诸症。邦本先生治疗肝脾不和轻证选四逆散，配白芍、枳壳、甘草；治疗肝郁气滞致肝脾不和重症，常与香附、川芎、白芍、陈皮同用，如柴胡疏肝散；气滞胀痛甚者，邦本先生再配佛手、青皮、槟榔等药加行气导滞之品。若肝郁血虚，脾失健运，妇女月经不调，乳房胀痛，胁肋作痛，神疲食少，脉弦而虚者，常配伍当归、白芍、白术、茯苓等，如逍遥散；若肝郁化火者，再配栀子、牡丹皮清肝泻火之品，如加味逍遥散。

3. 气虚下陷，脏器脱垂 本品能升举脾胃清阳之气，可用治中气不足，气虚下陷诸症，常与人参、黄芪、升麻等同用，以补气升阳，如补中益气汤；若气阴两虚，中气下陷，邦本先生常配北沙参、黄芪、升麻同用，气阴双调，升阳举陷，又无升阳化火之弊端；若治疗气虚发热，邦本先生常将补中益气汤中柴胡的剂量增加至15g。

【用法用量】煎服。柴胡解表退热宜生用，且用量宜稍重；疏肝解郁宜醋炙，升阳可生用或酒炙，其用量均宜稍轻。邦本先生使用剂量升阳5g，疏肝10g，解热15g。

【使用注意】柴胡其性升散，古人有"柴胡劫肝阴"之说，阴虚阳亢，肝风内动，阴虚火旺及气机上逆者忌用或慎用。

防风

【频次】2251。

【性能】辛、甘，微温。归膀胱、肝、脾经。

【功效】祛风解表，胜湿止痛，止痉。

【经验运用】

1. 外感表证　本品辛温发散，气味俱升，以辛散祛风解表为主，虽不长于散寒，但又能胜湿、止痛，且甘缓微温不峻烈，故外感风寒、风湿、风热表证均可配伍使用。治风寒表证，头痛身痛、恶风寒者，常配以荆芥、羌活、独活等药同用，如荆防败毒散；治外感风湿，头痛如裹、身重肢痛者，每与羌活、藁本、川芎等药同用，如羌活胜湿汤；治风热表证，发热恶风、咽痛口渴者，常配伍薄荷、蝉蜕、连翘等辛凉解表药。又因其发散作用温和，对卫气不足，肌表不固，而感冒风邪者，本品与黄芪、白术等益卫固表药同用，相反相成，祛邪而不伤正，固表而不留邪，共奏扶正祛邪之效，如玉屏风散，邦本先生常套用玉屏风，益气固表止汗，用于气虚易感冒及自汗证。

2. 风疹瘙痒　本品辛温发散，能祛风止痒，可以治疗多种皮肤病，其中尤以风邪所致之瘾疹瘙痒较为常用。邦本先生常与银柴胡、乌梅、五味子配伍，即过敏煎（祝谌予经验方），祛风抗过敏，用于过敏诸症。本品以祛风见长，药性平和，风寒、风热所致之瘾疹瘙痒皆可配伍使用；若风湿者，常与荆芥、蝉蜕、苍术等配伍，如消风散。

3. 风湿痹痛　本品辛温，功能祛风散寒，胜湿止痛，为较常用之祛风湿、止痹痛药。治疗风寒湿痹，肢节疼痛、筋脉挛急者，可配伍羌活、独活、桂枝、姜黄等祛风湿、止痹痛药，如蠲痹汤。邦本先生针对肩背酸胀痛，常与羌活、独活、姜黄同用，祛风湿活血止痛；若风寒湿邪郁而化热，关节红肿热痛，成为热痹者，则与大血藤、生地黄、地龙、土茯苓、薏苡仁等药同用。

4. 泄泻　以其升清燥湿之性，亦可用于脾虚湿盛，清阳不升所致的泄泻，可与人参、黄芪、白术等药配伍，如升阳益胃汤。若用于土虚木乘之腹痛腹泻，常与白术、白芍、陈皮同用，如痛泻要方。邦本先生针对大便有黏液，再配左金丸、白头翁、秦皮清热解毒止痢。

5. 破伤风证　本品既能辛散外风，又能息内风以止痉。治疗破伤风，常与天麻、天南星、白附子等祛风止痉药同用，如玉真散。

【用法用量】煎服。预防感冒和解表祛风抗过敏用 3 ~ 5g，疏风解表用 5 ~ 10g，散肝舒脾用 10g；邦本先生临床发现防风易致出汗，患者易出汗时调整其剂量为 2 ~ 3g。

【使用注意】本品药性偏温，阴血亏虚、热病动风者不宜使用。

枳壳

【频次】2008。

【性能】 苦、辛、酸，温。归脾、胃、大肠经。

【功效】 理气宽中，行气消胀。

【经验运用】

1. 胃肠积滞，湿热泻痢 本品辛行苦降，善理气宽中，行气消胀。治饮食积滞，脘腹痞满胀痛，常与山楂、麦芽、神曲等同用，如曲麦枳术丸；若胃肠积滞，热结便秘，腹满胀痛，则与大黄、芒硝、厚朴等同用，如大承气汤；枳壳配伍白术，健脾行气化食，治疗脾虚食滞证。

2. 胸痹、结胸 本品能行气化痰以消痞，破气除满而止痛。治胸阳不振，痰阻胸痹之胸中满闷、疼痛，多与薤白、桂枝、瓜蒌等同用；治痰热结胸，可与黄连、瓜蒌、半夏同用；治心下痞满，食欲不振，可与半夏曲、厚朴等同用。邦本先生治疗咳嗽，常与百合、百部、麦冬、天冬、紫菀、桔梗、前胡、白前等药配伍，即百咳方，宽胸理气，用于咳嗽胸闷。

3. 气滞胸胁疼痛 本品善破气行滞而止痛，治疗气血阻滞之胸胁疼痛。邦本先生常用枳壳与柴胡、白芍、香附、佛手、陈皮、川芎等药相配，即柴胡疏肝散，疏肝行气，宽中理脾，用于肝郁气滞、肝脾不和、肝胃不和诸证。

4. 脏器下垂病症及低血压 邦本先生用枳壳配伍补中益气汤，治疗中气下陷所致胃下垂、子宫脱垂、脱肛等脏器下垂病症及低血压。

【用法用量】 煎服。炒后性较平和。行气开胸、宽中除胀用枳壳剂量为10g，若中气下陷致脏器下垂者可用至15～30g。

【使用注意】 孕妇慎用。

神曲

【频次】 1970。

【性能】 甘、辛，温。归脾、胃经。

【功效】 消食和胃。

【经验运用】

饮食积滞证 本品辛以行散消食，甘温健脾开胃，和中止泻。常配山楂、麦芽、木香等同用，消食和胃除胀，用于脾胃虚弱、饮食不化诸症。又因本品略能解表退热，故尤宜外感表证兼食滞者。

邦本先生在汤剂中含有矿石、贝壳、胶类、补益类等药物时，配伍本品可防上述药物致纳呆之副作用。凡丸剂中有金石、贝壳类药物者，前人用本品糊丸以助消化，如磁朱丸。

【用法用量】 煎服，6～15g。健脾开胃宜生用，消食和胃宜炒用，消食止泻宜炒焦用。常用剂量为15g，若食滞胃脘胀甚者，可逐渐加至30g。

【使用注意】神曲为曲剂，内含鲜苍耳草（有小毒），妊娠期或哺乳期患者为安全考虑，处方中不用神曲为好（参见第四篇临证一得之《漫话苍耳子有小毒》）。

（胡波整理）

虫类药运用举隅

历代医家都较重视虫类药物的运用，含虫类药物的方剂如下瘀血汤、抵当汤（丸）、大黄䗪虫丸、鳖甲煎丸等经典，已成为后世运用虫类药物之典范。李时珍《本草纲目》中收录虫类药物 107 种。近现代善用虫类药物的医家主要有张锡纯、恽铁樵、章次公、朱良春等。目前，虫类药被广泛运用于临床各科的常见病、多发病中，如恶性肿瘤、血液病、心脑血管病、结缔组织疾病、肝肾病、神经精神疾病、内分泌系统疾病等，收到较独特的疗效。虫类药的功用主要因配伍不同而异，可分为疏风泄热、解毒消痈、息风定惊、搜风通络、杀虫止痒、祛痰平喘、行气止痛、活血祛瘀、攻坚破积、温肾壮阳等。

虫类药物疗效卓著，素来为诸多医家所偏爱，邦本先生亦喜用之。其中又以全蝎、土鳖虫、炮山甲、水蛭等最为常用。

全蝎

【频次】473。

【性能】辛，平。有毒。归肝经。

【功效】息风镇痉，攻毒散结，通络止痛。

【经验运用】全蝎对于治疗偏正头痛、风寒、湿热痹痛、痉咳及干咳痰少而久咳不止等病症效果较好。

1. 治偏正头痛 全蝎配川芎、白芷、刺蒺藜、钩藤、白芍、何首乌、女贞子、甘草，可柔肝息风、祛风通络。方中须重用白芍（30～90g），配合全蝎加大柔肝息风镇痛的作用。又有散剂：全蝎、天麻、紫河车、地龙、川芎等各等份，共研细末，每次 3g，1 日 2 次，温开水送服，效果亦佳。

验案举例 张某，男，38 岁，2008 年 10 月 13 日初诊。

患者偏头痛，疲劳则发，发时剧烈，或左或右，连及于目和后头部，舌淡，苔白，脉弱。邦本先生辨证：风阳上扰，络脉不通证。拟化瘀通络，息风止痛法。

处方：紫河车、僵蚕、全蝎、土鳖虫、天麻、川芎各 50g，共研细末，每次 3g，1 日 3 次，温开水送服，连服数剂而愈。

2. 治疗风寒湿热痹痛 全蝎配蜈蚣、土鳖虫及朱丹溪上中下通用痛风丸，以祛风散寒，清热除湿，活血通络，效果较好。

☑ 验案举例

熊某，男，44 岁，2010 年 10 月 26 日初诊。

患者患类风湿关节炎，全身关节热痛，酸痛，屈伸不利，指关节晨僵，腰酸痛，行走困难，轻度浮肿，夜间小腿挛急，口干，咽干，舌红，少苔，脉沉弱而数。辨证：肾气不足，湿热内侵，经脉闭阻证。拟补肾通络，凉血清热止痛法。

处方：黄芪 30g，当归 10g，桑枝 30g，生地黄 30g，大血藤 30g，土茯苓 10g，徐长卿 10g，全蝎 5g，蜈蚣 2 条，水牛角 25g（先煎），赤芍 10g，牛膝 15g，桑寄生 15g，续断 15g，薏苡仁 30g，苍术 15g，防己 10g，木瓜 15g，威灵仙 15g，秦艽 15g，海风藤 15g，炮山甲 10g（先煎），地龙 15g，神曲 12g。5 剂，水煎服。

至 2011 年 5 月，间断服药 6 个月，全身关节热痛已除，浮肿已消，腰痛基本缓解，口干，咽干也有所减轻。继续以本方为主调理治疗。

3. 治痉咳及干咳痰少而久咳不止 全蝎配银柴胡、防风、五味子、乌梅、麦门冬、天门冬、百合、百部、黄精、紫菀、枳壳、诃子、白芍、甘草，以脱敏解痉，润肺止咳。

☑ 验案举例

骆某，女，35 岁，2009 年 11 月 18 日初诊。

患者人流后 24 日，易感冒，干咳 1 个月。喉痒则咳，闻烟亦咳，晚上咳甚，咳甚则气短，恶寒甚，晚上身热，曾有盗汗，苔白，脉弱。邦本先生辨证：肺失宣肃，肺阴不足证。拟脱敏解痉，润肺止咳法，用玉屏风散合过敏煎加味治疗。

处方：黄芪 30g，白术 10g，防风 2g，仙鹤草 30g，地骨皮 15g，银柴胡 10g，五味子 10g，乌梅 10g，北沙参 30g，麦门冬 15g，天门冬 15g，百合 30g，百部 10g，紫菀 10g，枳壳 10g，诃子 10g，黄精 30g，白芍 30g，甘草 5g，淫羊藿 10g，露蜂房 10g，僵蚕 10g，地龙 10g，全蝎 3g。5 剂，水煎服。

二诊（2009 年 11 月 30 日）：咳减十之六七，守方调理而愈。

【用法用量】煎服，3~6g。研末吞服，每次 0.6~1g。

【使用注意】本品有毒，用量不宜过大。孕妇慎用。肝肾功能不全者慎用。长期使用者，需要监测肝肾功能。

土鳖虫

【频次】323。

【性能】咸，寒。有小毒。归肝经。

【功效】破血逐瘀，续筋接骨。

【经验运用】颈椎病、腰椎病、肝硬化及木舌疗效佳。

1. 治疗颈腰椎病 土鳖虫配补阳还五汤、木瓜、威灵仙、鸡血藤、丹参、葛根、骨碎补，益气活血，祛瘀通络，用治颈椎病变；加川牛膝、桑寄生、金毛狗脊、续断，以补腰肾，强筋骨，用治腰椎病变，效果好。

◾ **验案举例**

周某，男，59岁，2009年9月11日初诊。

患者走路时头晕，病史1年，每次头晕持续8~10秒，血压正常，X线片显示有颈椎病。白天头昏，晚上入睡困难，易醒，头晕发作时双臂热麻，脚软无力，口干，淡而无味，舌淡苔白厚，脉沉弦。邦本先生辨证：气虚血瘀，络脉瘀阻证。拟益气活血通络法。

处方：黄芪30g，北沙参30g，升麻5g，柴胡5g，白芍10g，当归10g，川芎10g，地龙10g，桃仁10g，红花10g，丹参30g，葛根30g，土鳖虫10g，牛膝15g，骨碎补15g，黄精30g，酸枣仁30g，合欢皮15g，夜交藤30g，神曲10g，鸡血藤30g。5剂，水煎服。

至2009年10月14日，前后共经历4诊，头晕基本缓解，仍有失眠多梦。继续用上方为主，调理巩固疗效。

2. 治疗早期肝硬化 土鳖虫配西洋参、紫河车、三七、丹参、炮山甲、鳖甲、鸡内金、郁金，补益气阴，活血化瘀，软坚消癥，用治早期肝硬化、肝脾肿大、肝功能及血清蛋白改变者，坚持服药，效果较好。用法：上方各药等份，共研细末，每次4g，1日3次，温开水送服。

◾ **验案举例**

谢某，女，55岁，2008年12月17日初诊。

患者肝硬化，右胁痛，脾大，疲乏倦怠，食欲不振，舌淡紫苔白，脉弦。邦本先生辨证：肝气郁结，瘀血阻滞证。拟软坚散结，化瘀通络法。

处方：西洋参、田七、丹参、鳖甲、鸡内金、土鳖虫、紫河车、红参、灵芝各100g，共研细末，每次3g，1日3次，温开水送服。

服药2个月，2009年2月18日B超检查：肝脏已有明显改善，脾不大。

3. 治木舌 木舌证表现为舌肿且胀，局部坚硬，疼痛，咀嚼，吞咽困难；

土鳖虫配凉膈散、导赤散，以泻火解毒，清上泻下，活血散瘀，用治木舌，有奇效。

◪ **验案举例**

向某，女，55岁，2007年5月7日就诊。

患者自述1个月前舌面左侧初起一黄豆大小之硬结，肿大，疼痛，口角流涎，咀嚼吞咽困难。曾在院外就诊，用过中西药治疗，均未见效果，且症状日渐加重。望舌：舌质偏红并带紫色，苔黄，舌面有一处肿大硬结约1cm×1cm，脉数。邦本先生辨证：心脾二经热毒证。拟清热解毒，活血化瘀法。方用导赤散、黄连解毒汤加减。

处方：黄连5g，黄芩10g，黄柏5g，栀子10g，生地黄15g，竹叶10g，车前草15g，红花5g，桃仁10g，土鳖虫10g，甘草5g。5剂，水煎服。

服上方5剂后，症状明显减轻。前后6诊，加减用药30剂而愈，每次处方必用土鳖虫（用量随症状缓解而有所减少）。

【用法用量】煎服，3~10g；研末服，1~1.5g，黄酒送服。

【使用注意】孕妇忌服。肝肾功能不全者慎用，长期使用者，需要监测肝肾功能。

炮山甲

【频次】501。

【性能】咸，微寒。归肝、胃经。

【功效】活血消癥，通经，下乳，消肿排脓。

【经验运用】

炮山甲对于治疗妇女闭经癥瘕、男子前列腺增生及消化系统息肉等病症效果较好。

1. 治疗妇女闭经痛经及癥瘕 基础方用炮山甲配桂枝茯苓丸，以活血祛瘀，通络化癥，用治妇科诸疾。若血瘀闭经，基础方加益母草、当归、香附、泽兰、山楂；血瘀痛经，基础方加失笑散；子宫肌瘤、输卵管阻塞性不孕及盆腔肿块，基础方加三棱、莪术、昆布、海藻、大血藤，疗效好。

◪ **验案举例**

钟某，女，39岁，2009年6月19日初诊。

患者患子宫内膜异位症，右侧附件区囊肿。经前腹痛，经色暗红，舌暗，脉涩。邦本先生辨证：痰瘀互结，络脉不通证。拟化痰逐瘀、软坚通络法。

处方：桂枝10g，白芍15g，桃仁10g，茯苓10g，牡丹皮10g，昆布15g，海藻15g，三棱10g，莪术10g，炮山甲10g（先煎），大血藤30g，半枝莲

30g，白花蛇舌草 30g，露蜂房 10g，黄芪 30g，北沙参 30g，升麻 10g，柴胡 10g，神曲 10g，10 剂，水煎服。

服药 10 剂后，痛经缓解，守方加减 30 剂后，附件囊肿及子宫内膜异位症皆愈。

2. 治疗前列腺增生　炮山甲配桃仁、红花、川牛膝、王不留行、六味地黄汤，补肾化瘀，用治老年肾阴虚而兼前列腺增生者，效果较好。

■ **验案举例**

何某，男，46 岁，2009 年 2 月 19 日初诊。

B 超示：前列腺增生，大小为 4.8cm×3.3cm×2cm，腰酸痛，口干，便干，尿细，尿有余沥，小便不利，排尿时尿道有灼热感，阴囊潮湿，排尿延迟，舌暗，苔黄腻，脉细数。邦本先生辨证：阴虚火旺，湿热瘀滞证。拟滋阴降火、清热利湿、活血化瘀法。

处方：知母 10g，黄柏 10g，生地黄 15g，山药 15g，山茱萸 30g，牡丹皮 10g，茯苓 10g，泽泻 10g，牛膝 15g，王不留行 15g，桃仁 10g，红花 10g，炮山甲 10g（先煎），白花蛇舌草 30g，土茯苓 30g，火麻仁 20g，柏子仁 15g，5剂，水煎服。

前后共经过 8 诊，至 2009 年 12 月 16 日，尿后余沥已无，夜尿由每晚 2次变为 1 次，腰不酸痛，阴囊不潮湿，前列腺大小正常（3.5cm×2.5cm×2.5cm），包膜光滑，基本痊愈，继续以上方为主调理。

3. 治疗消化系统息肉　基础方用炮山甲配僵蚕、乌梅，祛瘀散结化息肉。如属胃息肉，偏脾胃气虚者，基础方加香砂六君子汤；偏胃阴虚者，基础方加六味地黄汤；结肠息肉者，基础方加痛泻要方、左金丸；胆道息肉者，基础方加柴胡疏肝散、茵陈、栀子、郁金，效果令人满意。

■ **验案举例**

张某，女，27 岁，2009 年 4 月 3 日初诊。

患者患慢性胃炎、胃息肉 1 年，消瘦，食后胃胀甚，嗳气，不排气，易怒，胃稍痛，反酸，胃内灼热，舌淡，苔白，脉弱。邦本先生辨证：脾虚气逆，肝气郁结证。拟健脾和胃，疏肝理气，兼化息肉法。

处方：黄芪 25g，北沙参 25g，白术 10g，茯苓 10g，甘草 5g，陈皮 10g，广木香 10g，砂仁（后下）5g，香附 10g，枳壳 10g，神曲 10g，麦芽 15g，旋覆花（包煎）15g，代赭石 15g（先煎），柴胡 10g，白芍 10g，川芎 10g，郁金 10g，延胡索 15g，炮山甲 10g（先煎），僵蚕 10g，海螵蛸 15g，黄连 5g，吴茱萸 2g，5 剂，水煎服。

前后共经历 4 诊，都以香砂六君子汤合炮山甲、僵蚕为主方（不反酸则加乌梅），随症加减。服药 30 余剂后，胃部症状基本消失，再做胃镜检查，胃内未发现息肉。

【用法用量】 煎服，3～10g。研末吞服，每次 1～1.5g。

【使用注意】 孕妇慎用。痈肿已溃者忌用。（编者注：2020 版药典已将炮山甲删除，本书所涉及其临床应用，均在 2020 版药典出版之前。穿山甲由国家二级保护动物升级为一级，说明其资源稀缺。野生动物是人类赖以生存的生态系统重要组成部分，保护发展和合理利用野生动物资源，对于维护生态平衡、改善自然环境、促进社会经济可持续发展意义重大。临床上使用炮山甲作为药品，其必须加载"中国野生动物经营利用管理标识"，以资鉴别其合法性。为节约其药材资源，现临床大多选用"炮山甲细粉"或"炮山甲颗粒"。

水蛭

【频次】 138。

【性能】 咸、苦，平。有小毒。归肝经。

【功效】 破血通经，逐瘀消癥。

【经验运用】 水蛭尤适用于治疗老年心脑血管疾病及肿瘤等疑难病症。

1. 治疗冠心病心绞痛　水蛭配西洋参、田七、丹参、灵芝、山楂，益气活血，化瘀通络，以治心脉痹阻之心绞痛效果佳。用法：上方各药等份，共研细末，每次 3g，1 日 2 次，温开水送服。

▨ 验案举例

张某，男，75 岁。

患者患冠心病，自备田七、丹参等份共研细末，长期服用，起初效果较好。因外出旅游过劳，而出现心胸憋闷，心悸，并时而有心绞痛，再服上方时则效果不佳，故前来就诊。诊脉弦涩，舌边青紫。邦本先生辨证：气虚血瘀证。拟益气活血，化瘀通络法。

处方：西洋参、水蛭、田七、丹参、灵芝、山楂，上药各等份，共研细末，每次 3g，1 日 2 次，温开水送服。

服药 1 周后，上述症状明显减轻，1 剂服完后，病情基本稳定。此后常备上方以作应急之用。

2. 治疗中风后遗症　水蛭配地龙、土鳖虫、天麻、灵芝，活血化瘀，益智健脑，用治中风后遗症，效果甚佳。用法：上方各药等份，共研细末，每次 3g，1 日 2 次。温开水送服。

▨ **验案举例**

陈某，女，59 岁，2008 年 9 月 22 日初诊。

患者脑梗死，头晕，头痛，腰痛，右上肢麻木不适，言语不利，痰多，便干，舌淡，苔白腻，脉缓。邦本先生辨证：气虚血瘀，痰瘀阻络证。拟益气活血，化痰开窍通络法。

处方：黄芪 30g，当归 10g，川芎 10g，地龙 10g，桃仁 10g，红花 10g，水蛭 5g，牛膝 15g，桑寄生 15g，续断 15g，天麻 10g，钩藤 15g，石菖蒲 10g，女贞子 15g，火麻仁 15g，莱菔子 15g，全瓜蒌 15g，神曲 10g。3 剂，水煎服。与西洋参散（西洋参 100g，天麻 100g，土鳖虫 50g，全蝎 50g，地龙 50g，水蛭 50g。共研细末，每次 3g，1 日 3 次，温开水送服）交替服用，至 2008 年 12 月 15 日基本痊愈。

3. 治疗食管癌　水蛭配昆布、海藻、浙贝母、山慈菇、露蜂房、莪术、僵蚕、全蝎，活血化瘀，清热化痰，软坚散结，对食管癌有较好的控制病情发展的作用。用法：上方各药等份，共研细末，每次 4g，1 日 3 次，温开水送服。

▨ **验案举例**

李某，男，54 岁，2009 年 4 月 17 日初诊。

患者食管癌转移至左肺门，食管梗阻不适，有异物感，食管灼热，易呕吐，舌淡，苔白腻，脉浮弦。邦本先生辨证：痰瘀交阻，脾虚气逆证。拟益气健脾，抗癌化痰，逐瘀降逆法。

处方：北沙参 30g，白术 10g，茯苓 10g，陈皮 10g，广木香 10g，砂仁 5g（后下），黄连 5g，苏叶 10g，海藻 15g，水蛭 5g，半枝莲 30g，白花蛇舌草 30g，露蜂房 10g，莪术 10g，山慈菇 10g，旋覆花 15g（包煎），代赭石 15g（先煎），柿蒂 10g，灵芝 15g，神曲 10g，麦芽 15g，8 剂，水煎服。

患者服上方后，症状缓解，每诊以初诊方为主，随症加减，共经过 4 诊，至 2009 年 10 月 12 日，食欲尚可，不呕，食管不灼热，服药后精神好，继服巩固疗效。

按：邦本先生用虫类药较谨慎，喜用但不滥用，如治疗中风后遗症、食管癌等，必先查其血象，如红细胞、血红蛋白，或血小板减少，或体质弱者则不用水蛭。当白细胞减少时，则用黄芪、党参、黄精、当归、女贞子、大枣、鸡血藤等升高白细胞，待其正常后再用全蝎、蜈蚣、水蛭等药性相对峻猛的虫类药。邦本先生认为虫类药在治疗痰瘀所致疑难病时，只要辨证识病准确，有时会收到意想不到的疗效。慢性病用散剂缓缓图治，根据疗效及服药后的反应，服用剂量可酌情增减。前面已经提到过全蝎有小毒，肝肾功能异常者不用。水蛭无毒，功能破血，故贫血或血小板减少者不用，或体弱血虚，无瘀血停聚及孕妇忌服。

【用法用量】 煎服，1.5～3g；研末服，0.3～0.5g。以入丸、散或研末服为宜。邦本先生认为，血瘀甚的病症，剂量可加至5g。

【使用注意】 孕妇及月经过多者忌用。血小板减少者慎用，大剂量或长期使用者需要监测血小板。

（本文据张文涛、邦本先生刊发于《中国民间疗法》2010年5期之《郑邦本运用虫类药经验》一文整理）

虫类药对运用举隅

邦本先生善治疑难杂症，其使用虫类药物的经验尤为宝贵，现将常用虫药药对介绍如下，供同道参考。

僵蚕配蝉蜕

【功效】 祛风散热，化痰利咽，解毒，抗过敏。

【经验运用】 风热咳嗽、急慢性咽喉炎及慢性肾小球肾炎。

1. 治疗风热咳嗽　僵蚕、蝉蜕配合桑叶、菊花、桔梗、杏仁、麻黄、黄芩、甘草等，清轻凉散，祛风散热，用于治疗支气管炎及肺炎初期，证属风热袭卫者，效果良好。

验案举例　患者叶某，男，65岁，2012年10月初诊。

患者感冒后身微恶寒发热，口干咽痒，咳嗽痰黄，舌淡红，苔薄黄，脉浮数。辨证：风热袭卫，肺气不宣证。法当祛风散热，宣肺止咳。

处方：桑叶10g，菊花10g，桔梗5g，僵蚕10g，蝉蜕10g，麻黄5g，杏仁10g，黄芩15g，红景天10g，瓜蒌壳15g，浙贝10g，鱼腥草15g，重楼15g，甘草5g。

服药3剂，患者即不感寒热，咳嗽也有减轻。服药5剂，不适症状消失。

2. 治疗急慢性咽喉炎　僵蚕、蝉蜕配合玄参、麦冬、桔梗、薄荷、山豆根、金银花、蒲公英、甘草等，清热化痰，利咽消肿，用于治疗急慢性咽喉炎、扁桃体炎。喉痛声哑者，加北沙参、诃子、木蝴蝶；痰凝气滞者，合半夏厚朴汤。

◪ 验案举例

患者任某，男，42岁，2012年11月初诊。

患者自诉咽部干痛不适，晨起恶心欲呕，自觉咽部如有异物停滞，咽之不下，吐之不出，咽痒常欲咳嗽，又无明显痰液，曾多次在五官科就诊，诊断为慢性咽炎，治疗效果不满意。查：咽部发红，咽后壁淋巴滤泡增生，扁桃体轻度肿大，舌质红，苔薄黄，脉略弦。辨证：肝郁气结，虚火灼咽证。法当疏肝散结，化痰利咽。

处方：玄参15g，麦冬15g，桔梗5g，僵蚕10g，蝉蜕10g，薄荷（后下）5g，山豆根5g，金银花15g，蒲公英15g，法半夏10g，茯苓10g，厚朴10g，苏叶10g，合欢皮15g，郁金10g，北沙参30g，诃子10g，木蝴蝶10g，柴胡10g，白芍15g，枳壳10g，甘草5g。

上方加减服用20剂后，患者症状明显减轻，嘱其忌生冷辛辣，避免急躁恼怒，继服10剂而收功。

3. 治疗慢性肾小球肾炎 僵蚕、蝉蜕再加大黄、姜黄，即为名方升降散，升清降浊，排毒祛瘀，用于治疗慢性肾小球肾炎长期尿蛋白、尿隐血、肾功能异常者，可收到较满意的疗效。临床应用时，选六味地黄汤补肾培本；僵蚕、蝉蜕、土茯苓、六月雪升清降浊；白花蛇舌草、白茅根清利湿热；尿血者，以女贞子、墨旱莲、石韦、小蓟、白茅根凉血止血；水肿者，以黄芪、黄精、白术、白茅根扶正制水；肾功能不全者，以大黄排毒泻浊。邦本先生的上述经验方，治疗慢性肾小球肾炎效果较好。

◪ 验案举例

患者向某，女，48岁，2013年5月就诊。

患者自述其患慢性肾小球肾炎5年，病情缠绵难愈，自觉乏力，浮肿。查尿常规：尿蛋白（＋＋）、隐血（＋）。肾功能无异常。舌淡胖，苔白腻，脉细。辨证：肾虚水泛证。法当滋肾利水。

处方：生地黄15g，山药15g，山茱萸15g，牡丹皮10g，茯苓皮30g，泽泻15g，僵蚕15g，蝉蜕15g，土茯苓30g，女贞子15g，墨旱莲15g，白茅根30g，石韦30g，小蓟30g，冬瓜皮30g，陈皮10g，桑白皮15g，大腹皮15g，萆薢15g。

服上方10剂，患者浮肿渐退，查尿蛋白（＋）、尿隐血（＋＋），上方去利水消肿的皮类药，加入黄芪、黄精、白术之类，加减调治2月余，尿蛋白、尿隐血均转为阴性。

按：慢性肾小球肾炎、肾病综合征和IgA肾病等原发性肾脏疾病，是临床上较难根治的疾病，其发病与自身免疫机制有密切关系。僵蚕临床使用具有较好的补肾益精作用（传统本草著作没有此项功效记载），适用于上述原发性肾脏疾病属肾精亏虚的患者；蝉蜕祛风解痉，用于免疫系统功能异常的上述原发性肾脏疾病的患者，既有抗过敏的作用，又有免疫抑制的作用。所以僵蚕、蝉蜕药对，常在邦本先生治疗上述原发性肾脏疾病的处方中出现。

地龙配蜂房

【功效】镇咳平喘，通络止痛，攻毒消肿。

【经验运用】咳喘病症、颈腰椎病及肿瘤。

1. 治疗咳喘病症　地龙、蜂房配合银柴胡、防风、五味子、乌梅、苏子、淫羊藿，脱敏解痉，降气平喘；伴干咳者，加麦冬、天冬、百合、百部、紫菀、枳壳、诃子、黄精等，润肺止咳。

◪ 验案举例

患者余某，男，58岁，2012年12月初诊。

患者有肺气肿病史，本次感冒后诱发痼疾，干咳无痰，喘息不停，活动后加重，不耐日常家务，稍有活动即有汗出，舌淡，苔薄黄，脉细数。辨证：肺失宣降，肺阴不足证。法当脱敏解痉，润肺止咳。

处方：黄芪30g，白术10g，防风3g，仙鹤草50g，百合30g，北沙参30g，山茱萸30g，银柴胡10g，五味子10g，乌梅10g，地龙10g，苏子10g，蜂房10g，紫河车10g，淫羊藿10g，麦冬15g，天冬15g，百部10g，紫菀10g，枳壳10g，诃子10g，黄精30g。

服药5剂，患者即感自汗及咳喘明显好转。效不更方，守方调治，15剂药后咳喘消失。

2. 治疗颈腰椎病　地龙、蜂房配合黄芪、当归、川芎、桃仁、红花、丹参、土鳖虫等益气活血，通络祛瘀，善治颈腰椎病引发的头目眩晕、头痛颈强、四肢麻木、腰部酸痛诸症。眩晕者，加天麻、钩藤、刺蒺藜；上肢麻木者，加桑枝、姜黄；下肢麻木者，加牛膝、鸡血藤。

◪ 验案举例

患者卢某，女，63岁，2013年2月初诊。

患者颈椎病9年，头项强痛，转动不利，伴有眩晕感，右上肢麻木，舌淡红，无苔，脉弦沉，按之无力。辨证：气虚血瘀，络脉痹阻证。法当益气活血，佐以通络。

处方：黄芪30g，当归10g，川芎10g，白芍30g，桃仁10g，红花10g，地龙10g，蜂房10g，天麻10g，钩藤15g，刺蒺藜15g，白芷10g，桑枝30g，姜黄10g，土鳖虫10g，甘草5g。

服药10剂，患者眩晕与头痛都有缓解，上方加羌活10g，独活10g继服。又嘱患者以药渣布包，热敷颈部。患者服药月余，病情明显减轻，疗效满意。

3. 治疗肿瘤 地龙、蜂房配合半枝莲、白花蛇舌草、冬凌草、莪术、苦参、山慈菇、紫杉等治疗肿瘤，可起到清热解毒、化痰通络、攻毒消肿的作用，以控制肿瘤生长，缓解病情。

▨ **验案举例**

患者李某，男，57岁，2014年2月就诊。

患者诉吞咽困难，胸骨后不适，食少，食则恶心欲吐，疲乏倦怠，睡眠不安，上消化道钡餐提示：食管中下部占位性病变。患者因畏惧手术而求治于中医。其舌质紫暗，苔薄黄微腻，脉细软无力。辨证：本虚标实，痰瘀互结证。法当益气健脾，降逆抗癌。

处方：灵芝30g，北沙参30g，白术10g，茯苓10g，陈皮10g，砂仁5g（后下），吴茱萸2g，黄连3g，苏叶10g，旋覆花15g（包煎），代赭石15g（先煎），半枝莲30g，白花蛇舌草30g，莪术10g，苦参10g，山慈菇10g，水蛭5g，地龙10g，蜂房10g，紫杉3g，神曲15g，甘草5g。

服药7剂，患者呕吐止，食欲增加，精神与睡眠皆可。服药1个月，吞咽困难及胸骨后不适感也逐渐缓解，疗效满意，仍坚持治疗。

炮山甲配僵蚕

【功效】化瘀软坚，祛风定痉，通络消肿。

【经验运用】消化道息肉、中风后遗症及淋巴回流障碍。

1. 治疗消化道息肉 炮山甲、僵蚕配合乌梅，更增散结祛瘀化息肉的作用。属胃息肉者，偏脾胃气虚的合用香砂六君子汤，偏胃阴虚的合用六味地黄汤；属肠道息肉者，合用痛泻要方、左金丸或四神丸（见脾肾阳虚症状时选用）；属胆道息肉者，合用柴胡疏肝散，加栀子、郁金、山楂等。

▨ **验案举例**

患者殷某，女性，58岁，以直肠炎、直肠息肉于2012年8月来诊。

患者诉肛门坠胀，常有便意，小腹隐痛，痛则作泻，泻后痛减，另有急躁易怒，发怒后症状加重的表现。查体：腹平软，肝脾未触及，左下腹压痛，无反跳痛，肠鸣音稍活跃。舌淡，苔薄黄，脉弦细。纤维结肠镜提示：直肠炎；直肠息肉。辨证：肝郁侮土，脾虚气滞，气血郁结之积聚。法当疏肝解郁，益气健脾，散结祛瘀。

处方：炮山甲10g（先煎），僵蚕10g，乌梅10g，诃子10g，陈皮10g，柴胡 10g，白芍 15g，枳壳 10g，佛手 5g，郁金 10g，延胡索 15g，北沙参 20g，黄芪 20g，白术 10g，防风 5g，升麻 10g，茯苓 10g，吴茱萸 2g，黄连 5g，神曲 15g，甘草 5g。

服药 10 剂，患者肛门坠胀，腹痛、腹泻的症状都有缓解，坚持服药 2 月，直肠炎症状消失，复查肠镜提示：直肠息肉消失，疗效满意。

2. 治疗中风后遗症　炮山甲、僵蚕配合水蛭、地龙、天麻、灵芝，活血化瘀，益智健脑，用治中风后遗症，效果好。用法：上方各药等份为末，每服 3g，日 2~3 次，坚持服药定有效果。

■ **验案举例**

患者代某，女性，61 岁，2013 年 5 月初诊。

患者脑梗死后遗右侧肢体麻木不仁，行走需人扶持，右手握物无力，言语不利，大便干结，舌淡，苔白腻，脉缓。辨证：气虚血瘀，痰瘀阻络证。法当益气活血，开窍通络。

处方：天麻 100g，灵芝 100g，水蛭 60g，炮山甲 100g（先煎），僵蚕 100g，西洋参 100g，地龙 100g，丹参 100g，石菖蒲 100g，当归 100g，肉苁蓉 100g。

上方共为细末，每服 5g，日 3 服。服药 3 月，患者病情明显好转，行走自如，言语也恢复如常。

3. 治疗淋巴回流障碍　炮山甲、僵蚕配合土鳖虫、赤芍、丹参、益母草、泽兰更增通络消肿的作用；合四妙散加槟榔、苏叶、茯苓、土茯苓以除下焦痰湿，用治淋巴回流障碍，疗效独特。

■ **验案举例**

患者吴某，女，62 岁，2008 年 6 月初诊。

直肠癌术后及放化疗后淋巴回流障碍，右下肢大小腿粗胀肿大（自踝关节到髋关节），站立后加重，肤色发红，按之胀痛，行走困难，并伴心悸，心胸憋闷，舌质紫黯，脉弦滑。辨证：痰湿壅滞，瘀血痹阻，兼气阴不足证。法当益气养阴祛湿，化痰通络除痹。

处方：黄芪 30g，北沙参 30g，麦冬 15g，五味子 10g，炮山甲 10g（先煎），僵蚕 10g，土鳖虫 10g，益母草 15g，泽兰 15g，地龙 10g，赤芍 10g，丹参 30g，苍术 15g，黄柏 5g，牛膝 15g，薏苡仁 30g，槟榔 10g，苏叶 10g，茯苓 30g，土茯苓 30g。

守方加减，用药近百剂，患者症状明显好转，行走自如，右下肢肿胀已减轻百分之八十左右。

全蝎配蜈蚣

【功效】 通络止痛，息风定惊，解毒散结。

【经验运用】 类风湿关节炎、癫痫及各种顽固性疼痛。

1. 治疗类风湿关节炎 全蝎、蜈蚣配合炮山甲、土鳖虫搜剔窜透，合黄芪桂枝五物汤、淫羊藿、仙茅、鹿角霜补肾温阳，合大血藤、徐长卿、土茯苓、鸡血藤、忍冬藤等通络并抑制免疫亢进，治疗类风湿关节炎，效果良好。

■ 验案举例

患者周某，女，42 岁，2013 年 1 月初诊。

患者双手五指关节肿胀冷痛，尤以右手小指为重，关节已有变形，伴有晨僵，不能握拳，不能持物，查类风湿因子阳性，诊断为类风湿关节炎，经服西药效果不明显，转请邦本先生诊治。其舌淡，苔微腻，脉细沉。辨证：肾虚寒凝，筋脉痹阻证。法当温通筋脉，剔邪开凝。处方：黄芪 30g，桂枝 10g，白芍 15g，生姜 10g，大枣 10g，全蝎 5g，蜈蚣 2 条，土鳖虫 10g，炮山甲 10g（先煎），大血藤 30g，徐长卿 20g，土茯苓 30g，鸡血藤 30g，忍冬藤 30g，桑枝 30g，姜黄 10g，淫羊藿 15g，仙茅 10g，鹿角霜 15g，甘草 5g。

服药 10 剂后，患者即感疼痛缓解，信心大增，守方服药 2 个月，小指关节肿胀疼痛明显减轻，复查类风湿因子指数已下降。继以上方加减调治，坚持用药以巩固疗效。

2. 治疗癫痫 全蝎、蜈蚣等分为末，名为止痉散，可息风定痉；合天竺黄、胆南星、僵蚕、白附子、半夏化痰涤浊；合天麻、钩藤、刺蒺藜、菊花、夏枯草凉肝息风；合龙胆草、牡丹皮、栀子清热泻火等。根据临证需要灵活组方，对癫痫经常发作者，可减少或抑制其发作。

■ 验案举例

患者郭某，女，40 岁，2007 年 5 月初诊。

患者癫痫病史 10 年，经常发作，发作时晕倒，抽搐，不省人事，且近半年来记忆明显减退，服用苯妥英钠治疗，抽搐未能控制，舌红，苔黄腻，脉弦细。证属肝风上扰，痰浊闭窍。法当豁痰开窍，平肝息风。

处方：全蝎 50g，蜈蚣 20 条，僵蚕 100g，天竺黄 100g，天麻 100g，钩藤 100g，菊花 100g，郁金 100g，神曲 100g。上方为末，每服 5g，日 3 服。

治疗半年，患者癫痫发作已控制，唯遗头晕，以养阴和血法善后。

3. 治疗顽固性疼痛 全蝎、蜈蚣配合天麻、钩藤、刺蒺藜、川芎、白芷、白芍、甘草等，治疗顽固性头痛、偏头痛；配合柴胡、白芍、枳壳、甘草、延胡索、郁金、徐长卿等，治疗顽固性胁痛、带状疱疹后遗症疼痛和肿瘤疼痛；配合牛膝、桑寄生、续断、骨碎补、刘寄奴、白芍、甘草等，治疗坐骨神经疼痛。

▨ 验案举例

患者毛某，女，50 岁，2013 年 6 月初诊。

患者带状疱疹后遗症疼痛，疱疹已愈，唯右侧胸胁连背烧灼样疼痛，疼痛严重时影响睡眠，心烦口苦，舌红，苔薄黄，脉弦细。辨证：湿热未尽，肝气不舒，络脉瘀阻证。法当疏肝解郁，化瘀通络，清热利湿。

处方：柴胡 10g，白芍 50g，枳壳 10g，川芎 10g，香附 10g，延胡索 30g，郁金 10g，徐长卿 25g，全蝎 5g，蜈蚣 2 条，茵陈 10g，栀子 10g，胆草 10g，百合 30g，知母 10g，甘草 5g。

服药 3 剂，患者疼痛感即明显减轻，睡眠正常，续服 5 剂而愈。

结语：叶天士所云："初为气结在经，久则血伤入络，辄仗蠕动之物松透病根。"指出了虫蚁药物搜剔窜透，无所不至，尤善入络的特点，对久治不愈的疑难杂症确有其不可或缺的独特疗效。依理法方药，循序而得，不可妄投，必须在辨证论治的基础上使用，才能纠其偏而显其效。邦本先生喜用也善用虫药，他常说："使用虫药，只要辨证识病准确，有时会收到意想不到的疗效。全蝎、蜈蚣等虫药有小毒，肝肾功能异常者，不用。水蛭无毒、药性平和，但贫血、血小板减少者，不用。"服药期间当注意：偶有患者体质敏感，对虫类异体蛋白过敏者，一旦发现立刻停用原方，并以过敏煎（银柴胡、防风、五味子、乌梅）配土茯苓、地肤子、白鲜皮、蝉蜕等重新组方，解毒除湿，祛风止痒以抗过敏，能较好地控制症状。

（本文据徐冬、邦本先生刊发于《实用中医药杂志》2015 年 6 期之《郑邦本应用虫药药对经验》一文整理）

第六篇

医案实录

🔓 篇首语

　　医案，即中医治病时对患者有关症状、证候、辨证、治法、处方用药等信息的记录。有名的医案如清代叶天士的《临证指南医案》、当代秦伯未的《清代名医医案》和董建华的《中国现代名中医医案精华》等。汉代名医淳于意创造性记载了自己所治疗的二十五例医案，时称之为《诊籍》，包括有患者姓名、地址、职业、病因、病理、辨证、治法、预防等。后世医家有将自己治疗的医案信息记录而为个人医案者，如《丁甘仁医案》《冉雪峰医案》和《蒲辅周医案等》；也有专门选取古今名家医案汇编成册者，如《名医类案》《续名医类案》和《古今医案按》等。

　　本篇所选112则医案，均系邦本先生验案实录，或学生运用老师学术经验的医案，均真实可靠，掌握得好，运用得当，其经验可以重复。医案中病名采用中医西双命名法，格式为中医病名（西医病名），如感冒（普通感冒），主要参考朱文锋、何清湖主编的《现代中医临床诊断学》（2003年第1版）。为便于读者学习邦本先生的用方经验，且与第五篇经验方药之经验方剂相对应，医案选方若是邦本先生经验方（含其他篇目涉及的经验方），则提示为"邦本先生经验方"，如柴芩汤（邦本先生经验方）；若是邦本先生成方合用的经验，则提示为"邦本先生成方合用经验"，如三拗汤合苍耳子散（邦本先生成方合用经验）。

　　邦本先生认为现代中医临床治疗疾病，应针对西医学的"病"，中医学的"证"和疾病过程中的主症（或特殊的兼症），而采用辨病施治、辨证论治和对症处理的"三位一体"治疗，形成针对疾病过程中不同层次的病理状态的立体化的治疗模式。

　　邦本先生认为辨病施治是治疗疾病最基本的原则，"辨病"就是对疾病属性、特征及病理规律辨识而确立病名的诊断过程，"施治"是根据疾病的辨识与诊断，直接施以对应性的治疗方法。邦本先生认为首先应辨清中医传统"病证"和西医学的"病"，应同"病"同治和异"病"异治，有"是病"用"是方药"，尤其是对那些已经探索出具有特效性的治疗措施，而在疾病的初期或恢复期，中医学宏观上无证可辨者就更加必要了。如邦本先生临床上运用加味肾功方辨治肾炎水肿、补肾祛痹汤辨治类风湿关节炎等，都有较好疗效。

邦本先生认为辨证论治是中医诊治疾病的优势与特色。"辨证"即将中医四诊和现代理化检查采集的临床资料，综合参考以辨析疾病的阶段性病理本质——证候，"论治"是根据证候性质确定对应的治疗方法。邦本先生认为临床上必须根据病情的具体证候辨证论治，坚持"证同治亦同"和"证异治亦异"的原则，并坚持有"是证"用"是方药"。临床上辨病施治的同时，应坚持中医辨证论治特色，这样对疾病的治疗更全面、确切、有效。如邦本先生临床治疗慢性胃炎，若脾胃气虚者选用郑氏香砂五君子汤加减治疗，若肝胃不和者选用柴胡疏肝散加减治疗等，效果令人满意。

邦本先生认为对症治疗是提高临床疗效的重要手段，"对症治疗"即根据疾病的临床阳性症状、体征及异常理化指标，采取相对应的处理。现代中医学在辨病施治和辨证论治的同时，针对疾病的症状、体征及异常理化指标进行对症治疗，可以控制病势，标本兼治，提高临床疗效。临床上，邦本先生重视对症治疗，如慢性肾炎属肾虚证用加味肾功方合六味地黄丸为主方，若蛋白尿阳性者对症加土茯苓、白僵蚕、蝉蜕，尿酸偏高者加土茯苓、萆薢等治疗，收到较好效果。

邦本先生临床上在辨病施治和辨证论治整体治疗的同时，针对疾病的主症或重要兼症进行对症配伍治疗，标本兼治，可以直接扭转病势，减轻患者痛苦，缩短病程，提高疗效。

外感病类医案

感冒（普通感冒）案

陶某，男，52岁。2008年12月11日初诊。

患者平素易外感，已反复感冒3月余。现症见发热，体温38.4℃，乏力，汗多，咳嗽，有痰，身酸痛，头痛，头重如裹，舌质红，苔白，寸脉浮。此为卫表不固，外感寒湿，郁而化热证。治以固表祛风，散寒除湿，透热解毒法。拟柴芩汤（邦本先生经验方）合玉屏风散加减。

处方：柴胡15g，黄芩15g，青蒿15g，板蓝根15g，蒲公英15g，黄芪30g，白术10g，防风5g，羌活10g，独活10g，姜黄10g，川芎10g，白芷10g，苍术10g。5剂，水煎服，1剂1日半，每日3次，每次200mL，饭后1小时温服。

二诊（12月18日）：服上方药后，体温降至37.8℃，仍感多汗，咳嗽有痰，多为黄痰，身痛、头痛已缓，舌淡，苔薄黄而润，脉稍数。于上方中去羌活、独活、姜黄、川芎、白芷、苍术，加地骨皮15g，仙鹤草30g，银柴胡15g，鱼腥草15g，重楼10g，瓜蒌壳10g，浙贝母10g，北沙参30g。5剂，煎服法同上。

三诊（12月27日）：体温已降至正常，汗止，咳嗽、咳痰缓解约半，故仍以上方为主，于二诊方中去北沙参，余药不变，巩固疗效。继服3剂，煎服法同上。下次就诊时已知本病痊愈，继治其他疾病。

按： 万州气候潮湿，感受风寒湿邪易致全身酸痛，寒湿郁遏卫阳，郁而化热，故见发热。加之患者平日易外感，伴有多汗，此属气虚卫表不固。邦本先生选用玉屏风散益卫固表止汗，配柴胡、黄芩、青蒿、板蓝根、蒲公英解毒退热，用羌活、独活、姜黄、川芎、白芷、苍术散寒除湿止痛。全方使用玉屏风散、九味羌活汤、柴芩汤合方加减。共奏除寒湿、清热毒、固卫表之功，继而热退湿去而汗止。

柴芩汤是邦本先生的临床经验方之一，效果极佳，类似经验亦可见于其他医家的论述之中。本人临证时用2~3剂即可退热。但本案之不同在于兼有湿邪为患，邦本先生考虑患者存在素体卫气亏虚之内因，本属虚，兼夹外感风寒湿邪上犯清窍，标为实，属虚实夹杂，治法当以标本兼顾，故选用玉屏风散益气固表止汗，配伍羌活、独活、青蒿、苍术等芳香透达祛湿和柴芩汤解毒退热之品，随证变通，灵活加减。三方配伍，临床效果显著。

（张文涛整理）

时行感冒（流行感冒）案

胡某，女，7岁，小学生。2013年9月10日初诊。

患儿平素体质尚可，1天前出现发热，最高体温39.5℃。现症见体温38.5℃，咽喉肿痛，咳嗽，气喘，鼻塞，便秘，舌质红，苔薄黄，脉浮数。证属风热犯肺，肺热壅盛。治以疏散风热、清热解毒。选连花清解汤（邦本先生经验方）加减。

处方：麻黄3g，石膏15g，杏仁5g，甘草3g，栀子5g，大黄（后下）3g，金银花10g，板蓝根8g，连翘8g，竹叶5g，芒硝（溶服）5g，柴胡5g，黄芩5g，青蒿5g，蒲公英8g，大青叶8g，山豆根2g。1剂，水煎服，煎取300mL，每次服50mL，间隔4小时服1次。服1剂，汗出热退，大便通，气喘等症均缓。

按： 外感发热是常见的中医急症之一，常见于温病，或伤寒发病过程中，多表现在西医学的急性感染性疾病的发热阶段。邦本先生在临床上常用连花清解汤治疗外感发热，方中柴胡、黄芩二药合用，升清降浊，调和表里，为解热之有效药对。辛苦寒之青蒿，与柴胡相配加强解表散热透邪之力，与黄芩相配加强清泄里热之力。配板蓝根、金银花、蒲公英清解气分热毒，防止卫表之邪气内陷，且能透气分热毒从卫分而解。诸药合用，共奏解表退热、清热解毒之功。本案选用柴芩汤解表退热，合麻杏石甘汤增强宣泄肺热止咳平喘之功，配伍栀子、竹叶和大黄、芒硝通泻二便，使邪有出路，切中病情需要，方证相合药到病除。

（胡波整理）

疳毒内陷（真菌败血症）案

曾某，女，45 岁，农民。2012 年 1 月 16 日初诊。

患者于 2011 年 11 月 28 日在重庆三峡中心医院普外一科行胆总管探查胆肠吻合术。次年 1 月 5 日下午出现低热，体温 37.5℃，下午肌注三针退热剂（具体药物不详）。第一针后，体温升至 38.8℃；第二针后体温升至 39.8℃；第三针后体温升至 41℃。后用冰袋降温，体温暂时降低。1 月 6 日晚又输液 2 瓶，输液时头痛及周身剧痛难忍。输完液后，患者已不能说话，满头大汗，体温又升高至 41℃，呼吸困难。1 月 7 日又治疗 1 天，无效。7 日晚上转至该院重症监护室（ICU）。

在重症监护室诊断为真菌败血症，此后治疗 1 个月零 2 天，期间体温又反复升高，与原来持平。经用氟康唑、两性霉素 B 治疗无效，已下病危通知。在患者家属的一再要求下，同意请中医会诊。先请某中医到重症监护室，开了 3 剂中药。三剂过后，体温仍不降。因素慕邦本先生医名，家属深夜排队挂号，请其到重症监护室会诊。

初诊（1 月 16 日）：体温 41℃，脉搏 103 次/分，呼吸 24 次/分，血压 117/90mmHg，神志不清，靠胃管进食（流质）服药，皮肤巩膜无黄染，浅表淋巴结无肿大，心率 103 次/分钟，律齐，各瓣膜无病理性杂音，腹平，肝脾未扪及肿大。血常规：白细胞 33×10^9/L，中性粒细胞比率 92.6%。大便常规：便黄软、白细胞 0 ~ 5、隐血（ - ）。尿常规：正常。血液生化检查：正常。内分泌功能测定：正常。肝功能及两对半检查均正常。血培养及痰培养、尿培养白色念珠菌均为阳性。西医诊断：真菌败血症。

患者皮肤灼热，昏睡，咽部充血，目红赤，自汗，皮肤瘀斑，口唇干裂，呕吐，舌红，苔黄燥而干，脉数。邦本先生辨证：气血两燔，热毒炽盛。拟清热解毒、凉血开窍。方选犀角地黄汤（水牛角代犀角）、白虎汤、黄连解毒汤、五味消毒饮加味。

处方：水牛角 30g（先煎），生地黄 15g，牡丹皮 10g，赤芍 10g，石膏 30g，知母 10g，柴胡 15g，黄芩 15g，青蒿 30g，板蓝根 25g，金银花 25g，蒲公英 25g，天竺黄 10g，石菖蒲 10g，远志 5g，郁金 10g，野菊花 25g，紫花地丁 25g，白花蛇舌草 25g，北沙参 30g，黄连 5g，苏叶 10g。3 剂，水煎服，煎成 12 包，每包 150mL，1 次 1 包，1 日 3 次。

二诊（1 月 21 日）：患者服药后，仍高热，但体温较之前有所降低，体温 40℃，已能说话，神志转清，汗减，仍靠胃管进食服药。口干，皮肤有瘀斑。药已中的，守方服用。

处方：原方基础上加麦冬 15g，五味子 10g，连翘 25g，栀子 10g。减白花蛇舌草、苏叶，加板蓝根至 30g。3 剂，水煎服，煎成 15 包，每包 150mL，1 次 1 包，1 日 3 次。

三诊（1 月 27 日）：3 剂后，患者体温继续下降，38.5℃，汗止，皮肤瘀斑变浅，兼有腹泻，此乃热邪出于大肠，病情继续好转之象。于上方基础上加黄柏 10g，苍术 12g，车前草 12g，神曲 12g，减连翘。3 剂，水煎服，煎成 15 包，每包 150mL，1 次 1 包，1 日 3 次。

四诊（2 月 3 日）：患者体温进一步下降至 38℃，状态持续好转，取消鼻饲及胃管给药，已能独自进食及口服中药，神志清晰，瘀斑已无。伴有口干，舌红，苔黄而燥，脉数，热邪未退净，继续守方用药。上方基础上减苍术，车前草。3 剂，水煎服，煎成 15 包，每包 150mL，1 次 1 包，1 日 3 次。

五诊（2 月 7 日）：上次药未服完，患者又出现呕吐症状，前来就诊，此为余热引起胃气上逆所致，故开苏叶 10g 加于上方中，合方中黄连为苏叶黄连汤，有止呕作用。处方：苏叶 10g，3 剂。用法：分 3 剂配方与原药同服。

六诊（2 月 13 日）：患者已为低热，体温 37.7℃，但因近日感受寒湿之邪，出现小腿挛急，项部僵硬，故上方中加白芍、甘草养血舒筋，缓急止痛，配合木瓜、威灵仙祛湿除痹，丹参合葛根解肌舒筋活血以治颈项强直。即上方加丹参 30g，白芍 60g，甘草 10g，木瓜 20g，威灵仙 25g，葛根 30g，减赤芍，改黄连为 6g。3 剂，水煎服，煎成 15 包，每包 150mL，1 次 1 包，1 日 3 次。

七诊（2 月 17 日）：患者脉静身凉，神志清楚，体温 37.2℃，食量增加，活动较以往大为灵活。热毒之邪已祛除，转至康复科治疗。唯有便干而难，神疲乏力，口干，小腿挛急痹痛。此为热病后期，气阴两伤，肠道失于濡润所致。此时治疗应着重于调理善后，当益气滋阴润肠通便为主，兼顾小腿挛急。故方选增液汤、二冬汤、生脉散、四君子汤、芍药甘草汤等方药。以此为主，持续服药。

处方：生地黄 25g，玄参 25g，麦冬 15g，天冬 15g，莱菔子 20g，火麻仁 20g，当归 15g，肉苁蓉 15g，白芍 80g，甘草 5g，木瓜 15g，威灵仙 15g，鸡血藤 30g，北沙参 30g，五味子 10g，白术 10g，茯苓 10g，黄芪 15g，神曲 15g。3 剂，水煎服，煎成 12 包，每包 150mL，1 次 1 包，1 日 3 次。

八诊（2 月 22 日）：患者口干、便干及神疲乏力、小腿挛急疼痛有明显改善，继续坚持服药。上方基础上加鹿衔草 15g，伸筋草 30g，麦芽 15g，山楂 15g，玉竹 15g，石斛 30g，芦根 15g，减五味子、黄芪，改白芍 90g，神曲 10g。5 剂，水煎服，煎成 24 包，每包 150mL，1 次 1 包，1 日 3 次。

九诊（3 月 5 日）：患者上述症状继续改善，但有呕吐，加苏叶黄连汤止呕，余同。上方加黄连 5g，苏叶 10g，陈皮 10g，改神曲 15g。5 剂，水煎服，煎成 24 包，每包 150mL，1 次 1 包，1 日 3 次。

十诊（3 月 14 日）：患者症状基本消除，趋于康复。仍以上方为主调理，此服后，可停止中药治疗，一般住院护理即可。选用四君子汤、苏叶黄连汤、保和丸、益气升阳通络方等。

处方：北沙参 30g，白术 10g，茯苓 10g，甘草 5g，玉竹 15g，石斛 30g，当归 15g，肉苁蓉 15g，黄连 5g，苏叶 10g，陈皮 10g，神曲 15g，麦芽 15g，山楂 15g，白芍 90g，木瓜 15g，威灵仙 15g，鸡血藤 30g，鹿衔草 15g，伸筋草 30g，黄芪 30g，升麻 10g，柴胡 10g，黄精 30g。5 剂，水煎服，煎成 24 包，每包 150mL，1 次 1 包，1 日 3 次。

按：本案系邦本先生治愈持续高热 40 余天的真菌败血症病危患者。本案在当今中医温病急症方面非常具有代表性，给本人的启示也颇为深刻。首先，病机并不复杂，乃为气血两燔，热毒炽盛。治疗过程分为两个阶段。

第一阶段，急则治标，驱邪为要，故用大量清热解毒凉血之剂降温，集白虎汤、黄连解毒汤、犀角地黄汤（水牛角代犀角）、五味消毒饮、柴胡、青蒿、板蓝根、白花蛇舌草于一方，配郁金、石菖蒲、远志、天竺黄化痰活血开窍，以治患者神志不清，颇有清瘟败毒饮之意。前几诊基本都是以此方为主，所谓效不更方。

第二阶段，患者体温降至正常后，遵循缓则治本的原则。热病耗气伤阴，患者高热 40 余日，出现乏力、便干、腹胀、脚部挛急之症。用增液汤、生脉散、芍药甘草汤、加上黄芪、白术补气，用当归、肉苁蓉养血润肠，体现了温病后期，益气滋阴、润肠通便的治法。鹿衔草祛风湿、强筋骨，配合木瓜、威灵仙、鸡血藤和芍药甘草汤治腿部挛急痹痛。

该病之所以能治疗成功，原因是辨证准确，守方不移。岳美中老中医曾说过，治疗急性病要有胆有识，治疗慢性病要有方有守，本案正好体现了这种思路。邦本先生祖孙三代皆擅长温病的治疗，经验和信心自不在话下。辨证准确，热退后用益气养阴通便法调理善后。患者家属代述，服中药体温降低后虽有反复，但最终体温还是比用药前要低，而服西药后体温一直不降或虽降又回复到原来状态。此案说明发热性疾病，用抗生素无效时，按温病辨证论治，可收到满意的疗效。

真菌败血症是指具有败血症的全身症状而又从血液中培养出真菌的疾病，最常见的菌种为白色念珠菌，临床表现与其他败血症大致相同，但一般较轻。近年来本病的发病率明显升高，患者多免疫力低下，基本是院内感染，多数由于长期使用广谱抗菌药物、大剂量糖皮质激素、免疫抑制剂及应用化疗药物等所致。多伴发细菌感染。由于早期诊断有一定困难，且现有抗真菌药物又有很大的副作用，病死率有逐年上升的趋势。因此，结合中医治疗本病有较大的实际意义。患者家属能够想到改用中医救治危急重症，也说明千百年来，中医用实际疗效在民众中树立了极大信心并积累了崇高声望。

该患者在重症监护室治疗42日，高热一直不降，已下病危通知。通过本案的成功救治，印证了中医在治疗温病急症方面的巨大优势，自当好好传承下去。

（本案据张文涛、郑邦本刊于《中国中医基础医学杂志》2013年第12期之资料整理）

暑温（病毒性脑炎）案

黄某，男，8岁，小学生。2009年9月11日初诊。

患者因病毒性脑炎，在三峡中心医院住院12天。住院期间因哭闹不止，抽搐，曾发热至41℃。目前发热已得到控制，抽搐已缓，啼哭不止，面白体瘦，烦躁，口渴欲饮，服药则吐，手僵硬，便干，大小便时则哭，舌质红，苔黄腻，脉滑数。此为暑热动风，余邪未清之暑温。治以清热解毒、化痰息风、通络定惊法。拟白虎汤合温胆汤加味。

处方：石膏20g，知母10g，甘草5g，板蓝根15g，僵蚕10g，蝉蜕10g，地龙10g，全蝎2g，钩藤10g，法半夏6g，茯苓10g，陈皮10g，枳壳6g，天竺黄5g，浙贝母10g，莱菔子10g，神曲10g。3剂，水煎服，1剂1日半。

二诊（9月18日）：服上方3剂后，其母又携其就诊，此时患儿神志已清，不哭不闹，并能回答简单的问题，家长非常满意。以一诊方为主继续调理。

按：此证为暑温，进而热极生风，虽经西医紧急救治，然余毒热邪并未完全消除，当以清热化痰息风为主，用白虎汤清余热治疗口渴欲饮，合温胆汤化痰，天竺黄、浙贝母清化热痰，僵蚕、蝉蜕、地龙、全蝎、钩藤息风止痉，莱菔子消食导滞且能泄热。

本方含白虎汤、温胆汤、升降散三大名方。方中虽无大黄，但有莱菔子，亦有通便之功，是师其法而不泥其方。因为热已退，且有面白体弱，服药后呕吐之脾虚证，加之已有石膏，故不加大黄，以防苦寒败胃。患儿所吐银耳状黏液，当是痰浊，因此用温胆汤化痰和胃。白虎汤和升降散都是经过诸多医家临床证实治疗乙脑之效方。白虎汤清热，升降散使凝聚之毒上下通散。诸方合用，则热清、毒散、痰消、风息。由于药证相符，故疗效显著。

（张文涛整理）

外感发热（甲亢危象伴粒细胞减少）案

宋某，女，21岁，未婚。1993年6月27日初诊。

患者曾于1993年3月16日～4月18日，住院33天，诊断为急性骨髓抑制，急性扁桃腺炎，急性肠炎，甲状腺肿大伴功能亢进症。

出院后在外地某医院就医治疗"甲亢"，处方"甲亢宁"（组成不详），每日2片，日服3次，5日为一疗程。服用2个疗程后查血常规正常，带药回万州继续服用，但没有坚持定期检查血常规。

患者因畏寒、发热、咽痛、腹泻1天，于1993年5月27日晚急诊入院住血液科病房。查体温38.8℃，脉搏80次/分，呼吸20次/分，血压98/60mmHg，发热病容，神志清楚，皮肤巩膜无黄染，浅表淋巴不肿大。两眼球突出，口唇干裂，咽部充血，扁桃体Ⅱ度肿大，无脓点，甲状腺Ⅱ度肿大，无结节、震颤及血管杂音。双肺呼吸音清晰，无干湿啰音。心率80次/分，心律齐，各瓣膜区无病理性杂音。腹平，肝脾未扪及肿大，肠鸣音活跃。

血常规：血红蛋白102g/L，红细胞$3.47×10^{12}$/L，白细胞$1.25×10^9$/L，中性粒细胞0.02，淋巴细胞0.98，血小板$112×10^9$/L。大便常规：黄色，水样，黏度微量，白细胞0～6，隐血（－）。尿常规：白细胞0～2，蛋白（＋）。血液生化检查：血清总蛋白75g/L，白蛋白43g/L，肌酐90μmol/L，尿素氮3.3mmol/L，血糖5.0mmol/L，钾4.2mmol/L，钠142mmol/L，氯110mmol/L。血浆二氧化碳结合力测定：17mmol/L。

内分泌功能测定：$T_3$4.5ng/mL，$T_4$221ng/mL，T_G12%，T_M10%。查肝功能及两对半均正常。血培养未见细菌生长。入院诊断：中性粒细胞减少症、急性扁桃腺炎、急性肠炎、甲状腺功能亢进症。入院后经近1个月治疗（抗生素类氨苄西林、先锋霉素Ⅴ等加氢化可的松输液及口服维生素 B_4、利血生、氨太素等）病情未能控制。

6月22日以来出现高热。6月26日上午体温40.3℃，双膝、双腕关节及颈部疼痛，无红肿，活动受限，恶热，多汗，心率150次/分，腹泻，手抖（＋）。请内分泌科医师会诊，诊断为甲亢症危象。鉴于既往不能用抗甲状腺药物，建议转院。因患者及其家长坚持要求留院，而转内分泌科继续治疗。

6月27日，西药输液加氢化可的松、青霉素，肌内注射阿米卡星，加服普萘洛尔。危象仍不能控制，下午3时，要求中医治疗，请邦本先生会诊。患者高热（40.8℃），汗多，乏力，烦躁，关节疼痛，腹泻（1日10余次），水样大便，无里急后重，但肛门灼热疼痛，舌质红，脉洪数。证属气分热甚，热邪入营，肝阳上亢。治以清气凉营、平肝潜阳法，选金银花解毒汤、清骨散合葛根芩连汤。

处方：水牛角（另包，久煎，兑服）、青蒿、葛根各20g，牡丹皮10g，夏枯草、鳖甲（另包，久煎，兑服）、地骨皮、知母、金银花、连翘、柴胡、黄芩各15g，菊花12g，石膏30g。2剂，4小时服药1次。昼夜按时服药，24小时内服完2剂。体温降至39.1℃，腹泻次数已大减，肛门灼热有所减轻，于上方加车前子15g，山药20g，3剂。仍嘱其昼夜服药。另处方西洋参30g（分3剂配用），水煎，兑服。

服药后体温38.7℃，汗出，腹泻症状减轻，双膝、双腕关节及颈部疼痛消失。血常规：血红蛋白90g/L，红细胞 3.06×10^{12}/L，白细胞 4.3×10^9/L，中性粒细胞0.61，淋巴细胞0.39。继续服用前方，2剂（每日1剂）。西洋参20g。服法同前。

患者服药后体温波动在37.1~38.5℃之间，其他症状进一步好转，守方，6剂（每日1剂）。西洋参60g。服法同前。

患者服药后体温正常，汗多，腹泻已愈，脉弦稍数。重在治"甲亢"，治以平肝潜阳、清热软坚法。

处方：羚羊角2g（挫末，另煎兑服），夏枯草、地骨皮、白芍、知母各15g，菊花、天葵子、浙贝母各10g，青蒿、鳖甲（另包，久煎，兑服）、连翘、玄参各20g，2剂，每日1剂。

患者服药后病情完全控制，血红蛋白120g/L，红细胞 3.60×10^{12}/L，白细胞 5.2×10^9/L，中性粒细胞0.58，淋巴细胞0.42，血常规化验正常，唯消化欠佳。方中去青蒿、知母，加山药20g，白术10g，麦芽15g，3剂（每日1剂）。并于当天出院继续在门诊中医治疗"甲亢"。

随访半年，除 T_3、T_4 尚未降至正常外，每月血常规化验均正常，并于当年底参加工作。

按：本例患者"甲亢"是本，"甲亢症危象"是标。急则治标，缓则治本。通过用清气凉营、平肝潜阳法治疗"甲亢症危象"，24 小时不间断服药而能转危为安。待渡过危象后，再用平肝潜阳、清热软坚法治疗"甲亢"。对本例患者的治疗，体现了治标时不忘治本（平肝潜阳），治本时不忘治标（清解气营余热）。

（本案据郑邦本刊于《实用中医药杂志》2000 年第 6 期之资料整理）

肺系病类医案

肺热病（肺炎发热）案

袁某，男，29 岁，运动员。2010 年 11 月 19 日初诊。

患者昨日过度劳累汗出后出现畏寒、寒战、发热，体温 38.8℃，咳嗽，痰黄。某医院行 X 片检查显示：左肺下部感染。血细胞分析：中性粒细胞比例升高。初步诊断：肺炎。静注抗生素后发热未退，转求中医。刻下症见：发热（体温 38.9℃），咳嗽，痰黄，欲呕吐，舌质红，苔白而干，寸脉滑数，关尺弦数。此为痰热壅肺，肺失宣降所致。治以清肺化痰、疏散风热法，拟肺炎合剂加味。

处方：麻黄 5g，杏仁 10g，石膏 25g，甘草 5g，桑白皮 15g，黄芩 15g，柴胡 15g，青蒿 25g，瓜蒌壳 15g，浙贝母 10g，鱼腥草 30g，重楼 15g，金银花 15g，蒲公英 15g，板蓝根 15g，枳壳 10g，竹茹 10g，神曲 10g，僵蚕 10g，蝉蜕 10g。10 剂，水煎服，1 日 1 剂，每日 3 次，每次 200mL，饭后 1 小时温服。

二诊（12 月 10 日）：热已退，但干咳痰少，咽喉稍痒。舌红苔偏少，寸脉滑数，属肺炎恢复期。邦本先生考虑患者热病后期阴津亏虚，残留风邪，故咽痒，治疗当以养阴润肺、祛风止咳法，仍以上方加减，去桑白皮、黄芩、柴胡、青蒿、金银花、蒲公英、板蓝根、竹茹等清热解毒降气止呕之品，加银柴胡 10g，防风 3g，五味子 10g，乌梅 10g，地龙 10g，麦冬 15g，天冬 15g，百合 30g，百部 10g，紫菀 10g，诃子 10g，黄精 30g，以祛风润肺止咳，将石膏减量至 20g，以防伤及脾胃。续方 5 剂，同前煎服。

三诊（12 月 17 日）：患者诸症皆缓解，继续守方 5 剂。后期电话随访，症状未再复发。

按： 肺炎发热是中医治疗的优势病种，相当于中医学"肺热病"。肺炎合剂源于《伤寒论》麻杏石甘汤，并在原方的基础上增加药物甚多，以求力大效宏，是郑惠伯先生的经验方。本案病机为痰热壅肺，肺失宣降，系患者过度劳累汗出后，正气亏虚，卫表不固，阴液外泄，复感外邪，入里化热所致。寒战、发热、咳嗽为外感之象，痰黄为外邪入肺化热之象。寸脉滑数为肺有痰热。方中麻杏石甘汤宣肺清热，桑白皮、黄芩清肺热；瓜蒌壳、浙贝母、鱼腥草、重楼清化热痰；黄芩、柴胡、金银花、板蓝根、蒲公英相配，清热解毒之力宏；僵蚕、蝉蜕，性质清轻，清宣透发肺热效果好；竹茹、枳壳降逆止呕。全方辨证准确，用药精当，再加之患者年轻体壮，治疗及时，因而10剂后热退。热后伤阴，余邪未清，留有干咳，故用过敏煎合麦冬、天冬、百合、百部、紫菀、枳壳、诃子、黄精滋阴润肺，祛风止咳。只要治疗及时、正确，效果较佳。治疗常用宣肺、清热、解毒、化痰之法。临床上邦本先生多以麻杏石甘汤为基础方，再配伍清热解毒、宣肺化痰之药，共奏清宣肺热之功。

（张文涛整理）

肺咳（咳嗽变异性哮喘）案二则

病案1　陶某，男，67岁。2016年12月5日初诊。

患者间断咳嗽20年，每于受凉感冒后加重，多处求医，一直未根治。2016年9月在外院查CT提示：双肺散在小结节影。曾多次就诊于重庆三峡中心医院呼吸科，行肺功能检测提示支气管舒张试验阳性，诊断为咳嗽变异性哮喘。5天前因再次受凉后症状复发，故求治于邦本先生。刻下症见：咽痒咳嗽，干咳少痰，咳甚时不能止歇，遇刺激性气味则咳嗽加重，饮食尚可，睡眠欠佳，舌略胖，苔偏厚，右寸脉滑。辨证属卫表不固，风寒外袭，化燥伤阴。治以益气固表、养阴润肺、祛风解痉、收敛止咳，选玉屏风散合止痉咳方（邦本先生经验方）加减。

处方：黄芪30g，白术10g，防风5g，银柴胡10g，五味子10g，乌梅10g，麦冬15g，天冬15g，百合30g，百部10g，紫菀10g，枳壳10g，诃子10g，黄精30g，白芍30g，甘草5g，全蝎5g，僵蚕10g，蝉蜕10g，淫羊藿10g，罂粟壳5g，酸枣仁30g，知母10g，神曲15g。5剂，水煎服，1剂分2日服，1日3次，餐后1小时温服。

二诊（12月16日）：患者服药后咳嗽明显缓解，目前咳嗽有少量白痰，睡眠改善。于前方加浙贝母10g。10剂，水煎服，1剂服用2日，餐后1小时温服，煎服法同前。

三诊（2017年1月7日）：患者诉咽痒、咳嗽缓解约十之八九，失眠已好转，于上方去罂粟壳、酸枣仁、知母，余药不变，守方10剂。1个月后电话回访，患者咳嗽已愈，未再发作。

按： 慢性咳嗽，无痰或少痰，以干咳为主，迁延日久未愈，咳嗽呈阵发性，咳时剧烈，不能停止者，邦本先生称之为"痉咳"，属中医学"肺咳"范畴，相当于西医学的咳嗽变异性哮喘，也属慢性支气管炎。此乃因卫表不固，风邪久羁，化燥伤阴。治宜益气固表，养阴润肺，缓急解痉，祛风止痒以达到止咳之目的。故自创止痉咳方，该方以过敏煎、百咳方、芍药甘草合方而成。

百咳方（麦冬、天冬、百合、百部、紫菀、枳壳、诃子、黄精），为邦本先生家传方，养阴润肺止咳；芍药甘草汤（白芍、甘草），缓急解痉以止咳；配合虫类药全蝎、僵蚕、蝉蜕，更增祛风解痉之力，亦能止咳；久病体质多虚，患者常见反复感冒，易发过敏等症状，加入玉屏风散（黄芪、白术、防风）、过敏煎（防风、银柴胡、五味子、乌梅），以改善其体质；畏寒咳嗽加剧者，加淫羊藿以温阳气，且配合诸滋阴药，阳化阴生，津液流布，以防冰伏；久咳不止者，加罂粟壳收敛止咳。

全方益气固表、养阴润肺、祛风解痉、收敛止咳，用于治疗长期顽固性干咳，效果甚佳。邦本先生常选百合、知母、黄精、酸枣仁同用，以益气养阴，宁心安神，改善睡眠，效果较好；加神曲之目的在于护胃。在治疗主症的同时还照顾到兼症和胃气，这就是邦本先生大方复治法的优势。

此外，邦本先生在应用大方复治法时，还考虑到处方药味较多，所以嘱患者一剂药，水煎3次，混合后分6次两天服，餐后1小时温服，以保护胃气（危急重症服药方法，邦本先生另有交代）。

凡患者长期顽固性干咳，常常在运动、吸入冷空气、上呼吸道感染后诱发，在夜间或凌晨加剧，西医诊断为咳嗽变异性哮喘者，多有较明确的家族过敏史或有其他部位的过敏性疾病史，如过敏性鼻炎、湿疹等，西药治疗效果不理想。中医辨证为肺阴虚证之痉咳者，应用邦本先生上述经验方加减，屡用屡效，其经验可以重复。

（余宗洋整理）

病案2 程某，男，49岁。2009年3月16日初诊。

患者有慢性支气管炎病史，长期反复出现咳嗽症状，多次自行购买抗生素口服，症状仍时有发作，每于受凉后复发。现症见咳嗽，无痰，咳甚则喘息，口干不欲饮，手足心出汗，闻刺激性气味后无明显加重，舌红，苔少，脉细数。胸部 X 片提示"双肺纹理增多"。此为卫表不固，肺气阴亏虚。治以益气固表、滋阴润肺止咳、解痉脱敏法，拟止痉咳方（邦本先生经验方）合玉屏风散加味。

处方：银柴胡 10g，五味子 10g，乌梅 10g，防风 5g，麦冬 15g，天冬 15g，百合 30g，百部 10g，紫菀 10g，枳壳 10g，诃子 10g，黄精 30g，白芍 30g，甘草 5g，全蝎 5g，蜂房 10g，地龙 10g，僵蚕 10g，苏子 10g，黄芪 30g，白术 10g，神曲 10g。5 剂，1 剂 1 日半，水煎服，每日 3 次，每次 200mL，饭后 1 小时温服。

二诊（3 月 23 日）：患者咳嗽略有缓解，仍盗汗，余症状均有减轻。守方续用，另加仙鹤草 30g，地骨皮 15g，滋阴敛汗；白芍剂量增至 50g，以加大解痉止咳之功。5 剂，煎服法同上。

三诊（3 月 30 日）：患者服上方后盗汗愈，症状约缓十之又三，畏寒，遇冷咳喘加重。考虑患者长期阴损及阳，至阳气亏虚失于温煦，故上方去仙鹤草、地骨皮，加淫羊藿 10g 温阳散寒。续方 5 剂。

四诊（4 月 13 日）：患者服上方后咳嗽减轻大半，偶有夜间咳喘，余症状基本缓解，故守方去淫羊藿，加入紫河车 10g，北沙参 30g 以补肾纳气、固本培元。续 5 剂，煎服法同上。

按： 本案患者素体亏虚，易为外邪侵袭，致症状反复发作，临床以咳嗽为主症，属于中医学"肺咳"范畴，相当于西医学咳嗽变异性哮喘。该患者咳嗽无痰，咳甚则喘，舌质红苔少，此为肺阴亏虚之证，日久伤于肾，致肾虚不纳气，当治以益气养阴，培元固本，润肺止咳。用玉屏风散益气固表，以驱外邪，风为百病之长，故加过敏煎祛风敛肺止咳。久咳必伤肺阴，肺失于濡养，故以麦冬、天冬、百合、百部、黄精、紫菀、枳壳、诃子行气润肺，收敛止咳。地龙、苏子降气化痰平喘。白芍、甘草酸甘化阴，缓急止咳，加全蝎增强解痉止咳之功。本方治疗干咳无痰之痉咳疗效较佳。

此案的转折点在第三诊加一味淫羊藿后，咳嗽大为缓解，实为画龙点睛之笔。从记录来看，第一诊及第二诊的疗效并不明显，所选方药是邦本先生平日治疗无痰燥咳常用之成熟经验，疗效可靠，何以无效？后根据证候分析，抓住了关键一点，就是患者"遇冷咳重，遇热缓解"。患者长时间口服抗生素，伤阳又伤阴。再者，慢性支气管炎经过西医输液治疗后，寒凉水饮伤肺。症状上有干咳无痰，所以邦本先生选用麦冬、天冬、黄精、乌梅、五味子之类滋阴润肺止咳之品，但无阳则阴无以化，譬如冰无火则无以化水。虽有百部、紫菀之微温，但力度不够。且第一诊中为了止咳，芍药甘草汤中白芍用至 50g，白芍亦为苦寒之品，需配伍温阳化饮之淫羊藿合上述寒凉滋阴之药，则全盘激活，获取良效。

通过本案可以看出，即使是比较成熟的经验，在临证仍需结合具体情况灵活施治，特别是结合兼证和辨证要点，才能取得理想疗效。纠偏能力也是对一名医生的重要考验。

（张文涛整理）

肺咳（急性支气管炎）案

李某，女，5 岁。2012 年 9 月 15 日初诊。

患儿平素易感冒，咳嗽 2 月余。现症见咳嗽，黄痰，咳甚则喘，盗汗，无发热，舌质红，苔薄黄，脉浮数。证属风邪犯肺，痰热壅滞之咳嗽。治以祛风解表、清热化痰、宣肺止咳，选过敏煎合三拗汤加减。

处方：乌梅 5g，银柴胡 5g，五味子 5g，防风 2g，麻黄 3g，杏仁 5g，甘草 5g，黄芪 10g，白术 10g，桑白皮 10g，黄芩 10g，瓜蒌壳 8g，鱼腥草 15g，重楼 8g，地龙 5g，苏子 3g，浙贝母 5g，蒲公英 10g。3 剂，水煎服，1 剂分 2 日服。

二诊（9 月 21 日）：上方服 3 剂后，症状缓解，效不更方，继进 5 剂而愈。

按：本案为急性支气管炎，相当于中医学"肺咳""咳嗽"的范畴。本病多见于小儿、中老年人等体虚者，主要病机为本虚标实，病位在肺。主要是由于儿童为稚阴稚阳之体，肺常不足，易感受外邪，致肺失宣降而咳嗽；外邪入里化热，故见痰热咳喘之症。邦本先生治疗外感咳嗽常以过敏煎合三拗汤、玉屏风散为基础加减化裁治疗。过敏煎祛风解痉止咳，三拗汤宣肺止咳，佐以玉屏风散补肺祛风且增强患者抗病能力以减少感冒，三方针对咳嗽标本兼顾，祛风解痉，宣肺止咳。再配桑白皮、黄芩、鱼腥草、蒲公英、重楼清肺止咳且抑制麻黄、防风辛温，配瓜蒌、贝母润肺化痰止咳，配苏子、地龙降肺平喘止咳。全方重在祛风解痉、宣肺止咳、清热化痰，对肺热咳喘者有良效。

（胡波整理）

哮病（支气管哮喘）案

胡某，男，56 岁。2008 年 11 月 3 日初诊。

患者有支气管哮喘病史，常于感冒后诱发。现症见咽痒咳嗽，闻油烟等刺激性气味后加重，咳黄痰，咯痰不爽，咳甚或活动后喘累，以走上坡路后明显，咽痛，舌质红，苔薄白，脉细。此为肺卫失宣，风邪外袭，痰浊壅肺之证。治以益气固表、宣肺平喘、降气化痰法，拟玉屏风散、过敏煎、三拗汤合方加味。

处方：黄芪 30g，白术 10g，防风 5g，银柴胡 10g，五味子 10g，乌梅 10g，麻黄 5g，杏仁 10g，甘草 5g，鱼腥草 15g，重楼 15g，桑白皮 15g，射干 10g，瓜蒌壳 10g，露蜂房 15g，冬瓜仁 10g，金银花 10g，野菊花 10g，地龙 10g，苏子 10g。5 剂，水煎服，1 剂 1 日，每日 3 次，每次 200mL，饭后 1 小时温服。

二诊（11 月 17 日）：患者哮喘症状有所缓解，痰多，便稍干，反酸，仍以上方为主加减继续服用。上方去金银花、野菊花，加浙贝母 10g，莱菔子 15g，法半夏 10g 化痰，海螵蛸 10g 抑酸，神曲 10g 护胃。10 剂，煎服法同上。

三诊（12 月 3 日）：患者服上方后咳嗽、咯痰、喘累、反酸症状均有缓解，但仍未痊愈。故于上方减神曲，加灵芝 15g 顾护正气，瓦楞子 15g 协助海螵蛸抑酸。续方 10 剂。

四诊（4 月 1 日）：患者服药期间出现纳差，不思饮食，余症状均有减轻。故于上方去莱菔子、海螵蛸、煅瓦楞子，加薏苡仁 15g，茯苓 10g 健脾胃。续方 10 剂。

五诊（7 月 10 日）：患者咳、痰、喘症状基本痊愈，新发腰痛，尿灼热，舌质淡红，苔薄白，脉弦滑，考虑为下焦湿热所致。治疗当续以固本平喘止咳为主，辅以清热利湿之品，故上方去冬瓜仁、薏苡仁、法半夏、莱菔子，加白花蛇舌草 30g，白茅根 30g，牛膝 15g，桑寄生 15g，骨碎补 15g 以补肾兼清利下焦湿热。续方 10 剂善后。

按：支气管哮喘是由多种细胞介导的气道慢性炎症和高反应性疾病。相当于中医学"哮病"等范畴。其主要病理环节是外邪引动宿痰，早在朱丹溪《症因脉治》即指出："哮病之因，痰饮留伏，结成窠臼，潜伏于内，偶有七情之犯，饮食之伤，或外有时令之风寒，束其肌表，则哮喘之证作矣。"病位以肺为主，涉及脾肾，后期及心。病性多为虚实夹杂。故治当以扶正祛邪。此案喘证有两大因素，即风、痰。故用玉屏风散（黄芪、白术、防风）益气固表祛风，截断外邪内犯之势，过敏煎（银柴胡、防风、五味子、乌梅）祛风止咳，三拗汤（麻黄、杏仁、甘草）宣肺平喘。痰浊凝聚，继而生毒，故用化痰浊之力较强的半夏、桑白皮、射干、瓜蒌、浙贝母等药，再配伍鱼腥草、重楼、露蜂房、金银花、冬瓜仁等解毒之品。痰浊阻肺，肺失宣降而见咳喘，故用苏子、地龙平喘。全方配伍，共奏补虚泻实之功。邦本先生认为在哮喘病的治疗过程中，当标本兼顾，扶正与驱邪并举，随症加减，才能取得较满意的效果。

（张文涛整理）

肺胀（慢性阻塞性肺病）案

陈某，男，76岁。2013年3月1日初诊。

患者素有慢性阻塞性肺病病史。于1周前受凉后出现发热，最高体温曾达39℃，自行于外院予以抗生素静注后体温下降至38℃。现症见发热，体温37.8℃，咳嗽，黄痰，不易咯出，口干，咽喉干，盗汗，咽痛。舌红，无苔，脉细数。此为气阴亏虚，痰火内炽证。治以益气养阴、化痰滋阴清热法，拟郑氏生脉汤、郑氏补中升阳汤合柴芩汤（邦本先生经验方）加味。

处方：北沙参30g，五味子10g，麦冬15g，黄芪30g，升麻10g，柴胡10g，黄芩15g，青蒿25g，桔梗5g，玄参15g，甘草5g，鱼腥草30g，板蓝根15g，重楼15g，白花蛇舌草30g，杏仁10g，冬瓜仁15g，薏苡仁15g，银柴胡10g，地骨皮15g，莱菔子10g，仙鹤草30g，神曲15g，浙贝母10g。3剂，水煎服，1剂1日，每日3次，每次200mL，饭后1小时温服。

二诊（3月8日）：患者自诉因难以挂号自行续服2剂。现热已退，仍有咳嗽、咳痰症状。故守方不变，续以上方3剂而入。

三诊（3月12日）：患者诉未再发热，咳嗽、咳痰均缓解大半，仍感活动后气喘，咽痛已愈。故于上方去黄芩、青蒿、玄参、桔梗，加苏子10g，地龙10g以平喘固本，续5剂。

按：慢性阻塞性肺病是一种以气流受限为特征的疾病，气流受限不完全可逆，呈进行性发展，归属于中医学"肺胀病""喘病""咳嗽病"等范畴。本病以本虚标实为内因，饮、痰、瘀、滞等互结为之标，治疗当谨慎辨证，方达疗效。该案以发热、咳嗽、口咽喉干、盗汗、舌红苔少之阴虚证候为本，有形之邪痰为标，故当以益气养阴、清热化痰为治则，取郑氏生脉汤（北沙参、麦冬、五味子）益气养阴固本，以达"壮水之主，以制阳光"之寓意；郑氏补中升阳汤（黄芪、北沙参、升麻、柴胡）补益中气，培土生金；柴芩汤（柴胡、黄芩、青蒿）解一切表里之热；玄麦甘桔（桔梗、玄参、麦冬、甘草）利咽止痛；再配伍鱼腥草、板蓝根、重楼、浙贝母、白花蛇舌草、杏仁、冬瓜仁、薏苡仁清热解毒，除湿化痰；银柴胡、地骨皮滋阴清热，取"火郁发之"之意；莱菔子、苏子、地龙平喘；仙鹤草补虚止汗；神曲顾护胃气。全方标本兼顾，张弛有度，临床疗效显著。

此案不用麻杏石甘汤加减以清肺热，原因为该患者发热为阴虚发热（下午、晚上低热不退），而麻杏石甘汤为清肺脏实热，与病机不符。再者，慢性阻塞性肺疾病为西医病名，与中医肺热是两个不同概念，不能认为定位于肺，胆经按部位循行经过肺部，柴胡、黄芩入少阳经，所以柴芩加减治疗肺气肿导致的发热于理亦通。

（张文涛整理）

鼻鼽（过敏性鼻炎）案

李某，男，10 岁。2014 年 11 月 11 日初诊。

患儿有明确过敏性鼻炎病史，平素易感冒。现症见鼻塞，喷嚏，流清涕，遇风加重，闻煤烟异味后甚，气喘，咽干，舌质淡，苔白，脉细。证属风寒袭肺，肺失宣降。治宜疏散风寒、宣肺通窍，拟三拗汤合苍耳子散（邦本先生成方合用经验）加减。

处方：麻黄 5g，杏仁 8g，甘草 5g，辛夷（包煎）8g，苍耳子 5g，白芷 10g，川芎 10g，天竺黄 8g，黄芪 30g，白术 10g，防风 5g，银柴胡 10g，五味子 10g，乌梅 10g，瓜蒌壳 15g，浙贝母 10g，北沙参 15g，茯苓 10g，麦冬 15g，射干 5g。4 剂，水煎服，1 剂分 2 日服，每日 3 次，每次 150mL，饭后 1 小时温服。

二诊（11 月 21 日）：患儿服上方 4 剂后，鼻塞、喷嚏、流清涕、气喘、咽干有所缓解，今咳嗽较甚。在上方基础上去瓜蒌壳、浙贝母，加前胡 15g 以降气止咳。5 剂，煎服法同前。

三诊（2015 年 1 月 4 日）：服上方 5 剂后，鼻塞、喷嚏、流清涕、气喘、咽干继续缓解，咳嗽有所减轻，今诉食欲欠佳。在上方基础上加神曲 15g 顾护脾胃，继服原方巩固治疗。共服药 40 余剂，症状逐渐消失。

按：过敏性鼻炎，相当于中医学"鼻鼽"等病，是临床上的常见病、多发病。本病的发生，外因感受风寒、风热之邪，内因脏腑功能失调，主要与肺、胃、肝、胆、脾等脏腑邪实或虚损有关。肺为华盖，外合皮毛，开窍于鼻，小儿肺脏娇弱，肌肤不密，加之"脾常不足"，脾虚不能散精于肺，而肺气亦弱，卫外不固，故致"肺常不足"。本例患者为风寒袭肺，肺失宣降；所以选用三拗汤合苍耳子散疏散风寒、宣肺通窍；合四君子汤益气健脾，脾土生肺金，脾健则肺自强；合玉屏风散固卫表；银柴胡、防风、五味子、乌梅祛风抗过敏；射干止咳平喘；桔梗、前胡宣肺降气止咳。全方共奏疏散风寒、健脾益肺、宣通鼻窍之功。

（胡波、张运辉整理）

鼻衄（鼻出血）案

邓某，女，3岁。2015年5月22日初诊。

患儿平素易感冒，7天前受凉后出现鼻出血，伴咳嗽。刻下症见：鼻出血，咳嗽，手足心发热，舌质淡，苔白，脉细数。辨证属风寒外束，郁热壅肺，迫血妄行。治以清热泄肺、凉血止血，选麻杏石甘汤加减。

处方：麻黄3g，杏仁4g，甘草5g，石膏12g，桑白皮8g，黄芩10g，白茅根10g，槐米4g，地榆4g，藕节10g，水牛角10g（先煎），神曲6g，瓜蒌壳6g，浙贝母5g，鱼腥草10g，重楼5g，黄芪10g，白术10g，防风1g，仙鹤草12g，地骨皮5g，银柴胡4g，五味子4g，乌梅4g。3剂，水煎服，1剂分2日服，每日3次，每次100mL，少量频服。

二诊（5月29日）：患儿服药后鼻出血愈，咳嗽缓解，现诉纳差，大便稀溏。于一诊方基础上去白茅根、槐米、地榆、藕节、水牛角，加北沙参10g，茯苓10g，山楂6g，白芍10g，陈皮3g，健脾疏肝和胃。续方3剂，煎服法同上。

三诊（6月7日）：服药后，患儿诸症均缓解，故守方2剂以巩固疗效。

按：鼻衄是临床常见的症状之一，俗称鼻出血。可由鼻部疾病引起，也可由全身疾病所致。病灶多为单侧，少数情况下可出现双侧鼻出血，出血量多少不一，轻者仅为涕中带血，重者可引起失血性休克，反复鼻出血还可导致贫血。而鼻衄是血证中最常见的一种，多由火热迫血妄行所致，以肺热、胃热、肝热最为常见。本案由肺热所引起，辨证为风寒外束，郁热壅肺，迫血妄行。治宜清热泄肺、凉血止血，以麻杏石甘汤加减治疗。方中水牛角清热泻火解毒，凉肝伐肝，滋阴凉血；生石膏清肺热，合麻黄、杏仁宣泄肺热，配黄芩、桑白皮增强清泄肺热之力；再佐以白茅根、槐米、地榆、藕节清热凉血止血。同时根据咳嗽兼症，佐以瓜蒌壳、浙贝母、鱼腥草、重楼清热化痰止咳，合过敏煎祛风止咳，玉屏风散益气固表提升免疫力。是方配伍精当，故收桴鼓之效。

（胡波整理）

急喉痹（急性咽喉炎）案

张某，男，6岁，学生。2009年2月27日初诊。

患者平素易外感。3天前受凉后出现发热，于外院输液治疗后症状缓解不明显。刻下症见：体温37.7℃，头痛，头晕，咽喉部有疱疹，自汗，舌淡红，苔薄黄，脉数。血常规示：血小板351×10^9/L，余值正常。此为气虚失摄，外感风热，热毒内结所致喉痹。治以固表止汗、疏散风热、清热解毒法，拟玉屏风散与柴芩汤（邦本先生经验方）加减。

处方：黄芪10g，白术10g，防风2g，柴胡12g，黄芩12g，板蓝根12g，金银花12g，蒲公英12g，仙鹤草15g，地骨皮10g，羌活3g，葛根10g，神曲5g，麦芽10g。3剂，水煎服，1剂1日半，每日3次，每次200mL，饭后1小时温服。

二诊（3月2日）：患者上次服药3剂后，体温已降至36.4℃，诸症均有减轻。现症见胃脘痛，进食后明显，大便稀溏，1～2次/日。邦本先生考虑食积气滞，于上方去金银花、羌活、葛根、仙鹤草、地骨皮，加香附3g，乌药3g，白芍10g，甘草5g，延胡索4g，郁金3g，陈皮3g，理气和胃止痛。3剂，煎服法同上。

三诊（3月6日）：诸症缓解，转治他病。

按：喉痹，是指以咽部红肿疼痛，或干燥、异物感，或咽痒不适，吞咽不利等为主要临床表现的疾病，《素问·阴阳别论》："一阴一阳结，谓之喉痹。"《喉科心法》："凡红肿无形为痹，有形是蛾。"急喉痹，相当于西医学的急性咽喉炎。多因外邪侵犯，或邪滞日久，或肺、脾、肾等脏器虚损，咽喉失养，或虚火上灼，咽部气血不畅所致。

该案患儿平素易感冒，自汗为气虚不能摄津，头痛、发热、舌淡红、苔薄黄、脉数为外感风热之象，热毒结于咽喉部故见疱疹。风热毒邪宜透散清解，而患儿静滴寒凉药液后，寒湿郁遏热毒，病越发不解，因此出现输液后无效。

邦本先生用玉屏风散合仙鹤草益气固表，祛风敛汗。配伍柴胡、黄芩轻清宣透，为退热驱邪之有效药对，配板蓝根、金银花、蒲公英、羌活、葛根等诸多解毒散热利咽之品，又含银翘散之意。且羌活一味，用于静滴后导致的湿郁头痛尤为适宜。小儿脾胃常虚，多兼食积，故加神曲、麦芽消食健胃。选方用药精当，解表为先，故3剂而热退痛止。

表证既解，徒留胃痛，辨证为小儿食积气滞之胃痛，但又恐外证余邪未清，温病有"食复"一说，小儿纯阳之体，食积易导致食复，单纯治胃，恐留邪于内。因此保留玉屏风散、柴胡、黄芩、青蒿、板蓝根清解热毒，加香附、乌药、白芍、甘草、延胡索、郁金、陈皮理气和胃止痛。《外科证治全生集》记载蒲公英治胃痛立止，兼解毒透邪。本案的治疗特色是先后有序，外感与内伤的先后主次处理恰当，考虑周详。

（张文涛整理）

慢喉痹（慢性咽喉炎）案二则

病案 1　龙某，男，30 岁。2016 年 11 月 7 日初诊。

患者既往有慢性咽喉炎病史，1 周前无明显诱因出现吞咽障碍，进食干饭困难，只能进食少量稀粥，伴饮水呛咳。检查喉镜、胃镜提示：慢性咽喉炎，慢性胃窦炎伴糜烂。胸部 CT：食管壁未见明显局限性增厚及肿块影，心肺未见明显异常。曾用西药雷贝拉唑、莫沙必利分散片和铝镁加混悬液等治疗，症状无明显缓解，故求诊于邦本先生。现症见吞咽困难，如前所述，且说话时间稍长后即出现声音嘶哑，伴咽喉疼痛干燥，舌体灼热。患者平素情绪正常，但患病后紧张、焦虑十分明显。舌苔黄厚，脉右侧弦滑有力。证属肝气郁结，阴虚内热。治以疏肝理气、养阴清热、健脾和胃，方选柴胡疏肝散加减。

处方：柴胡 10g，白芍 15g，枳壳 10g，川芎 10g，香附 10g，桔梗 5g，玄参 15g，麦冬 15g，甘草 5g，大血藤 30g，蒲公英 15g，北沙参 30g，白术 10g，茯苓 10g，神曲 15g，木蝴蝶 10g，薄荷（后下）5g，山豆根 5g，金银花 15g，小麦 30g，大枣 10g，黄连 5g，栀子 10g。3 剂，每剂水煎 3 遍，混合后分 4 次服，1 日 3 次，饭后 1 小时温服。

二诊（11 月 11 日）：服上方 4 天后，患者吞咽梗塞明显好转，已能进食干饭，咽喉干燥症状消失。现见鼻塞，头痛，睡眠欠佳。用前方减去桔梗、玄参、麦冬等养阴利咽之品，加苍耳子 5g，辛夷（包煎）10g，白芷 10g 以疏风宣窍止痛；再加百合 30g，知母 10g 以宁心安神。3 剂，煎服法同前。

三诊（11 月 18 日）：患者饮食吞咽基本恢复正常，咽干、咽痛、声音嘶哑痊愈。前方减去金银花、栀子、木蝴蝶等清热解毒、利咽开音之品。因患者出现肾虚腰痛的症状，而加入牛膝 15g，桑寄生 15g，续断 15g 以补肝肾，强筋骨。5 剂，煎服法同前。

四诊（12 月 2 日）：患者吞咽已完全恢复正常，腰痛明显减轻，然留下大便偏稀溏，黏滞不爽，心下痞满，得嗳气缓解等症。此为肝脾（胃）不和，肝郁气滞，脾失健运，兼肠道湿热之证。邦本先生续用柴胡疏肝散、左金丸合四君子汤加味。

处方：柴胡 10g，白芍 15g，枳壳 10g，甘草 5g，川芎 10g，香附 10g，大血藤 30g，蒲公英 15g，北沙参 30g，白术 10g，茯苓 10g，防风 5g，陈皮 10g，黄连 5g，吴茱萸 2g，木香 8g，槟榔 8g，土茯苓 30g，芡实 30g，莲子 15g。5 剂而收功。

按：本案以进食困难为主，症见吞咽困难，饮食难下，或食入即吐，属于中医学的噎膈病。前贤对其病机多有论述，或因气虚，或为阴虚，或是瘀血，或有痰结。多见于西医学中食管癌、贲门癌等病。本案临床上也有仅因功能异常见症者，实为中医学的"慢喉痹"。邦本先生擅长对"气"的调理。咽喉梗塞，或有紧束感，或胸闷、胁胀、腹满，或嗳气频频者，都可能由于气滞不畅而引起，用疏肝理气法治之，方选柴胡疏肝散加减。气机一畅，梗塞即通。本案反映了邦本先生多维度辨证的思路及其用药经验：患者咽喉干燥、疼痛，此为阴虚火旺，选用玄麦甘桔汤加薄荷、山豆根、金银花、蒲公英、栀子、黄连养阴清热；患者有慢性胃病史，又见脾虚症状，选用四君子汤及神曲以健脾助运；大血藤配蒲公英活血清热，为治疗糜烂性胃炎良药；北沙参合木蝴蝶润肺利咽，以助开音；百合知母汤、甘麦大枣汤为《金匮》治疗百合病和妇人脏躁病名方，邦本先生常用来治疗焦虑等症，其治疗或为主，或为辅，凡病症见焦虑、紧张，因疾病影响到患者情绪者，皆可配合同用，能进一步改善患者症状。

（余宗洋整理）

病案2　李某，女，32岁。2016年4月27日初诊。

患者平素易感冒，既往有慢性咽喉炎病史，曾多次至五官科就诊，行喉镜提示：咽部发红，咽后壁淋巴滤泡增生，扁桃体轻度肿大。予以利咽散结等药物治疗后效果不佳。3天前再次受凉后慢性咽喉炎复发。为求进一步治疗，慕名就诊于邦本先生。现症见咽干，咽痒，咽痛，声音嘶哑，自觉咽部异物感，咽之不下，偶咯痰，色清质稀，汗出，舌质红，苔薄黄，脉弦。证属肝气郁结，痰凝气滞，虚火灼咽。治以疏肝散结、化痰利咽，选半夏厚朴汤合玄麦甘桔汤（邦本先生成方合用经验）加减。

处方：法半夏10g，厚朴10g，茯苓10g，紫苏叶10g，玄参15g，麦冬15g，桔梗5g，甘草5g，黄芪30g，炒白术10g，防风5g，北沙参30g，诃子10g，木蝴蝶10g，五味子10g，细辛5g。2剂，水煎服，1剂1日，水煎服，每日3次，每次200mL，饭后1小时温服。

二诊（4月29日）：服上方2剂后，患者咽干、咽痛有所减轻，现症见痰多，鼻塞，背心凉。在上方基础上去细辛，加淫羊藿10g，辛夷（包煎）10g，瓜蒌壳15g，浙贝母10g，以温阳化痰，宣通鼻窍。4剂，煎服法同前。

三诊（5月4日）：服上方4剂后，患者咽干、咽痛明显缓解，痰量减少，鼻塞、背部凉明显好转。于上方基础上去诃子、辛夷，继服3剂巩固疗效，煎服法同前。后继续服用三诊方调理，前后共服药20余剂，症状消失。

按：《金匮要略》指出："妇人咽中如有炙脔之病，乃得于七情，气郁痰凝而生，故用半夏厚朴汤治之。"患者情志不遂，肝气郁结，肺胃失于宣降，津液不布，聚而为痰，痰气相搏，结于咽喉，故见咽中如有物阻、咯吐不出、吞咽不下。气不行则郁不解，痰不化则结难散，故宜用行气散结、化痰降逆之法。方中法半夏、厚朴、茯苓、紫苏叶行气散结，化痰降逆；咽干，咽痛，声音嘶哑，为火灼伤咽喉之阴液之故，方中玄参、麦冬、桔梗、甘草滋阴降火利咽；加北沙参、诃子、木蝴蝶养阴开音；合黄芪、白术、防风益卫固表止汗；北沙参合麦冬、五味子益气养阴；辛夷通鼻窍；瓜蒌壳、浙贝母化痰；淫羊藿温阳散寒。全方共奏疏肝散结、养阴化痰利咽之功。

（胡波、张运辉整理）

梅核气（咽异物症）案

宋某，男，62岁，退休教师。2009年11月25日初诊。

患者有慢性咽炎病史3年，咽喉部可见滤泡增生，用金嗓子喉宝、西瓜霜等药口服后症状时好时坏。平素易感冒，情绪焦虑，反复发作。现症见咽痛，喉干，声音嘶哑，喉中有异物感，舌淡红，苔白而干，脉细弱。此为痰气郁结所致。治以清利咽喉、化痰开郁法，拟半夏厚朴汤合玄麦甘桔汤（邦本先生成方合用经验）加味。

处方：法半夏10g，厚朴10g，茯苓10g，苏叶10g，玄参15g，麦冬15g，甘草5g，桔梗5g，柴胡10g，白芍15g，枳壳10g，川芎10g，香附10g，北沙参15g，木蝴蝶10g，黄芪15g，白术10g，防风5g，神曲10g。10剂，水煎服，1日1剂，每日3次，每次200mL，饭后1小时温服。

二诊（12月9日）：患者咽痛、喉干、声音嘶哑、咽喉异物感均有减轻，现症见失眠。故守方不变，于上方加薄荷（后下）5g，山豆根5g，金银花15g，蒲公英15g利咽，合欢皮10g安神。续方10剂，煎服法同前。

三诊（12月23日）：患者诸症均明显缓解。于上方去薄荷、山豆根，10剂，煎服法同上。

四诊（2010年1月8日）：用药后患者咽喉不适基本缓解，但1天前因受凉后出现咽痒咳嗽，黄痰，咽痛症状复发。故现以解表化痰为主，方选过敏煎合三拗汤加减。

处方：银柴胡10g，防风5g，五味子10g，乌梅10g，麻黄5g，杏仁10g，甘草5g，黄芪20g，白术10g，桑白皮15g，射干6g，瓜蒌壳15g，浙贝母10g，鱼腥草30g，重楼15g，金银花15g，蒲公英15g，桔梗5g，玄参10g，麦冬10g，神曲10g，木蝴蝶10g，僵蚕10g，蝉蜕10g。5剂，水煎服，1日1剂，每日3次，每次200mL，饭后1小时温服。

按：本病为临床常见病，因病情反复，故难以根治。《医宗金鉴·订正金匮要略注》："咽中如有炙脔，谓咽中有痰涎，如同炙肉，咯之不出，咽之不下者，即今之梅核气病也。此病得于七情郁气，凝涎而生。故用半夏、厚朴、生姜，辛以散结，苦以降逆；茯苓佐半夏，以利饮行涎；紫苏芳香，以宣通郁气，俾气舒涎去，病自愈矣。此证男子亦有，不独妇人也。"本案患者为教师，情绪焦虑，肝疏泄失常，气机运行不畅，故见气郁气滞，凝聚于咽喉，咽喉异物感。邦本先生喜用半夏厚朴汤合玄麦甘桔汤加减治疗该病。半夏厚朴汤化痰行气，玄麦甘桔汤养阴利咽，再配伍柴胡疏肝散疏肝理气，玉屏风散扶正增强免疫力，配伍北沙参、木蝴蝶、薄荷、山豆根、金银花、蒲公英开音利咽，最后入神曲顾护脾胃。后期患者感冒复发，故加过敏煎合三拗汤加减解表止咳化痰。全方配伍，表里兼治，标本兼顾，故能取效。该案体现了邦本先生大方复治法的学术特点，值得效仿运用。

（张文涛整理）

喉息肉（声带息肉）案

李某，女，64岁。2015年6月11日初诊。

患者有慢性咽喉炎、声带息肉、胆汁反流性胃炎病史。1周前患者受凉后咽喉异物感症状复发。现症见咽异物感，声嘶，反酸，恶心，胃脘饭后胀痛，胃脘灼热，舌质淡，黄腻，脉细。喉镜提示：慢性咽喉炎，声带息肉。证属气阴两虚，痰瘀阻滞。治以滋阴利咽、化痰散结，选半夏厚朴汤合玄麦甘桔汤（邦本先生成方合用经验）加减。

处方：法半夏10g，厚朴10g，茯苓10g，玄参15g，麦冬15g，桔梗5g，夏枯草15g，牡蛎30g（先煎），昆布30g，浙贝母10g，僵蚕10g，乌梅5g，甲珠5g（先煎），黄连5g，吴茱萸2g，苏叶10g，海螵蛸25g，瓦楞子25g，茵陈10g，乌药10g，丹参30g，生地黄10g，牡丹皮10g，百合30g，延胡索15g，郁金10g。5剂，水煎服，1剂服2日，每日3次，每次200mL，饭后1小时温服。

二诊（6月30日）：服药5剂后，患者胃脘灼热缓解。故于上方基础上去生地黄、牡丹皮、百合，加栀子10g，白芥子10g，香附10g。续方5剂，煎服法同前。服药后声嘶缓解，效不更方，继续守方治疗。

按：慢性咽炎属中医学"慢喉痹""虚火喉痹""梅核气"等范畴。主要是由于脏腑亏虚，阴阳失调所致。中医学从整体观出发，认为本病系机体各脏腑失调在咽部的表现，而"虚火喉痹"，因"手太阴肺经，入肺脏，循经喉中，足少阴肾经，从肺上入喉咙，挟舌根"，故与肺肾关系密切。

本案多因风热喉痹反复发作或治不彻底，致邪热留恋损伤肺阴，或素体肺肾亏损，津液不足，虚火上炎，循经上熏，熏灼咽喉为患。肺阴虚可损及肾阴，肾阴虚不能上滋肺阴，所以滋养肺肾阴液、清热利咽是治法。而"梅核气"为情志不舒，痰气交阻于咽喉。

慢性咽炎患者心理健康状况稍差，其中抑郁、焦虑、恐惧等因素表明此类患者有明显的情绪障碍，而本病久病则夹杂瘀滞，而生声带息肉。

玄麦甘桔汤具有滋阴降火润燥、清热解毒利咽之功效。方中玄参有清热凉血、解毒散结、利咽消肿之功效；而半夏厚朴汤为仲景治疗梅核气的经方，可理气降逆，消痰和胃，疗效确切。

实验研究表明，半夏厚朴汤能明显抑制喉反射运动，消除咽喉异物感，还有一定的抗过敏作用。再加夏枯草、牡蛎、昆布、浙贝母、僵蚕、乌梅、甲珠化痰软坚散结，治声带息肉。共奏滋阴降火润燥、清热解毒利咽、化痰软坚散结之功，可谓标本兼治，整体与局部统治，故临床用之，疗效较好，治疗时间短，值得临床推广。

根据患者病情，再加黄连、吴茱萸、苏叶、茵陈疏肝清热止呕，海螵蛸、瓦楞子抑酸，丹参、生地黄、牡丹皮、百合滋阴清热，乌药、延胡索、郁金理气止痛。全方配伍，共起疏肝理气和胃之功。

（胡波整理）

心脑病类医案

不寐（神经性失眠）案

谭某，女，30岁。2015年2月4日初诊。

患者近1个月以来反复失眠。现症见失眠，多梦，心烦，易怒，下肢酸软无力，食纳可，舌质淡红，苔薄微黄，脉细稍数。辨证为心脾两虚，肝郁化火，心神受扰。治宜健脾养心、清热除烦、宁心安神，拟百合地黄汤合归脾汤（邦本先生成方合用经验）、加味逍遥散加减。

处方：百合30g，生地黄10g，黄芪30g，北沙参30g，白术10g，茯苓10g，甘草5g，木香6g，远志5g，当归10g，龙眼肉6g，酸枣仁30g，黄精30g，知母10g，浮小麦30g，大枣10g，柴胡10g，白芍15g，枳壳10g，牡丹皮10g，栀子10g。4剂，水煎服，1剂1日半，每日3次，每次200mL，饭后1小时温服。

二诊（2月11日）：患者失眠、多梦、心烦、易怒等症状均有好转。故守方不变，在一诊的基础上去栀子、牡丹皮。续方4剂，煎服法同上。

嘱上方有效可继续服用。随访，患者共服用18剂，失眠明显改善，多梦、心烦、易怒等症状消失。

按：不寐，是以经常不能获得正常睡眠为特征的一类病证。多系情志所伤、饮食不节、劳逸失调、久病体虚等因素引起脏腑功能紊乱，气血失和，阴阳失调，阳不入阴而发病。病位主要在心，涉及肝胆脾胃肾，病性有虚有实，且虚多实少。治疗以补虚泻实，调整脏腑阴阳为原则。

本案失眠系情志所伤、劳思过度所致心脾两虚，肝失条达。情志所伤，肝气郁结，肝郁化火，邪火扰动心神，神不安而不寐、心烦、易怒；又因劳思过度，伤及心脾，心血不足，营血亏虚，不能上奉于心，更加重心神不安，故不寐、多梦。方选百合地黄汤合归脾汤、加味逍遥散，百合、生地黄等滋阴除烦；黄芪、北沙参、白术、茯苓、甘草、木香、远志、当归、龙眼肉、酸枣仁、黄精等益气补血，健脾养心；再加柴胡、白芍、枳壳、牡丹皮、栀子疏肝清肝，子病泻母，兼清心除烦。全方补泻结合，标本兼治，故而收效。

（胡波整理）

心动悸（心动过速）案

谢某，男，44岁。2009年9月11日初诊。

患者有阵发性心动过速病史10月余，多次院外就诊，效果不佳，故求治于邦本先生。现症见心悸，心慌，心率112次/分，手心热，气短，失眠，舌质红，苔少，脉弦滑结代。心电图提示：窦性心动过速。此为心之气阴亏虚，心神失养，治以益气滋阴、养心安神法，拟生脉散合甘麦大枣汤加减。

处方：北沙参30g，太子参30g，麦冬15g，五味子10g，浮小麦30g，炙甘草10g，大枣5g，知母10g，百合30g，玉竹15g，黄精30g，酸枣仁30g，合欢皮15g，夜交藤30g，灵芝15g，刺五加15g，神曲10g。5剂，水煎服，2日1剂，每日3次，每次200mL，饭后1小时温服。

二诊（9月21日）：上方5剂后，患者诉心慌、心悸、失眠均有缓解，现症见腹胀，易疲劳。故于上方中去合欢皮、夜交藤，加香附10g，枳壳10g，郁金10g理气除胀。续方10剂，煎服法同前。另予西洋参100g补气抗疲劳，每日10g，泡服。

三诊（10月8日）：患者诉诸症皆缓解，故续二诊方药5剂以巩固疗效。

按：心动过速是指每分钟心率超过100次。属于中医学"心动悸""心悸"等范畴。该病与体弱、情志所伤、劳倦、感受外邪等有关。平素体质虚弱，心气怯弱，或久病心血不足，或忧思过度，劳伤心脾，使心神不能自主；或肾阴亏虚，水火不济，虚火妄动，上扰心神；或脾肾阳虚，不能蒸化水液，停聚为饮，上犯于心，心阳被遏，心脉痹阻，均可发为心悸。此案病机为心之气阴亏虚，心失所养，所以用生脉散益气养阴，甘麦大枣汤补心气，安心神，于理亦通。二方都是千古名方，于病机相符，合而用之。黄精、酸枣仁、合欢皮、夜交藤四药是邦本先生治疗失眠常用药对，亦有滋养心之阴血的功用。阴虚生内热，知母、百合二药有很好的滋心阴，安神除烦的作用。灵芝、刺五加是邦本先生用来扶正之常用药，二药能补气安神，具有治疗神经衰弱及心律失常的作用。不论从中医还是西医的角度，对本案的治疗都极为恰当。虽然病机简单，但用药精当，大半年之心悸，服用数剂中药后基本消失，经验值得传承学习。

（张文涛整理）

心动悸（室性早搏）案

魏某，女，66岁。2014年1月14日初诊。

患者有冠状动脉粥样硬化性心脏病病史2年余。半月前患者无明显诱因出现心悸，就诊于心血管内科，行心电图提示：频发室性早搏。予以相关药物治疗后症状缓解不明显，遂来就诊。现症见心悸，气短，胸胁胀满，夜间口干，大便稍干，舌质淡，苔薄白，脉结代。证属气血亏虚，心脉失养。治以补气养血、滋阴复脉法，方选炙甘草汤合生脉散（邦本先生成方合用经验）加减。

处方：炙甘草10g，桂枝10g，生地黄15g，大枣10g，北沙参30g，太子参30g，麦冬15g，五味子10g，黄芪30g，升麻10g，柴胡10g，酸枣仁15g，瓜蒌壳15g，枳壳10g，丹参30g，葛根30g，白芍15g，玉竹15g。10剂，水煎服，1剂服2日，每日3次，每次200mL，饭后1小时温服。

二诊（3月13日）：患者服药后上诉症状均有减轻，现症见纳差，不思饮食，腹胀。故在一诊基础上加白术10g，茯苓10g，神曲15g健脾和胃，佛手5g理气消胀。10剂，煎服法同前。

三诊（3月13日）：患者上诉症状基本缓解，现症见头昏，自觉头脑不清晰，无头痛等不适，舌苔较前偏厚。考虑患者风痰上扰，故在二诊基础上减太子参、黄芪、升麻、柴胡、神曲、佛手，加天麻10g，法半夏10g配白术，取半夏白术天麻汤之意，以祛痰开窍。续方6剂。随访症状消失。

按：频发室性早搏是指室性早搏每小时≥30次或者每分钟≥6次者，属中医学"心动悸""心悸""怔忡"等证的范畴，主要病机是气血亏虚，心脉失养。气虚而无力运血，则无以充盈血脉；血虚而无以载气，则无以鼓动血脉；终致气血俱虚，心脉失养，脉不得续而出现心中悸动不安，脉结代之证。频发室性早搏临床治疗颇为棘手，是多种心脏疾病常见的心律失常，若不及时治疗常可引起严重后果。

炙甘草汤首见于《伤寒论》。《千金翼方》有记载，治"虚劳不足，汗出而闷，脉结代，行动如常，不出百日，危急者十一日死"。方中重用生地黄、麦冬、阿胶、酸枣仁（邦本先生以酸枣仁易麻仁）滋补五脏真阴，以炙甘草佐以桂枝、生姜、人参、白酒补气，温通心阳，使心肾互济，阴阳交通，血脉和顺。心动悸患者，若气虚甚者，邦本先生直接用红参大补元气；一般情况下，选用党参、太子参、北沙参同用补益气阴即可。邦本先生此处用炙甘草汤是有变通特色的，合上太子参、北沙参、黄芪、升麻、柴胡，取补中益气汤中之有效药组，升提中气，直达病所，且患者大便稀溏，寓升清止利之意。用五味子，合方中麦冬、太子参，即为生脉散，可益气养阴，该方经临床验证，强心效果可靠，能治疗诸多心脏病。现代中药药理研究表明，桂枝有扩张血管，促进血液循环的作用；炙甘草、地黄、人参皆有强心作用。炙甘草汤的临床作用与扩张血管、强心、促进血循环的西药不同，它可能是通过调节机体的阴阳平衡（包括神经、体液、激素、电离子等平衡），激发心肌传导功能自我调整，恢复正常的心电活动。临证中，根据脉证略做加减，颇能取效。并且临床应用中未发现明显的不良反应，不失为治疗频发室性早搏有一定应用价值的方法。

（胡波整理）

心动悸（房性早搏）案

吴某，女，54 岁，干部。2010 年 5 月 24 日初诊。

患者有频发房性早搏病史。常表现为心慌、心悸。多次行心电图检查，提示 ST 段改变，频发房性早搏。未予以特殊治疗。3 周前患者无明显诱因出现腹泻，遂来就诊。现症见心悸，心慌，鸡鸣时甚，气促，汗多，梦魇，怕冷，手足心热，反酸，呕吐，便溏，每日约 2 次，情绪激动时则肠鸣，舌稍紫，苔薄白，脉弱。心电图提示：ST 段改变，未发现早搏。此为心气不足，阴阳两虚，肝郁脾虚。治以益气养阴、活血安神、疏肝健脾、升清止泻、温阳止汗，拟活血生脉散、郑氏补气升阳汤（邦本先生经验方）合四逆散加味。

处方：党参 30g，麦冬 15g，五味子 10g，北沙参 30g，川芎 10g，赤芍 10g，丹参 30g，葛根 30g，黄精 30g，酸枣仁 15g，黄芪 30g，升麻 10g，柴胡 10g，灵芝 30g，刺五加 15g，白芍 15g，枳壳 10g，黄连 5g，吴茱萸 2g，苏叶

10g，桂枝 10g，炙甘草 5g，银柴胡 10g，地骨皮 15g。5 剂，1 日 1 剂，水煎服，每日 3 次，每次 200mL，饭后 1 小时温服。

二诊（12 月 10 日）：服药后患者自觉诸症均有减轻，但仍未完全缓解，因挂号困难，故继续服用一诊方。现症仍见便溏，腹痛则有便意，便后痛止。邦本先生辨证为肝旺乘脾，当入痛泻要方，故继续守方加减，于上方去北沙参、黄芪、灵芝、刺五加、桂枝，加白术 10g，陈皮 10g，合痛泻要方以疏肝理气，健脾止泻。续方 8 剂，煎服法同前。

服药后患者病情继续缓解，随后就诊均以上方加减治愈。

按：房性期前收缩是起源于窦房结以外心房任何部位的心电活动，正常人中约有 60% 的可发生。常常表现为心慌、心悸、胸闷、心前区不适、头昏、乏力等症状，也有无症状者。此外，该病与患者的精神状态有密切关系，不少患者的很多症状是由于对期前收缩不正确的理解和恐惧、焦虑等情绪所致。本病属于中医学"心悸""心动悸""心下悸""心中悸""惊悸"等范畴。常与痰、火、瘀、虚等病理因素有关。邦本先生认为血瘀、虚（气、血、阴、阳）是本病最为重要的病因，故常用活血生脉散加减治疗。患者心阳虚衰，温运失司，虚寒内生，故见畏寒怕冷；心阳亏虚，不能润养元神，故见失眠、梦魇；汗为心之液，故见汗多；情志不遂，郁怒伤肝，肝失调达，横乘脾土，脾失健运，故见肠鸣便溏，情绪激动时明显；肝气郁结，日久化火，故见吞酸。病位主要在于心、肝、脾。当立益气养阴、活血安神、疏肝健脾、升清止泻、温阳止汗之法。方中郑氏生脉汤（北沙参易人参、麦冬、五味子）加党参，益气养阴生津，川芎、丹参、赤芍、葛根活血化瘀，共奏益气养阴、活血化瘀之功；合黄精、酸枣仁养心安神；郑氏补中升阳汤（北沙参、黄芪、升麻、柴胡）加党参升举阳气；灵芝、刺五加补虚；四逆散疏肝理气解郁；左金丸、苏叶降逆止呕；桂枝、甘草温阳散寒；银柴胡、地骨皮滋阴清热。全方配伍，张弛有度，标本兼顾，故疗效使然。

本案西医诊断为房性早搏，中医的病机演变复杂，以肝郁为最初病机，一方面肝郁导致脾虚，脾虚湿自内生兼清阳不升，而成腹泻，脾虚气血生化不足，心失所养，又进一步加重了心之病证。另一方面，肝郁木不生火，心阳不足，失于收摄而汗出，进而心之气阴亦虚，推导无力，脉道涩滞，又进一步生成瘀血。两条病机主线同时延伸，交互影响。

本案的病机虽然复杂，但病情并非危重。遵《内经》"间者并行"之旨，多方兼顾，疏肝、健脾、升清、温阳、滋阴、安神、活血诸法合用，药证相符，因而取效。

（张文涛整理）

胸痹（缺血性心脏病）案

牟某，男，58 岁。2013 年 2 月 26 日初诊。

患者既往有糜烂性胃炎病史。5 天前因心痛、心累、心慌于外院行心电图检查，提示 ST 段改变，心肌酶谱、心脏彩超均正常，考虑为冠心病，建议完善冠脉造影检查，但患者拒绝，予以阿司匹林肠溶片、阿托伐他汀等药物口服后症状稍有缓解。今为进一步诊治就医。现症见心痛，心累，心慌，胸闷，耳鸣，胃脘胀痛，反酸，胃灼热，完谷不化，下肢厥冷，舌胖质淡苔白，舌紫，舌下静脉曲张，脉弦。证属气阴两虚，心脉痹阻。治以益气养阴、化痰活血、通阳止痛法，选郑氏生脉汤、郑氏补中升阳汤（邦本先生经验方）、冠心Ⅱ号方合瓜蒌薤白半夏汤加减。

处方：北沙参 30g，麦冬 15g，五味子 10g，川芎 10g，赤芍 10g，葛根 30g，丹参 30g，瓜蒌壳 15g，薤白 15g，黄芪 30g，升麻 10g，柴胡 10g，白术 10g，茯苓 10g，甘草 5g，陈皮 10g，砂仁（后下）5g，黄连 5g，吴茱萸 2g，苏叶 10g，海螵蛸 15g，煅瓦楞子 20g，神曲 15g，麦芽 15g，莱菔子 15g。3 剂，水煎服，1 剂分 2 日服，每日 3 次，每次 200mL，饭后 1 小时温服。

二诊（3 月 5 日）：上方服 3 剂后，患者心累、心痛、胸闷、心慌、胃脘痛、反酸等都有好转，自述服药后感胸前血流通畅。效不更方，守方加减，前后来 8 诊，共服 24 剂中药，胃病症状完全缓解，心痛只偶有发生，其余症状不显。现给予生脉散合冠心病Ⅱ号合瓜蒌薤白半夏汤三方加减化裁以巩固治疗。

按：本案为冠心病，相当于中医"胸痹""胸痹心痛病"等的范畴。本病多见于中老年人，主要病机为本虚标实，病位在心。多由于年老体弱，肾气渐衰，胸阳不振产生寒凝气滞、痰瘀互结、阻滞心脉而致。在急性发作期以标实为主，或寒凝、或气滞、或血瘀、或痰浊；缓解期多表现为本虚为主，尤以气阴两虚为多。

本人临床习用郑氏生脉汤合冠心病Ⅱ号合瓜蒌薤白半夏汤加减治疗气阴两虚、血瘀痰阻、阻遏胸阳所致胸痹证。根据邦本先生的经验，结合患者兼有胃痛的病情，运用邦本先生经验方加减化裁治疗，取得了很好的临床疗效。

郑氏生脉汤中北沙参味甘补阳、微苦补阴，对人体气血阴阳均有补益作用，故为主药；方中麦冬甘寒补心阴；五味子酸温敛心气，酸甘化阴。三药同用，气阴并补。

冠心Ⅱ号方是 20 世纪 70 年代研究的对冠心病有较好治疗效果的组方，

主要针对冠心病标实之瘀血痹阻心脉的病机。邦本先生根据中药现代药理研究及自己临床经验改为以川芎、赤芍、丹参、葛根行气活血,化瘀止痛。胸痹心痛常因寒痰凝滞胸阳,治痰以顺气为主,瓜蒌宽胸理气化痰,薤白通阳散结,二药合用通阳散结、行气祛痰,善治胸中痹闷。

纵观郑氏生脉汤、冠心病Ⅱ号和瓜蒌薤白半夏汤三方合用的疗效,在益气养阴的基础上进一步活血通络,气血同治,兼行气祛痰化浊,而达通痹止痛之目的。生脉散合冠心病Ⅱ号合瓜蒌薤白半夏汤三方适用于气阴两虚、痰阻血瘀之胸痹证,方证相应取效甚好。

(胡波整理)

心痹(风心病换瓣术后)案

谭某,男,53岁,公务员。2010年2月26日初诊。

患者有风心病病史多年,伴有瓣膜腱索断裂,遂3个月前于外院行换瓣手术。术后出现心悸、乏力、自汗症状,故来就诊。现症见心悸、乏力、自汗、气短,舌质淡紫,脉细弱。心电图:房颤,Ⅰ度传导阻滞,T波改变。心脏彩超:左心房及右心房增大,左心室顺应性降低,肺动脉增宽。此为气阴不足,心血瘀阻,本虚标实之证。治以益气养阴、活血安神法,拟活血生脉散(邦本先生经验方)加减。

处方:党参30g,麦冬15g,五味子10g,川芎10g,赤芍10g,丹参30g,葛根30g,北沙参30g,西洋参10g(单煎),酸枣仁15g,仙鹤草50g,玉竹15g,百合30g,灵芝30g,刺五加15g,苦参10g,知母10g,生地黄15g,山茱萸30g,煅龙骨15g(先煎),煅牡蛎15g(先煎)。5剂,水煎服,1日1剂,每日3次,每次200mL,饭后1小时温服。

二诊(3月5日):服药后患者心悸、心慌、汗多均有减轻,仍感睡眠差。故守方不变,于上方中加黄精30g补脾安神。续方5剂,煎服法同上。

三诊(3月12日):服药后患者诸症减轻,现症见咳嗽,咳痰,痰黄而干。上方加瓜蒌壳15g,浙贝母10g,红景天10g以化痰止咳。续方5剂,煎服法同上。

四诊(4月19日):患者诸症皆缓,现诉活动后劳累气喘,以上楼梯时明显。故于上方中去瓜蒌壳、浙贝母、煅龙骨、煅牡蛎、山茱萸,加升麻10g,柴胡10g,合黄芪、太子参成补中益气之意。续方5剂,煎服法同上。

五诊(4月28日):服上方后,患者诸症缓解,日常活动可。现症见饥饿时心慌,气短。故于上方中去红景天、百合、知母、苦参、生地黄、山茱萸、煅龙骨、煅牡蛎,将太子参易党参30g以开脾胃,西洋参增加至20g以补益中气，改善气虚证候，加黄芪30g，白术10g，防风3g，以扶正固本。续方5剂，煎服法同上。

患者后来继续以生脉散加减调理，除不能太劳累外，基本无不适症状。

按： 风湿性心脏病是溶血性链球菌感染引起的自身免疫性疾病。常常累及心脏瓣膜部位，引起瓣膜关闭不全或狭窄，后期影响瓣膜功能导致瓣膜腱索断裂。患者心气素虚，再加上手术损伤心气，汗为心液，心气受损，不能固摄，故出汗；汗出，心阴益虚，心阴不足，心失所养，故见心悸、乏力；气虚不能行血，血行瘀滞，故舌淡紫。气阴两虚在先为本，瘀血在后为标，故用郑氏生脉汤加西洋参、太子参、玉竹养气阴；川芎、赤芍、丹参、葛根活血祛瘀；仙鹤草、龙骨、牡蛎扶正敛汗；灵芝、刺五加养心安神扶正；玉竹、苦参养阴清心，现代药理研究证实，苦参能改善快速性心律失常，玉竹有强心作用，于本案之阴虚火旺病机亦相符合；敛即是补，大剂量山茱萸有扶正固脱敛汗之功，参张锡纯用山茱萸固脱之意。

该案以益气养阴、活血安神为主要治法，并随症加减。出现痰热，加瓜蒌壳、浙贝母、红景天以清热化痰；中气不足，加升麻、柴胡升提清阳；合方中沙参、太子参，体现补中益气之意。

虽有气虚，初期不用黄芪，因其温燥，以防伤阴，后期阴虚缓解，遂加之，体现邦本先生细致入微、精准把握疾病之观点。既遵循了慢性病有方有守的原则，又符合仲景"观其脉证，随证治之"的古训。主次、标本、攻补之间的关系处理得极为精当。

本案的治疗重在扶正，兼随症加减。心气既扶，诸症皆缓。本案是邦本先生运用郑氏生脉汤治疗气阴两虚型心系疾病的代表医案。施用于二尖瓣换瓣术后，说明中医不但能治疗功能性疾病，也可治疗器质性心脏病。

（张文涛整理）

风痱（中风后遗症）案

高某，女，69岁。2008年9月22日初诊。

患者有中风后遗症病史半年余。现症见头晕，头痛，右侧半身不遂，右上肢麻木，言语不利，痰多，腰痛，便干，舌淡，苔白厚腻，脉缓。当日测血压：140/90mmHg。辨证为气虚血瘀，肝阳偏亢，痰瘀阻络。治以益气活血、平肝潜阳、化痰通络法，拟补阳还五汤加味。

处方：黄芪30g，当归10g，川芎10g，地龙10g，桃仁10g，红花10g，水蛭5g，牛膝15g，桑寄生15g，续断15g，天麻10g，钩藤15g，石菖蒲10g，女贞子15g，火麻仁15g，莱菔子15g，全瓜蒌15g，神曲10g。3剂，水煎服，

1剂1日半，每日3次，每次200mL，饭后1小时温服。

二诊（9月29日）：服药后患者头晕、头痛、大便干结症状减轻，右上肢麻木症状未见明显缓解。当日血压130/80mmHg。继以上方为主加减用药，去火麻仁、莱菔子，加浙贝母10g，天竺黄8g以化痰开窍，丹参30g加大活血化瘀力度，黄芪至40g以增强补气活血之功。

三诊（10月9日）：患者仍感右上肢麻木，其余症状基本缓解，症见汗多，仍以上方为主加减。上方去浙贝母、丹参，加仙鹤草50g，地骨皮15g以敛阴止汗。5剂，煎服法同上。

四诊（10月20日）：现症见患者右上肢疼痛，考虑气血不畅，感受寒湿所致，余症状基本消失，仍以上方为主加减。故去仙鹤草、地骨皮，黄芪加至50g，加桑枝30g，姜黄10g以祛风湿除痹痛。续方5剂。

五诊（10月30日）：患者病情稳定，症状缓解，改投散剂。

处方：水蛭50g，地龙50g，全蝎50g，土鳖虫50g，天麻100g，西洋参100g，共为细末，每次3g，3次/日，温开水调服。

随后患者多次来诊，继以上诉散剂加减调服，徐徐图之，期间间断予以中药汤剂治疗，均以补阳还五汤加减，后期黄芪用量至100g，以求力大效洪。约半年后，患者右上肢麻木、乏力等症状逐步缓解。

按：本案属西医学缺血性脑血管病后出现的后遗症，相当于中医学"风痱"范畴。邦本先生认为中风多因风、火、痰、瘀、虚所致。该患者年老，病程较长，中风已有半年余，久病多虚，伴有痰多，头痛，故病机与气虚、瘀血、痰浊、阳亢等有关，故当治以益气活血、化痰开窍、平肝潜阳为主。邦本先生喜用补阳还五汤加减而治疗，取其补气兼活血之功，故以此为基本方，全程服用，直至痊愈。

本案对于兼证的处理较为恰当，补阳还五汤治疗中风后遗症为诸多医家熟知，但在兼夹其他复杂证候的时候，依然运用自如，实非易事。该案同时又有肾虚肝阳偏亢之证，也有痰浊阻窍之证。所以用牛膝、桑寄生、续断补肾强腰膝，治疗腰痛；肾精不足，肝阳偏亢，出现头晕、头痛，故加天麻、钩藤平肝息风；痰多，苔白厚腻为痰浊之象，痰浊阻窍，出现言语不利，故用石菖蒲、天竺黄化痰开窍；便干用火麻仁润肠通便；莱菔子、全瓜蒌既能通便，又能化痰，故合用之；上肢麻木不适为外感兼有络脉不通之证，故用桑枝、姜黄祛寒湿通络。黄芪，《神农本草经》记载其能治大风，与证相符，为补阳还五汤的主药。邦本先生用黄芪也有特色，通常先从30g开始，逐渐加大至100g，患者处于临界高血压，虽说大量黄芪亦可降压（邓铁涛语），但稳妥起见，还是循序渐进。且对于兼证的处理，考虑周详，先后主次有序，没有一拥而上。例如，初诊时患者有便秘、咯痰、上肢麻木等证候，邦本先生在用补阳还五汤益气活血通络的基础上，重点治疗便秘，而没有用化痰开窍药及祛痹止痛药。正是遵循了《内经》"大小便不利治其标"的原则，二便不通会影响全身整体的气机，不论是标是本，都要先行治疗。便通后，才加化痰开窍药，继而针对出现的其他证候兼顾治疗，如出汗用仙鹤草、地骨皮，上肢屈伸不利加桑枝、姜黄。

本案的另一个特点是煎剂和散剂同用，开始病情重，用煎剂治其急，等到病程后期，证候缓解后，再合用散剂，体现了"急则治其标，缓则治其本"的原则。

（张文涛整理）

偏头痛（血管神经性头痛）案二则

病案1 冉某，男，35 岁。2010 年 6 月 8 日初诊。

患者反复头痛 1 年余，多次行头颅 CT 未见明显异常，诊断考虑为血管神经性头痛，反复诊治效果不佳，故寻求中医治疗。现症见头痛，每日下午 4 点头部胀痛欲裂，以后枕部明显，伴头晕，舌质略紫，脉沉涩而弱。辨证为气虚血瘀，久病入络所致头痛。治以益气活血、息风通络止痛法，拟止头痛方（邦本先生经验方）合补阳还五汤加减。

处方：刺蒺藜 15g，白芷 10g，川芎 10g，白芍 30g，全蝎 5g，甘草 5g，黄芪 30g，当归 10g，桃仁 10g，红花 10g，地龙 10g，土鳖虫 10g，丹参 30g，葛根 30g，钩藤 15g，制首乌 15g，女贞子 15g，山楂 15g。10 剂。水煎服，1 日 1 剂，每日 3 次，每次 200mL，饭后 1 小时温服。

二诊（6 月 23 日）：患者头痛大为缓解，现症见易感冒，仍有头晕，失眠。患者头痛已缓，药已中的，故守方加减，于上方加生地黄 10g，黄芪加量至 40g，白芍至 50g，以补气养血，缓急止痛。20 剂，同上煎服。

三诊（11 月 10 日）：服上方后，患者头痛缓，发作频次减少。近期旧疾复发，于上方加天麻 10g 以祛风止痛。续方 10 剂，同上煎服。

按：头痛常归属于中医学"脑风""首风"范畴。《普济方》中认为："气血俱虚，风邪伤于阳经，入于脑中，则令人头痛。"头为神明之府，"诸阳之会"，又"脑为髓海"，五脏精华之血，六腑清阳之气皆能上注于头，若先天禀赋不足，或劳欲伤肾，阴精耗损，或年老气血衰败，或久病不愈，营血亏损，不能上荣于脑，或久病入络则血行不畅，血瘀气滞，脉络失养，均可致头痛。患者午后痛甚，伴有头晕，病程日久，舌质略紫，脉沉涩而弱，故其病机为气虚血瘀，络脉不通。

补阳还五汤为王清任名方，临床多用于治疗中风半身不遂证属气虚血瘀络脉不通者。因其用大量黄芪，有升补清阳之功而趋上，又有川芎直达颠顶，及其他活血通络之品，故本方又暗含治头痛之法，然而常被忽略。本病虽非中风，但病机相同，借而用之，配合其他常用止头痛药如川芎、白芷、钩藤等，还有丹参、葛根通血脉而止痛，标本兼治。气虚血瘀，脉络不通，由实致虚，清窍失养，故加女贞子、制首乌以补充阴血，滋养脑窍。

本案能够治愈的关键是辨证准确并选用名方加减。也体现了郑氏一门"以方系病"学术思想的具体运用。本案的特点是抓住久病入络的病机，以及久治无效的病史，结合怪病多瘀，再参考舌脉，因此用补气活血的方法治愈，对因治疗，并非一味止痛，别具一格。

（张文涛整理）

病案 2 张某，男，38 岁。2008 年 10 月 13 日初诊。

患者有偏头痛病史 10 余年，长期口服止痛药，初始有效，后期疗效逐渐减退。故来诊治。现症见偏头痛，或左或右，交替进行，病甚时痛及于目，目胀痛剧烈，每在疲劳、久视、感冒、饮酒后发作。口苦，极易疲劳，急躁易怒，苔薄白，脉弦虚。此为肝阳上亢，久病入络，血虚气弱所致头痛。治以平肝潜阳、通络止痛、补虚扶正法，拟止头痛方（邦本先生经验方）加减。

处方：川芎 50g，全蝎 50g，僵蚕 50g，天麻 50g，紫河车 50g，土鳖虫 50g。1 剂，共研为末，每次 3g，每日 3 次，温开水调服。

二诊（11 月 15 日）：上方服一剂后，患者头痛缓解约半。考虑患者体质较弱，故加灵芝 50g 于方中，按原来方法继续服用。

三诊（12 月 18 日）：患者头痛十去其七，即使头痛发作也不如原来严重，继服二诊方一剂善后。随访痊愈。

按：头痛是指由于外感与内伤，致使脉络拘急或失养，清窍不利所引起的以头部疼痛为主要临床特征的病证。头痛既是一种常见病证，也可是一个症状，近年来发病率呈逐渐上升的趋势。此病案为本人自身经历，乃余早年刚参加工作时，因为诸多原因，与单位及同事发生矛盾所致。刚发病时头痛剧烈，口苦甚，常需半夜起来漱口，1~2 日后自行缓解消除。最初得病时即是头痛或左或右，且每次都是一侧眼睛及玉枕穴处痛。受六经头痛部位观念所限，一直无法辨别自身属于哪种头痛，回想起来，当初应为肝火上炎所致。由于当时自己的水平有限，并未服用中药进行有效的治疗，一直拖延至今。直至跟师邦本先生后，才想起请邦本先生诊治。

　　此案病史十余年，久病入络，故以活血通络止痛为主，且因实致虚，气虚不足，每遇疲劳时则发病。起初病发时属肝阳化火之证，后来病机发生变化，肝阳化火已经不是主要病机，当随病情权变而治。

　　头痛剧烈，左右交替连及目眶为肝风内动，继而风阳上亢，络脉不通所致，故用全蝎、僵蚕、土鳖虫通络止痛，虫类药止痛效果好，是邦本先生治疗顽固性头痛的重要选择；川芎为治头痛要药，且能活血；肝阳上亢，故用天麻平逆肝阳；阳亢日久则阴血亏耗，加之久病体虚，故用紫河车补虚；二诊加灵芝，继续增加扶正之力。全方配伍合理，故进三剂而十余年头痛得以消除。

　　　　　　　　　　　　　　　　　　　　　　　　　　（张文涛整理）

脑痨（结核性脑膜炎）案

　　黄某，男，26 岁。1996 年 11 月 12 日初诊。

　　患者因头晕、低热、盗汗半月，伴头痛 1 周，于 1996 年 11 月 12 日入院。查体温 37.5℃，脉搏 90 次/分，呼吸 21 次/分，血压 98/60 mmHg。胸部叩诊清音，双肺呼吸音清晰，未闻及干、湿啰音，心前区无隆起，触诊无震颤，心界不大，心率 90 次/分，律齐，心脏各瓣膜区未闻及病理性杂音。脑膜刺激征阳性。

　　血常规：血红蛋白 141g/L，红细胞 5.41×10^{12}/L，白细胞 14.8×10^9/L，中性粒细胞 0.88，淋巴细胞 0.12。抗结核抗体阳性。血沉 23mm/h。查脑脊液：无色，清晰，氯化物 94mmol/L，糖 2.7mmol/L，蛋白 0.7g/L，潘氏试验阳性，白细胞总数 46×10^6/L，多核细胞 0.1，单核细胞 0.9，无凝结。

　　胸部 X 线片：双肺野清晰，未见实变征象；左胸外侧轻度胸膜肥厚。头颅 CT 扫描未见异常。入院诊断：结核性脑膜炎。抗结核药联合治疗（异烟肼、链霉素、利福平、乙胺丁醇、吡嗪酰胺），同时给予地塞米松、甘露醇脱水降低颅内压。经半个月的治疗，仍低热不退。闭目入睡则汗出淋漓不止，头痛欲裂，靠服止痛片暂时得以缓解，精神萎靡而痛苦，舌质红，脉弦而数。中医证属阴虚阳亢之证。治以滋阴清热、息风潜阳法，选方二至丸合青蒿鳖甲汤加减。

　　处方：秦艽 10g，鳖甲 20g（另包，久煎，兑服），青蒿 20g，女贞子 20g，墨旱莲 20g，柴胡 15g，地骨皮 15g，黄芩 15g，夏枯草 15g，露蜂房 5g，仙鹤草 30g，龙骨 30g（先煎），全蝎 3g。2 剂。服药后盗汗明显减少，已能入睡，但仍低热不退，头痛。

　　二诊于上方中加牡蛎 30g（先煎），2 剂。盗汗已基本控制，头痛亦减轻，然仍有低热。处方：菊花 10g，秦艽 10g，青蒿 15g，地骨皮 15g，柴胡 15g，黄芩 15g，仙鹤草 15g，夏枯草 15g，女贞子 15g，水牛角 20g（另包，久煎，兑服），鳖甲 20g（另包，久煎，兑服），龙骨 30g（先煎），牡蛎 30g（先煎），白芍 30g，露蜂房 5g，全蝎 3g。4 剂。服药后病情稳定，自觉头晕不适，下午潮热。

三诊于前方加减：蝉蜕、僵蚕、秦艽各 10g，地骨皮、柴胡、黄芩、北沙参、夏枯草各 15g，水牛角（另包，久煎，兑服）、鳖甲（另包，久煎，兑服）、青蒿、女贞子、墨旱莲各 20g，仙鹤草、白芍、龙骨（先煎）各 30g。服 4 剂后，头晕减轻，但时觉心悸，口干，已显气阴不足证。

四诊拟方：上方减秦艽、柴胡、黄芩、水牛角、青蒿，加龟甲 20g（另包，久煎，兑服），麦冬 20g，五味子、白蒺藜 10g。6 剂。服药后低热已退，头痛、头晕、心悸、口干已愈。

五诊为巩固疗效，拟方：鳖甲（另包，久煎，兑服）、龟甲（另包，久煎，兑服）、何首乌、夏枯草、黄精各 15g，女贞子、墨旱莲、北沙参、麦冬、白芍各 20g，仙鹤草 30g，五味子、蝉蜕、僵蚕各 10g。5 剂。嘱其每月服 10 剂，连服 3~5 个月善后。

按：结核性脑膜炎早期低热，盗汗，继则见头痛、喷射性呕吐等颅内压增高症状，颈项强直，重者出现昏迷等。本病例属于中医头痛病证中的"真头痛"，归属温病学范畴。结合本例患者证候表现特征之持续低热、严重盗汗、头痛等，辨证属肝肾阴虚，肝阳上亢证。所以能用滋阴清热、息风潜阳法治疗而控制病情。只要辨证无误，遣药组方准确，即可收到令人满意之效果。但是对"结脑"的病因治疗，临床实践证明西药抗结核药联合运用是必不可少的，而且要坚持足够的疗程。

（本案据郑邦本刊于《实用中医药杂志》2000 年第 6 期之资料整理）

血实（真性红细胞增多症）案

李某，男，56 岁，工人。2009 年 7 月 3 日初诊。

患者有真性红细胞增多症病史 2 个月，既往于血液风湿科诊治，予以羟基脲口服后血红蛋白稍有下降，但停药又复发。欲实行放血疗法，患者内心恐惧，因而转求中医治疗。现症见手足发红，面色黑红，舌紫红，苔薄白，脉弦有力。昨日血常规提示：白细胞 $10.4 \times 10^9/L$，红细胞 $6.8 \times 10^{12}/L$，中性粒细胞 $9.26 \times 10^9/L$，血红蛋白 211g/L，血小板 $134 \times 10^9/L$。辨证为热毒内炽，凝涩不通之血实证。治以凉血活血、清热解毒法，拟水牛角地黄汤、桃红四物汤合五味消毒饮加减。

处方：水牛角30g（先煎），生地黄15g，牡丹皮10g，赤芍10g，蒲公英15g，金银花10 g，连翘10 g，白花蛇舌草30g，水蛭5g，土鳖虫10g，当归10g，川芎10g，桃仁10g，红花10g，大血藤30g，败酱草15g，丹参20 g，生山楂15g，神曲10g。5剂，水煎服，1日1剂，每日3次，每次200mL，饭后1小时温服。

二诊（7月10日）：服上方后患者症状缓解不明显，但复查血常规示：白细胞8.9×10^9/L，红细胞6.23×10^{12}/L，血红蛋白197g/L，血小板111×10^9/L。较前均有下降，药已取效，故守方不变，败酱草加至20g，丹参30g。续方5剂，煎服法同上。

三诊（8月9日）：患者症状较前稍有减轻，复查血常规：白细胞10.7×10^9/L，红细胞5.84×10^{12}/L，血红蛋白206g/L，血小板129×10^9/L。患者此次复查血常规较前稍有升高，但患者症状缓解，考虑该病为慢性病，虽病情稍有反复，邦本先生辨证不变，继续守方治疗，去水蛭以防伤正，另加泽兰10g取活血化瘀之意。续方5剂，煎服法同上。

四诊（9月1日）：患者脸色发红基本缓解，手掌仍稍红。现口服羟基脲中。昨日复查血常规：白细胞10.2×10^9/L，血红蛋白182g/L，血小板69×10^9/L。患者血小板下降考虑与口服羟基脲有关。续三诊方药5剂，煎服法同上。

五诊（10月19日）：患者目前无明显不适。当日复查血常规：白细胞16.1×10^9/L，中性比率91.2×10^9/L，血红蛋白150g/L，血小板52×10^9/L，红细胞3.64×10^{12}/L。患者白细胞较前稍有升高，于上方中生地黄、赤芍各加至30g，金银花、连翘各增至15g以增强解毒之功。续方5剂。

六诊（11月19日）：患者未诉特殊不适，当日复查血常规：白细胞4.1$\times 10^9$/L，红细胞3.12×10^{12}/L，血红蛋白140g/L，血小板143×10^9/L。红细胞降至正常以下，守方不变，于上方去金银花、连翘，泽兰增至30g，另加黄精30g，女贞子15g，鸡血藤30g以补血生血。续方5剂。

此后多次就诊，均以上方加减变化，直至各项指标降至正常，并停服羟基脲后指标仍保持正常。后电话随访，患者复查血常规均未见明显异常。

按：真性红细胞增多症是一种造血干细胞的克隆性慢性骨髓增殖性疾病。起病隐袭，进展缓慢，通常表现为红细胞增多，或全血细胞减少，髓外造血，肝脾肿大，脾亢和骨髓纤维化等。少数患者可进展为急性白血病。目前主要给予放血、羟基脲等治疗。但目前尚无有效根治方法。该病属于中医学"血实"范畴。临床上血证多属虚证，但该案患者体型壮实，手足发红，面色黑红，舌紫红，苔薄白，脉弦有力，正气尚存，与血邪相搏，故为实证。《内经》曰："血实者，宜决之。"突出"决"字，邦本先生理解为活血化瘀解毒法。是故血凝聚则为毒，因此不仅活血，还需解毒。王清任解毒活血汤即是例证。血实与血虚相对，是一种造血功能偏亢的病证。其发病根本原因是热毒偏亢导致血细胞的病态增生。血实虽不能等同于血瘀，但血多自然凝涩致瘀，因此《内经》中用活血之法治之，实际上是一种急则治标的方法。解毒凉血才是治本之法。因此邦本先生虽尊《内经》之法，但临证又有变通，考虑得更加全面。

邦本先生根据中医辨证并结合西医的微观辨证，以犀角地黄汤（水牛角代犀角）凉血活血为主方，用蒲公英、白花蛇舌草、金银花、连翘以解热毒，水蛭、土鳖虫、桃仁、红花、丹参、生山楂、泽兰增强活血之力，当归、川芎活血养血以防伤正，大血藤、败酱草解血分热毒，神曲顾护脾胃防寒凉太过。全方集活血、凉血、清热解毒于一体，兼顾养血。且根据血象的变化而适当调节用药，红细胞及血小板较高时，加大凉血、活血、解毒药的剂量，当红细胞及血小板降至正常以下时，则减少上述药味及剂量，并酌加补血之药以纠正。本病较为少见，在治疗大法上准确无误，故而收功。

（张文涛整理）

口腔紫癜风（口腔扁平苔藓）案

冯某，女，49岁。2015年3月30日初诊。

患者诉舌痛3个月，加重1周，外院诊断为扁平苔藓。现症见口舌生疮，灼痛，咽干痛，胃脘冷痛，舌质红，苔白，脉细数。既往有慢性胃炎病史。证属心阴不足，虚火上炎，热毒蕴蒸。治以滋阴泻火、清热解毒法，选导赤散合玄麦甘桔汤加味。

处方：生地黄15g，淡竹叶10g，车前草15g，甘草5g，玄参15g，麦冬15g，桔梗5g，土茯苓30g，大青叶15g，徐长卿15g，半枝莲30g，白花蛇舌草30g，冬凌草30g，山豆根5g，神曲15g，海螵蛸15g，浙贝母10g，高良姜1g，香附10g，百合30g，知母10g。3剂，水煎服，1剂服2日，每日3次，每次200mL，饭后温服。

二诊（4月20日）：患者服药后舌痛、口腔灼痛明显缓解。胃镜检查提示：慢性糜烂性胃炎。效不更方，加大血藤30g，蒲公英15g，神曲15g以清热解毒护胃。考虑本病为慢性病，嘱患者坚持服药。近期随访，患者病情好转，以二诊方微调，继续巩固治疗。

按： 口腔扁平苔藓是口腔黏膜慢性浅表性炎症性疾患，属于口腔黏膜常见病、多发病。属于中医学"口腔紫癜风""口疮"范畴。由于病因不明，目前西医无理想的疗法，致使病损迁延日久。本案病机为阴虚火旺，湿热蕴结，循经上逆熏蒸于口、舌、颊、唇，导致气血阻滞所致。"口者，五脏六腑所贯通，脏腑有偏盛之疾，则口有偏盛之症"，故口疮乃属于本病之标，脏腑偏盛属于本病之本。治宜滋阴泻火、清热解毒为法。方中生地黄滋阴清热，淡竹叶、车前草、甘草清热泻火利尿，佐以土茯苓、大青叶、半枝莲、白花蛇舌草、冬凌草清热解毒防止癌变，咽干加玄参、麦冬、桔梗、山豆根滋阴解毒利咽，心烦加百合、知母滋阴除烦，胃溃疡加海螵蛸、浙贝母制酸抗溃疡，高良姜、香附疏肝温胃，加神曲健脾和胃。全方以滋阴泻火、清热解毒治疗口腔扁平苔藓为主，再针对兼症对症用药，全面兼顾，疗效良好。

（胡波整理）

自汗（自主神经功能紊乱）案

王某，男，28 岁。2014 年 6 月 16 日初诊。

患者素体多汗，稍活动或饮食时即自汗明显。曾多处求医，服药约 1 年，但未见明显疗效。现症同前所述，且房事早泄，脉虚乏力，尺部弱。证属肾气不足、营卫不和之自汗。治以调和营卫、益肾固精法，方选郑氏生脉汤（邦本先生经验方）、桂枝加龙骨牡蛎汤、六味地黄汤、百合知母汤、水陆二仙汤加减。

处方：北沙参 30g，麦冬 15g，五味子 10g，仙鹤草 50g，百合 30g，桂枝 10g，白芍 15g，生姜 5g，大枣 15g，甘草 5g，煅龙骨 25g（先煎），煅牡蛎 25g（先煎），山茱萸 30g，生地黄 15g，山药 15g，牡丹皮 10g，茯苓 10g，泽泻 10g，知母 10g，黄柏 5g，芡实 15g，莲子 15g，金樱子 15g，浮小麦 30g。5 剂，水煎服，1 剂分 2 日服。

二诊（8 月 20 日）：患者因挂号难，且服药有效，故前后服用上方 15 剂。服药后两症皆已好转，续前方加减巩固疗效。

按： 此案患者房事早泄，多汗，乃是由于肾气不足，封藏失司，故汗与精俱不得固守。这与传统对汗证的认识，即自汗多责之气虚，盗汗多责之阴虚，不尽相同。邦本先生选用六味地黄汤和桂枝龙牡汤，补其肾气之亏虚，治其营卫之耗散，在此基础上适当加入清泄相火、收敛固精、育阴除热之品，方与证合，故见疗效。笔者在临证时，亦有见盗汗者，用当归六黄汤不效，而用桂枝龙牡汤加温阳法收效者。故临证之机，在于辨证也。

（余宗洋整理）

盗汗（鼻息肉术后自主神经功能紊乱）案

徐某，男，51 岁，公务员。2014 年 4 月 11 日初诊。

患者 2014 年 4 月 6 日入院做鼻息肉手术治疗，手术过程顺利，无感染、出血。之前血压偏高（150/95mmHg），服用西药降压后，血压控制在 120～130/80～85mmHg 之间。4 月 9 日出现夜间盗汗，4 月 10 日盗汗加重。现症见盗汗整个夜间换 3 次衣被，均被汗水湿透，入睡即汗出身冷，食欲不振，乏力怠倦，心悸，舌淡苔薄，脉虚细。证属肺卫气虚，心阴不足，营卫失调。治以补肺卫、益心阴、调营卫法，拟桂枝加龙牡汤合生脉散（邦本先生成方合用经验）、玉屏风散加减。

处方：西洋参 10g（单煎），麦冬 15g，五味子 10g，桂枝 10g，白芍 15g，生姜 3 片，大枣 10g，炙甘草 10g，煅龙骨 25g（先煎），煅牡蛎 25g（先煎），黄芪 30g，白术 10g，防风 3g，仙鹤草 50g，地骨皮 15g，浮小麦 30g，山茱萸 30g，神曲 15g。2 剂，煎成 9 包，每次 1 包，1 日 3 次，饭后 1 小时温服。

二诊（4 月 14 日）：患者初诊当晚服药后即感盗汗明显减少，服药第 2、3 天效果更佳，盗汗症状缓解约大半，乏力、神疲、心悸症状均好转，但食欲仍未恢复，2 日未大便，口干不欲饮，睡眠浅，易惊醒，舌淡苔薄，脉细重按有力。在前方基础上，去煅龙骨、煅牡蛎、仙鹤草、地骨皮、浮小麦、山茱萸，桂枝减为 8g，加陈皮 10g，茯苓 10g，砂仁 5g（后下），黄精 30g，酸枣仁 30g，柏子仁 15g。2 剂，煎服法同上。

三诊（4 月 19 日）：患者盗汗未再复发，食欲有所好转，仍感精力未恢复至病前状态。在二诊方基础上加灵芝 30g，刺五加 15g。3 剂，煎成 12 包，服法同上。

2014 年 4 月 25 日电话随访：患者盗汗痊愈，食欲恢复正常，心悸、乏力、倦怠均已好转，工作生活正常。

按： 人有入睡即汗出者，谓之盗汗。此多因阴分有热，而卫气不固，以至汗出。故治宜清里热而固肺卫，常以当归六黄汤主之。但人之气血阴阳，常亦随汗出而至虚衰，可出现气虚、血虚、阴虚、阳虚等证。本病案患者，因汗出过多，出现汗出身冷、怠倦乏力等阳气不足之象，故清里泄热之法非其所宜。其证属营卫俱不足，阴阳两虚。故用玉屏风散益气固表强卫；生脉散益气养阴和营；桂枝汤既能调和营卫，又能助扶阳气，适用于自汗、盗汗偏于阳虚证者。配合煅龙牡、浮小麦收敛止汗，仙鹤草凉血止汗，山茱萸酸敛止汗，地骨皮清阴分之虚热而止汗。全方以益气养阴为主，又配合温阳及清虚热之法，于阴阳变化中探求病机，采用大方复治法，药证相对，故效如桴鼓。

（余宗洋整理）

肝系病类医案

肝著（慢性乙型病毒性肝炎）案二则

病例1 雷某，男，46岁，农民。2016年1月28日初诊。

患者有慢性乙型病毒性肝炎病史多年，未经抗病毒和保肝治疗。近期复查肝功能提示转氨酶、胆红素均稍偏高，故来就诊。现症见食欲不振，厌油，尿黄，尿频，尿灼热，大便尚可，舌胖质红，苔黄，脉弦细滑。证属肝郁阴虚，湿热瘀滞。治宜疏肝滋阴、活血祛湿、清热解毒法，选抗乙肝病毒方（邦本先生经验方）合知柏地黄丸加减。

处方：柴胡10g，赤芍15g，枳壳10g，甘草5g，丹参30g，茜草15g，半枝莲30g，白花蛇舌草30g，垂盆草30g，山豆根5g，苦参10g，枸杞子15g，五味子10g，女贞子15g，焦山楂20g，生地黄15g，山药15g，山茱萸15g，牡丹皮10g，茯苓10g，泽泻10g，黄柏5g，知母10g，白茅根30g。4剂，水煎服，1剂分2日服，每日3次，每次200mL，饭后1小时温服。

二诊（2月22日）：服上方4剂后，患者自觉食欲不振、厌油、尿黄、夜尿频等症状有所缓解。近日腰膝酸软症状明显。遂在上方基础上加怀牛膝25g，川续断25g。续方8剂，煎服法同上。

三诊（3月7日）：患者饮食可，既往症状缓解。但近日气短，乏力。复查肝功能示转氨酶、胆红素较之前有所下降。仍守原方，加黄芪30g，升麻6g，太子参30g。续方5剂，煎服法同上。

后患者复诊7次，直至2016年11月4日，皆守原方加减治疗。患者后来通过手机发来肝功能检查报告，提示转氨酶、胆红素恢复正常。

按：慢性乙型病毒性肝炎在中医学中归属于"黄疸""胁痛""肝著"等范畴。其病因多由外感疫毒、内伤七情、劳欲过度、饮食不节等伤及肝之经络，迁延日久，渐进而成。邦本先生认为慢性乙型病毒性肝炎多由毒、痰、热、瘀、湿、虚综合发展所致，其中血瘀、湿热基本贯穿慢性肝病始终。临床证候虚实相兼，错综复杂，故治疗时应辨别轻重缓急。本案多为湿热疫毒内侵，导致脾胃功能受损，湿热内蕴于肝胆，肝郁气滞，瘀热互结所致。瘀热日久伤及肝肾之阴，故治疗宜疏肝滋阴、活血祛湿、清热解毒，选抗乙肝病毒方合知柏地黄汤加减。方中四逆散透达少阳，不仅针对少阳证的临床表现，而且确有开泄、分消、透达、升降之殊功，为治疗慢性肝炎邪气伏匿之效方。因本案患者胆红素增高，改白芍为赤芍，再加茜草活血利胆；转氨酶升高，加女贞子、枸杞子、五味子，滋阴保肝降酶；佐以丹参，作为传统的活血化瘀药物，不仅能改善肝脏微循环，降低门静脉压力，还具有抗氧化作用，抑制和减轻慢性肝损伤时肝细胞的变性坏死及炎症反应，降低转氨酶，促进肝细胞的再生，防止纤维化；白花蛇舌草、半枝莲两药不仅清热解毒杀乙肝病毒，还可保肝降酶；垂盆草能利湿退黄，对肝损伤及坏死有保护作用。诸药达到保肝、护肝、抑制乙型肝炎病毒的目的。本案患者还有阴虚夹下焦湿热的症状，见尿频、尿灼热、尿黄，合用知柏地黄汤加白茅根合白花蛇舌草滋阴清热，进而滋水涵木保肝。肾虚腰痛，加怀牛膝、川续断补肝肾、强筋骨；气虚，合太子参、黄芪、升麻补中益气。邦本先生提出，由于慢性乙型肝炎病程较长，病情复杂多变，治疗难度较大，往往影响患者的情绪。若情志不畅，肝失条达，则病情往往反复而转氨酶迅速升高。故医生不但要注意药物治疗，同时还要注重患者的心理状态，加强心身护理。

（胡波整理）

病例2 丁某，男，38岁。2008年9月15日初诊。

患者乙肝病史多年，平素易感冒。8月7日复查乙肝两对半为大三阳，肝功能正常，乙肝病毒DNA：3.01E3 IU/mL。未予以西医抗病毒治疗，故求治于中医。现症见右胁肋部胀满，睡眠差，大便黏滞，舌红苔薄白，脉弦虚。辨为肝郁脾虚，卫表不固，毒瘀阻滞，阴血亏虚证。治以疏肝健脾、解毒活血、益气固表、养阴安神法，拟抗乙肝病毒方（邦本先生经验方）合玉屏风散加减。

处方：柴胡10g，白芍15g，枳壳10g，甘草5g，半枝莲15g，白花蛇舌草15g，丹参30g，女贞子15g，五味子15g，山豆根5g，黄芪30g，白术10g，防风5g，黄精30g，酸枣仁15g，白头翁15g，秦皮15g。20剂，水煎服，1剂1日半，每日3次，每次200mL，饭后1小时温服。

二诊（10月3日）：服药后患者右胁肋部胀满、大便稀溏症状减轻，现症见自汗，大便干燥，神疲乏力，舌淡红，苔薄白。血常规提示白细胞偏低，余值正常。药已收效，故仍以四逆散疏肝理气为主，于上方去白头翁、秦皮，加当归15g，大枣10g，仙鹤草30g，地骨皮30g，肉苁蓉15g，刺五加10g，露蜂房10g，莪术10g。20剂，煎服法同上。

三诊（11月11日）：患者上诉症状均有减轻，睡眠差已缓解。近期感冒后出现咳嗽，舌边溃疡。故于上方去黄精、酸枣仁，加桔梗5g，玄参15g，麦冬15g，栀子10g，黄连5g，黄芩10g，黄柏5g，蒲公英15g，野菊花15g，紫花地丁15g，灵芝15g。30剂，煎服法同上。

四诊（2009年1月7日）：服药后患者诸症缓解十之七八，睡眠差、咽喉不适症状反复。故治疗仍以疏肝理气为主，兼顾咽喉症状。考虑患者热毒已缓，去黄连、黄芩、黄柏、蒲公英、野菊花、紫花地丁，加黄精30g，酸枣仁15g，女贞子15g，苦参10g，牡丹皮5g。续方20剂，煎服法同上。

五诊（2月25日）：咽喉不适症状缓解，现症见纳差，去玄参、麦冬、桔梗、栀子、苦参、仙鹤草、地骨皮、牡丹皮，加太子参30g，茯苓10g，当归10g，神曲15g，麦芽15g以健脾消食。20剂，煎服法同上。

六诊（4月15日）：患者未诉特殊不适。复查乙肝两对半已转为小三阳，肝功能正常。治疗有效，效不更方，上方续服20剂以巩固。

按：该患者素为乙肝病毒携带者，此为外感疫毒所致，久之伤及肝脏，致肝疏泻失常，气机运行失调，故见胁痛等病症；肝气郁结，日久化火，热扰心神，故见失眠；加之患者平素正气亏虚，故见多汗、易感冒等症。邦本先生选用疏肝健脾、解毒活血、益气固表、养阴安神之法，选抗乙肝病毒方（邦本先生经验方）合玉屏风散。四逆散疏肝健脾，调理肝脾，是治疗肝病的重要方剂，疗效稳定显著，为治疗肝病的基础方。肝为罢极之本，肝病导致疲劳，更容易招致外邪。《灵枢·营卫生会》："营出中焦，卫出下焦。"肝肾属下焦，肝无病，则卫气敷布于表。患者易感冒，故加玉屏风散防治外邪；用半枝莲、白花蛇舌草解湿热毒邪以抗乙肝病毒；加山豆根清热解毒护肝；肝不藏魂，则易导致失眠，因此用黄精、酸枣仁养肝阴肝血以治失眠；肝体阴而用阳，用女贞子、五味子、当归补肝体；丹参活血，以防肝纤维化；运用肝通大肠理论，取白头翁汤主药白头翁、秦皮排泄肝中邪毒。后期入黄芪、当归、女贞子、大枣、灵芝、刺五加以养血补血，扶助正气。此后均以四逆散为主方随症加减，长期服用，大三阳转小三阳，各种症状已恢复正常或减轻。

（张文涛整理）

肝积（肝硬化）案

马某，男，45岁，农民。2013年9月11日初诊。

患者有肝硬化病史3年，反复出现胁痛，一直服用西药，治疗效果不佳，故来寻求中药治疗。现症见胁痛，神疲，易感冒，舌质淡，苔白，脉细数。近期查肝纤谱指标偏高。腹部彩超提示：肝硬化。证属气阴两虚，气滞血瘀。治以益气养阴、活血化瘀法，自拟田七散（邦本先生经验方）加味。

处方：西洋参100g，三七100g，丹参100g，赤芍100g，土鳖虫100g，炮山甲 100g，龟甲 100g，鳖甲 100g，鸡内金 100g，僵蚕 100g，乌梅 100g，延胡索 100g，郁金 100g，枸杞 100g，五味子 100g，女贞子 100g，紫河车 100g，灵芝 100g，刺五加 100g。1 剂共为细末，每次 8g，1 日 3 次，温开水送服。

二诊（2014 年 1 月 15 日）：服药后，患者症状明显好转，效不更方，上方继续巩固治疗。

三诊（4 月 14 日）：服药约大半年后，患者复查肝纤谱降至正常，腹部彩超提示正常。近期出现胃脘饿时痛甚，气短，饭后脘腹胀，大便溏，恶心，口干等脾胃症状。邦本先生给予香砂六君子汤加味调理善后。

按：肝硬化是目前临床常见病，属于中医学"肝积"范畴，西医对此病治疗效果较差。而中医药治疗对改善肝纤维化有独特的优势。该案辨证为气虚血瘀所致，故选用邦本先生常用经验方田七散加减治疗。方中三七活血止血，兼有补益气血的作用；丹参活血祛瘀；西洋参益气养阴，生津止渴。三药合用药性平和，具有益气养阴、活血化瘀的作用。肝硬化加炮山甲、鳖甲、龟甲、鸡内金活血软坚；加延胡索、赤芍、郁金、土鳖虫行气解郁，化瘀利胆；枸杞、女贞子、五味子滋阴柔肝，保肝降酶；患者免疫力低下者，加紫河车、灵芝、刺五加益气扶正保肝。全方共奏益气养阴、活血化瘀之效，切中患者病情需要，故取得较好疗效。

（胡波整理）

肝癖（脂肪肝）案

谭某，男，47 岁。2012 年 9 月 26 日初诊。

患者因脂肪肝、胆道息肉前来就诊。现症见右胁疼痛，纳差，乏力，肢体困重，舌质淡，苔白，脉沉细。患者彩超提示：脂肪肝、胆道息肉、脾脏偏大。肾功能提示：尿酸偏高。证属肝阳不足，痰浊内生之肝癖。治以益气养阴、活血软坚法，方选自拟田七散（邦本先生经验方）加味。

处方：西洋参 100g，三七 100g，丹参 100g，山楂 100g，决明子 100g，泽泻 100g，鳖甲 100g，炮山甲 100g，鸡内金 100g，郁金 100g，僵蚕 100g，乌梅 100g，益母草 100g，泽兰 100g，土鳖虫 100g，土茯苓 100g，萆薢 100g。1 剂共为细末，每次服 5g。

二诊（2013 年 4 月 12 日）：患者服上方半年后见大有疗效，遂来继续治疗。守原方加减，去决明子，加蝉蜕 100g。1 剂共为细末，每次 6g，1 日 3 次，温开水送服。

按：脂肪肝相当于中医学"肝癖"范畴，其发病与先天禀赋因素、饮食不节、劳逸失常有关，这些因素导致浊脂内生，积聚于肝，肝失疏泄，气机失常，常伴有胁痛、纳差、身体乏力等症状。本案常见于素体阳虚或因受寒凉，劫伤肝气以致气耗阳损，水湿内停，故见面部浮肿；湿聚成痰，则生胆道息肉。方中田七活血止血，兼有补益气血的作用；丹参活血祛瘀；西洋参益气养阴，生津止渴。三药合用，药性平和，具有益气养阴、活血化瘀的作用。脂肪肝和高脂血症加山楂、决明子、泽泻利湿化浊；脾大，加鳖甲、炮山甲、鸡内金活血软坚；胆道息肉，炮山甲合僵蚕、乌梅软坚散结，化息肉；土茯苓、萆薢清热利湿，降尿酸；土茯苓合僵蚕、蝉蜕清热利湿，降蛋白尿；泽兰、益母草利水消肿；胁痛者，加郁金活血利胆止痛。辨证无误，随症加减，故收良效。

（胡波整理）

胆石（胆结石）案

骆某，女，54岁，工人。2008年11月1日初诊。

患者既往有胆结石病史。此次因胸胁疼痛就诊。现症见右胁痛，疲倦，乏力，偶有头晕，性情急躁，舌淡，苔薄白，脉弦。肝功能检查：ALT：141U/L；AST：135U/L；GGT：208U/L；ALP：167U/L。血常规：白细胞3.1×10^9/L。彩超提示：胆囊结石（2mm×3mm）。辨证为肝郁气滞，阴血亏虚，湿热阻滞之胁痛。治以疏肝解郁、滋阴养血、解毒利湿、益气排石法，拟四逆散加味。

处方：柴胡10g，白芍15g，枳壳10g，甘草5g，半枝莲30g，白花蛇舌草30g，垂盆草30g，女贞子15g，五味子10g，黄芪15g，黄精30g，太子参30g，当归10g，鸡血藤30g，大枣10g，金钱草30g，鸡内金15g，郁金10g。10剂，水煎服，1日1剂，每日3次，每次200mL，饭后1小时温服。

二诊（11月14日）：服上方10余剂后，患者上述症状均有减轻，现症见口干。复查血常规提示白细胞已升至正常。肝功能：ALT：141U/L；AST：135U/L；GGT：208U/L；ALP：167U/L。治疗有效，故守方不变，仍以上方为主加减，减太子参，加党参30g，丹参30g，茵陈10g，栀子10g，山楂10g。10剂，煎服法同上。

三诊（11月24日）：患者诸症减轻。复查肝功能提示：ALT：57U/L；AST：74U/L；GGT：194U/L；ALP：151U/L。效不更方，于上方加炮山甲10g（先煎）。续方10剂，同上煎服。

后来继续服药调理2个月，复查腹部彩超未见胆囊结石，其余各项指标均恢复正常。半年后电话随访，患者诉复查腹部彩超未见结石复发。

按：胆囊结石在中医学中归属于"胆石""胁痛"等范畴。其发病多因情志不遂，饮食不节，外感湿热等所致。病位主要涉及肝、胆，与脾胃亦有一定关系。初病多实，久病多虚，或虚实交错，本虚标实为本病之特点。肝有分泌及排泄胆汁的作用，若肝脏疏泄失常，胆汁分泌及排泄减少，郁积体内，加之湿热内犯，久之形成结石。故邦本先生常用四逆散作为基础方，取疏肝理气止痛之功。配伍金钱草、鸡内金排石化石；又肝藏血，升发无力，血亦虚，故取升血方中太子参、黄芪、当归、黄精、女贞子、大枣、鸡血藤益气升血，改善患者白细胞低下。半枝莲、白花蛇舌草解湿热之毒，兼有抗乙肝病毒的作用；垂盆草、五味子降低转氨酶。以上四味药是邦本先生最常用来降转氨酶的药对。再配伍茵陈、栀子疏肝利胆，清解湿热；丹参活血化瘀。炮山甲善消息肉、结石等坚固之品。长期坚持服用，效果较好。需要留意的是，胆囊结石为慢性疾病，若结石较大，中药难以消除，且胁痛症状十分明显，可先予以西医治疗。且该病治疗时限较长，须与患者反复沟通，不可急于一时。

（张文涛整理）

胆胀（慢性胆囊炎）案

万某，女，42岁。2014年1月10日初诊。

患者有慢性胆囊炎病史，反复发作，右上腹疼痛不适，多次于肝胆外科诊治，予以疏肝利胆中成药治疗后症状无好转，遂来寻求中医诊治。现症见右上腹胀痛，口臭，食欲不振，大便稀溏，打嗝，心累，心慌，气短，易感冒，舌质淡，苔白，脉弦虚。彩超提示：胆囊壁不光滑。证属肝郁脾虚证。治宜疏肝健脾、活血止痛法，拟柴胡疏肝散合补中益气汤加减。

处方：柴胡10g，白芍15g，枳壳10g，甘草5g，穿心莲10g，香附10g，川芎10g，北沙参30g，升麻10g，黄芪30g，白术10g，防风5g，茵陈10g，栀子10g，延胡索15g，郁金15g，五灵脂15g（包煎），蒲黄15g（包煎），山楂15g，芡实15g，莲子15g，山药30g。5剂，水煎服，1剂分2日服，每日3次，每次200mL，饭后1小时服用。

二诊（3月3日）：患者自诉胁痛缓解，余症微缓解，现症见心悸、失眠。效不更方，上方减香附、川芎、五灵脂、蒲黄，加麦冬15g，五味子10g，黄精30g，酸枣仁15g，灵芝30g。3剂，煎服法同上。

3个月后患者因他病来诊，自诉服二诊方后胁痛未再发。

按：本案系慢性胆囊炎，属于中医学"胆胀"的范畴，以胁痛为主症，也相当于中医学"胁痛病"。乃因情志不畅，肝旺乘脾，所致肝郁脾虚证。治宜疏肝健脾，活血止痛。选柴胡疏肝散、补中益气汤、失笑散合玉屏风散。柴胡、白芍、枳壳、甘草疏肝理脾；香附、川芎、延胡索、郁金、五灵脂、蒲黄行气活血止痛；茵陈、栀子、穿心莲清热利胆；柴胡合黄芪、北沙参、升麻疏肝理脾，补气升阳；黄芪合白术、防风益气固表；芡实、莲子、山药健脾祛湿止泻；山楂开胃消食。辨病辨证结合，方药病症相应，取得满意疗效。

（胡波整理）

脾系病类医案

胃脘痛（慢性红斑渗出性胃炎）案

向某，男，63岁，个体工商业者。2010年1月7日初诊。

患者胃胀痛1年，时轻时重，饿时胃痛甚，伴有纳差，反酸，胃灼热，嗳气，易感冒，舌淡，苔薄黄，脉数。胃镜检查提示：红斑渗出性胃炎。HP检查：阳性。此为脾胃虚弱，气滞胃热证。治以健胃消食、行气清热法，拟郑氏香砂五君子汤、止酸方（邦本先生经验方）合玉屏风散加减。

处方：北沙参30g，白术10g，茯苓10g，甘草5g，陈皮10g，木香10g，砂仁5g（后下），黄芪30g，防风3g，香附10g，枳壳10g，神曲10g，麦芽15g，延胡索15g，郁金10g，海螵蛸15g，浙贝母10g，黄连5g，吴茱萸2g，蒲公英15g，栀子10g，白花蛇舌草15g。5剂，水煎服，1日1剂。

二诊（1月14日）：患者服上方后，诸症皆缓，守方服用5剂。

三诊（1月29日）：患者胃脘胀痛、反酸、胃灼热症状消失，嗳气、感冒仍有，咯痰多，色白。效不更方，再守方服用5剂。

按：本案患者为脾胃虚弱兼胃热气滞。香砂六君子汤益气健脾开胃，药性平和，补而不滞，用为主方；加香附、枳壳以增加行气之功；神曲、麦芽消食除胀；延胡索、郁金行气止痛；海螵蛸、浙贝母合用，治疗反酸有显效；左金丸少量应用，可制酸除热。脾胃病多应肝胃同治，木土同调，故用香附疏肝解郁，吴茱萸透达肝热。上述药对味简效卓，方便加减，为治疗胃病常见药物。张秉成《成方便读》曰："肿坚之处，必有伏阳；痰血交凝，定多蕴毒。"红斑渗出性胃炎与中医热毒相对应，故加蒲公英、栀子、白花蛇舌草清热解毒，并有抗幽门螺旋杆菌的作用，与西医病理机制暗合。

本案的特点是辨证准确，守方不移。对于慢性脾胃病不要求奇、求快。平淡至极，才为神奇。一旦药证相合，反而能收到意外之效。

（张文涛整理）

胃脘痛（慢性糜烂性胃炎）案二则

病案1 戴某，女，65 岁。2016 年 1 月 12 日初诊。

患者饥饿后胃脘痛，胸骨后有烧灼感，气短，易生气，心烦，失眠，舌质暗，苔白，脉弦虚。胃镜提示：糜烂性胃炎。辨证为脾虚肝郁，横逆犯胃，胃失和降。治宜益气健脾、疏肝和胃泻火法，拟四君子汤合四逆散（邦本先生成方合用经验）加减。

处方：北沙参 30g，白术 10g，茯苓 10g，甘草 5g，黄芪 15g，升麻 5g，柴胡 10g，白芍 15g，枳壳 10g，佛手 5g，生地黄 10g，栀子 10g，牡丹皮 10g，香附 15g，延胡索 30g，郁金 10g，百合 30g，知母 10g，小麦 30g，大枣 10g。4 剂，水煎服，1 剂 1 日半。

二诊（1 月 19 日）：患者饥饿后胃痛有缓解，餐后有轻微刺痛感，睡眠、心烦好转，诉口苦口臭。在一诊基础上去佛手、小麦、大枣，加蒲黄、五灵脂、茵陈。4 剂，水煎服，1 剂 1 日半。

三诊（1 月 26 日）：患者胃痛及胸骨后烧灼感进一步减轻，睡眠改善，舌质暗。因气滞日久，久痛入络，而致胃络血瘀。在二诊基础上去蒲黄、五灵脂、茵陈，套用补阳还五汤，以增补气活血、通络止痛之功。4 剂，水煎服，1 剂 1 日半。

四诊（2 月 2 日）：患者气短、胃痛均明显好转，诉鼻腔呼气热，前方加黄芩。4 剂，水煎服，1 剂 1 日半。

五诊（2 月 23 日）：患者胃痛未再发作，气短、失眠、易怒明显好转，诉晚上夜尿多，在四诊基础上去黄芩，加桑螵蛸、覆盆子。4 剂，水煎服，1 剂 1 日半。

3 个月后再诊看其他病症时，自诉胃病已痊愈。

按：胃痛，又称胃脘痛，是以上腹胃脘部近心窝处疼痛为主症的病证。患者饥饿痛，并伴气短，实属气虚的表现，故用四君子汤配黄芪，以补脾胃之气；加柴胡、升麻更增补中益气之功。患者平时易怒，胸骨后有烧灼感，并伴心烦失眠，为肝失疏泄，郁而化火，继而横逆脾胃。用四逆散疏肝理脾；加香附、佛手，使气机通畅，气血调和；加牡丹皮、栀子泻肝火。气虚气滞日久或久病入络，可致胃痛血瘀，如《临证指南医案·胃脘痛》说："胃痛久而屡发，必有凝痰聚瘀。"故三诊时加用补阳还五汤，方中重用黄芪大补元气；桃仁、红花、当归、川芎、白芍活血化瘀；地龙走窜善行，通经活络。全方补气健脾、疏肝理气、益气活血，与病机吻合，故能取得明显疗效。患者服药 20 余剂，症状消失。

（胡波整理）

病案2 郑某，女，60岁，退休教师。2012年11月2日初诊。

患者半年前胆结石术后，胃脘胀痛，食后稍减，自觉生气后症状加重，纳差，舌质淡，苔白，脉弦细。胃镜提示：糜烂性胃炎。证属脾胃气虚，肝胃不和。治以健脾益气、疏肝和胃法，选郑氏香砂五君子汤（邦本先生经验方）、柴胡疏肝散合左金丸加减。

处方：北沙参15g，白术10g，茯苓10g，甘草5g，陈皮10g，砂仁5g（后下），柴胡10g，白芍30g，枳壳10g，川芎10g，香附10g，佛手5g，合欢皮15g，延胡索15g，郁金10g，大血藤30g，蒲公英15g，黄连5g，吴茱萸2g，苏叶10g，神曲10g，麦芽15g。5剂，水煎服，1剂1日半。

二诊（11月11日）：患者服药5剂后，胃脘胀好转，疼痛依旧。于上方中加入蒲黄10g（包煎），五灵脂10g（包煎）。后续5剂，煎服法同上。

后患者又复诊3次，据二诊方随症加减，服药1月余，症状消失，复查胃镜提示：浅表性胃炎。

按： 本案发于胆结石术后，胆囊切除后导致胆汁壅积，排泄不畅，肝胆相连，继而肝木失达，木不疏土，出现脾虚证候，糜烂性胃炎也是肝火蔓及于胃所致。故治疗上以柴胡疏肝散疏肝理气，郑氏香砂五君子汤健脾和胃，蒲公英、大血藤清热解毒，左金丸泻肝胃之火，共治胃之糜烂。结合目前的临床实际情况，将西医治疗导致的病症，用中医思维转换为中医辨证，并用中医治疗是可行的，也是当今中医必须面对的问题。脾胃气虚型胃病常见症状为食少纳呆，胃脘隐隐作痛，饥时尤甚，喜按喜暖，食后痛减，又见面色萎黄，疲乏无力，形体消瘦，舌淡苔白，脉缓弱。治法为补气健脾，理中和胃。加减法：嘈杂反酸，加吴茱萸、黄连、海螵蛸；消化不良，加鸡内金、焦三仙；大便溏泄，加苍术、车前草、薏苡仁；胃脘疼痛，加延胡索、郁金、徐长卿。

（徐冬整理）

胃脘痛（胆汁反流性胃炎）案

王某，男，45岁，中学教师。2013年3月8日就诊。

患者胃脘胀痛，痛引两胁，吞酸嗳气，神情郁闷，时时太息，舌红苔白，脉沉细。胃镜提示：胆汁反流性胃炎。证属肝气犯胃，胃失和降。治以疏肝理气、和胃降逆法，选柴胡疏肝散合左金丸加减。

处方：柴胡10g，白芍15g，枳壳10g，甘草5g，川芎10g，香附10g，佛手5g，何首乌15g，女贞子15g，黄连5g，吴茱萸2g，厚朴10g，神曲15g。5剂，水煎服，1剂1日半。

二诊（3月15日）：服药5剂，患者自感胃胀好转，太息减少，但胃痛仍不解。故上方去何首乌、女贞子，加延胡索20g，郁金10g，继服10剂而愈。

按： 胆汁反流性胃炎辨证多为肝胃不和，症见胸胁胀满，烦躁易怒，胃脘胀痛，嗳气吞酸，舌苔薄黄，脉弦。治法为疏肝和胃，理气止痛。常用柴胡疏肝散合左金丸加减。加减法：疼痛甚者，加延胡索、川楝子、木香；反酸胃灼热者，加海螵蛸、瓦楞子；呕吐者，加旋覆花、代赭石、苏叶；消化不良者，加鸡内金、焦三仙、莱菔子；气滞胃胀甚，加苏叶、厚朴、陈皮、莪术；胃痛拒按，血瘀证见，加五灵脂、生蒲黄。

（徐冬整理）

胃疡（胃溃疡）案

黎某，男，68岁。2013年7月5日初诊。

患者长期胃痛，几年来一直服用中西药物，病情反复。现症见胃脘胀痛，口苦反酸，恶心呕吐，嗳气，食欲不振，大便可，舌暗，苔白腻，脉弦。胃镜提示：胃溃疡。证属寒热错杂，脾胃不和。治以辛开苦降、调理寒热法，选半夏泻心汤加减。

处方： 党参15g，黄芩15g，黄连5g，干姜3g，半夏10g，吴茱萸2g，苏叶10g，茯苓15g，陈皮10g，甘草5g，枳壳10g，竹茹10g，海螵蛸15g，蒲公英20g，浙贝母10g，白及10g。5剂，水煎服，1剂1日半。

二诊（7月12日）：服上方1周，患者恶心呕吐已止，胃脘胀痛减轻。效不更方，上方去枳壳、竹茹，加神曲15g，莱菔子15g。5剂，水煎服，1剂1日半。

三诊（7月19日）：诸症皆愈，改以丸药调养。

按： 本案胃病属寒热错杂型，症见胃脘疼痛痞满，干呕恶心，反酸，口干口苦，舌苔白腻，脉弦。治法为调理寒热，辛开苦降。常用半夏泻心汤加减。加减法：反酸、恶心者，加吴茱萸、苏叶；呃逆者，加旋覆花、代赭石、柿蒂；腹胀气滞者，加陈皮、厚朴、莱菔子；肠鸣水响者，加乌药、白蔻仁。

（徐冬整理）

胃疡（胃溃疡便血）案

刘某，男，55岁，2014年4月3日初诊。

患者诉胃痛、便血1日。现症见胃脘冷痛，大便黑，肛门坠胀，气短，食欲可，舌质暗，苔白腻，脉弦。既往胃镜检查提示：胃溃疡。证属脾胃气虚，气不摄血。治以补中益气、温经止血法，选郑氏补中升阳汤（邦本先生经验方）加减。

处方：北沙参30g，黄芪30g，升麻10g，柴胡10g，白术10g，茯苓10g，甘草5g，炮姜10g，三七粉6g（冲服），牡丹皮10g（炒炭），荆芥10g（炒炭），槐花15g（炒炭），地榆15g（炒炭），侧柏叶15g（炒炭），阿胶15g（烊化）。3剂，水煎服，煎取800mL，每次服200mL，1日3次。

二诊（4月6日）：患者服药3剂后便血止。一诊方去炮姜、三七粉、牡丹皮、荆芥、槐花、地榆、侧柏叶、阿胶，加干姜3g，黄连3g，吴茱萸2g，海螵蛸15g，浙贝母10g。续服5剂，煎服法同前，嘱其注意饮食清淡。

三诊（4月11日）：服二诊方5剂后，患者未再便血，胃脘冷痛缓解。效不更方，续服5剂，煎服法同前，嘱其平时饮食宜清淡。

3个月后患者因他病就诊，自诉三诊跟方10剂后，胃脘冷痛愈，便血未再发。

按：本案属于中焦脾胃阳气虚，气不摄血所致虚性便血，相当于西医学的上消化道出血。中医学认为，虚证便血是由于阳气亏虚，脾虚气陷，气机升降失调，气血下坠于肛门而产生。脾虚生湿，血虚生燥热是临床常见兼证。方中黄芪、北沙参补中益气，配合升麻、柴胡升举下陷之清阳，这是借用邦本先生习用的补益中气药组，合白术、茯苓、甘草、炮姜温中阳益气摄血，阿胶补血止血；牡丹皮、槐花、地榆、侧柏叶四药炒炭泄热清肠，凉血止血；下部出血加荆芥（炒炭）疏风止血；三七粉活血止血而无留瘀之弊；甘草调和诸药。诸药合用，共奏补气健脾、升阳举陷、温经止血之功用，便血自止。

（胡波整理）

胃痞（慢性萎缩性胃炎伴轻度肠化）案

熊某，女，40岁。2009年2月27日初诊。

患者胃脘痛，饿时痛甚，脘腹胀满，伴右胁痛，牙龈出血，易疲劳，失眠，晨起口甚苦，便溏结不调，午后矢气，舌淡苔白，脉弦虚。胃镜提示：慢性萎缩性胃炎伴轻度肠化。彩超提示：胆囊炎。此为肝胃不和，脾虚毒蕴之胃痞。治以疏肝和胃、理气止痛、健脾解毒法，拟半白六君子汤（邦本先生经验方）合柴胡疏肝散加减。

处方：北沙参15g，白术10g，茯苓10g，甘草5g，陈皮10g，木香10g，砂仁5g（后下），半枝莲20g，白花蛇舌草20g，香附10g，枳壳10g，神曲10g，麦芽15g，大血藤30g，黄精30g，女贞子15g，鸡血藤30g，柴胡10g，白芍15g，川芎10g，延胡索15g，郁金10g，茵陈10g，栀子10g。5剂，水煎服，1剂1日半。

二诊（3月6日）：最初服药时患者有恶心反应，后已不恶心，口苦有缓解，食少则有饱胀感，睡后早醒，易生气，近期出现饭后 1 ~ 2 小时反酸，食管灼热，呕已不明显，疲劳，饿时胃不适，食后缓，胃及右侧背部不适。大便稍干，上方加莱菔子15g。5 剂，水煎服，1 剂 1 日半。

三诊（3 月 13 日）：患者精神好转，诸症缓解，生气后右侧背痛加重，右胁时痛，食甜反酸，仍有口苦口干，易早醒。已中病，辨证准确，继续服药。二诊方去茵陈、栀子，加酸枣仁15g。5 剂，水煎服，1 剂 1 日半。

四诊（3 月 20 日）：患者吃红烧肉后反酸甚，易早醒，口干不甚，晨起口苦，右胁痛胀，舌红，苔白略少而湿润。病情已进一步好转，继续服药。三诊去莱菔子、黄精、酸枣仁、鸡血藤、女贞子，加百合30g，黄连5g，吴茱萸2g，海螵蛸15g，煅瓦楞子30g。5 剂，水煎服，1 剂 1 日半。

五诊（3 月 27 日）：患者诸症进一步缓解，饿时胃不适，反酸，口苦，口干而咸。3 月 25 日胃镜提示：慢性出血性胃炎。呼气试验：HP 阴性。整体治疗成功，继续服药，以善其后。四诊方去大血藤，加莪术10g。5 剂，水煎服，1 剂 1 日半。

六诊（6 月 22 日）：患者胃痛缓解，短气，易疲倦，反酸，睡眠易醒，右下腹痛。五诊方去香附、枳壳、神曲、麦芽、煅瓦楞子、柴胡、白芍、川芎，加黄芪30g，升麻10g，柴胡5g，灵芝30g，刺五加15g，黄精30g，酸枣仁15g，夏枯草30g，浙贝母10g。5 剂，水煎服，1 剂 1 日半。

按： 慢性萎缩性胃炎缠绵难愈，因其与胃癌发生关系密切，越来越受到医生和患者的重视。邦本先生观察到本病临床以虚实夹杂、本虚标实证候多见。本虚证多见脾胃气虚证和胃阴虚证。当然亦有脾胃气虚伴有胃阴不足者，或胃阴虚伴有脾胃气虚者，但有主次之分。标实证多见中焦湿热，或肝胃不和，或气滞血瘀等。

本案即属萎缩性胃炎之脾胃气虚证，气虚者用经验方半白六君子汤，再随症加减。该患者又患有胆囊炎，属于肝胃不和，故加柴胡疏肝汤疏肝和胃；加大血藤用以解毒，治血止痛；用半枝莲、白花蛇舌草解毒，防止癌变；且方中有茵陈、栀子，为茵陈蒿汤中之药，能利肝胆之湿热毒邪；合大血藤、半枝莲、白花蛇舌草也能解胃肠之毒。此后各诊随病情变化调整，基本方未变。五诊后，病理检查提示变为浅表性胃炎，继续服药而治愈。

癌症的一个重要因素是毒，虽未患癌，但已内伏，用半枝莲、白花蛇舌草、大血藤解毒为截断之法，属于治未病范畴，这点尤其值得重视。且脾主运化，不仅指水谷精微而言，亦含转出毒邪之意。萎缩性胃炎病程长，守方也是一个重点，香砂六君子汤药性平和，可长期服用。此方平淡之处能显神奇，素为邦本先生所喜用。

（张文涛整理）

泄泻（急性肠炎）案

陈某，男，66 岁，退休干部。2010 年 8 月 10 日初诊。

患者腹泻月余，多在凌晨发作，便前腹痛，便后肛门灼热、坠胀，大便有黏液，食少，口淡无味，手脚凉，舌淡红，苔薄黄而干，脉弱。肠镜检查提示：结肠炎。此为脾肾两虚，肠道湿热所致腹泻。治以健脾温肾、清利湿热、涩肠止泻法，拟四神丸合痛泻要方加味。

处方：补骨脂10g，肉豆蔻5g，吴茱萸3g，五味子10g，白芍15g，白术15g，陈皮10g，防风5g，黄连5g，芡实15g，莲米15g，山药30g，薏苡仁30g，扁豆15g，黄芪30g，太子参30g，升麻10g，柴胡10g，诃子10g，乌梅10g，神曲10g。5 剂，水煎服，1 剂 1 日。

二诊（8 月 23 日）：服药后患者腹泻减轻。前方加肉桂4g以补肾阳。10 剂，水煎服，1 剂 1 日。

三诊（9 月 24 日）：患者服药后腹泻次数减少。前方加茯苓10g，干姜5g，温中健脾止泻。10 剂，水煎服，1 剂 1 日。

四诊（10 月 15 日）：近期患者腹泻又加重，每日 5~7 次，质稀溏，便有黏液，便后肛门热痛、坠胀，口干，胃脘灼热，脉稍弱。分析原因乃肠道有湿热，上次加肉桂、干姜虽本意是温肾，但加重肠道湿热，去之，另加葛根、黄芩，套用葛根芩连汤。5 剂，水煎服，1 剂 1 日。

五诊（11 月 11 日）：患者便次减少，早晨 2~8 点便 4 次。白天正常，便已无黏液，大便已成型，肛门灼热大减，肛门坠胀亦减，食欲正常，脉沉稍弱。效不更方，四诊方再进 5 剂，水煎服，1 剂 1 日。后继续服药调理而愈。

按：根据半夜腹泻次数多，手脚凉的证候可辨证为五更泻。腹痛则泻又可辨证为痛泻。故用四神丸、痛泻要方合而治之。且痛泻要方为治疗肠炎之有效方剂，凡肠炎兼有腹痛者多可用之。腹泻既久，则有滑脱，则加乌梅、诃子涩肠止泻。患者本有脾虚，加之腹泻日久，更易耗损中气，故肛门坠胀，因而加黄芪、党参、升麻、柴胡四药升提中气，既治疗肛门坠胀，又可升清止泻。再配山药、薏苡仁、扁豆，为参苓白术散中之药，具有健脾渗湿止泻之功。便后肛门灼热，便有黏液，为肠道湿热，故用葛根芩连汤治之。本案病机较为复杂，既有脾肾阳虚，中气不足，又有脾虚肝旺，肠道湿热。故综合考虑，全面治疗，则脾肾温，清阳升，水湿渗，肠道清，肝得柔，其泻自止。特别是前两诊时，脾肾阳虚为主，肠道湿热为次，故用四神丸加肉桂以温阳，只用少量黄连以兼顾肠道湿热。三诊时脾肾阳虚证已得到有效治疗，而此时肠道湿热为主，故加入干姜后，肠道湿热加重，腹泻次数增多，后去干姜及肉桂，加葛根、黄芩合黄连成葛根芩连汤以清肠道湿热，后腹泻得以继续缓解。此案说明邦本先生在处理病机的矛盾及纠偏方面具有深厚的功底。

本案治疗特点是考虑较为全面，主次分明。中间虽有所偏误，但经过纠正后，疾病得以根治。

（张文涛整理）

久泻（慢性肠炎）案二则

病案1 夏某，女，40 岁。2008 年 11 月 7 日初诊。

患者肠炎病史 20 年。现症见：脐部疼痛，随时欲大便，但排便不爽，用力方能排出，一日大便十几次，短气，行走、站立时肛门下坠，纳差，脑耳鸣响，易生气，舌淡，苔薄白，脉弦而弱。此为肝郁乘脾，脾虚气陷，气机郁滞所致。治以疏肝解郁、补中益气、调和肠胃法，拟痛泻要方、补中益气汤合柴胡疏肝散加减。

处方：陈皮 10g，白术 10g，白芍 30g，防风 10g，黄芪 30g，太子参 30g，升麻 10g，柴胡 10g，诃子 10g，乌梅 10g，木香 10g，槟榔 10g，莱菔子 15g，火麻仁 15g，枳壳 10g，甘草 5g，川芎 10g，香附 10g，生蒲黄 15g（包煎），五灵脂 15g（包煎），延胡索 15g。5 剂，水煎服，1 剂 1 日半。

二诊（11 月 14 日）：服药 5 剂，患者前日腹痛缓解，今日又复发，排便时肛门坠。开始服药时效果较好，现腹窜痛，脐周痛，痛则欲排便，食后腹胀，易生气，手脚心发热。病情整体有所缓解，纳可。上方加郁金 10g，佛手 10g，地骨皮 15g。10 剂，水煎服，1 剂 1 日半。

三诊（11 月 28 日）：患者腹痛大为缓解，肛门下坠明显减轻，便次已少，现每日最多便 3 次，自觉有排便未尽感。气短已大为减轻。现症见口苦，手脚干燥而热。续上方 5 剂，水煎服，1 剂 1 日半。

四诊（12 月 8 日）：患者腹痛已愈，肛门不坠，排便通畅，仍有气短，但已大为缓解。上述病史有 20 余年。目前主要症状为失眠，入睡困难，易醒，脑鸣，心烦，头昏，有时口干。自述由于丈夫十多年前亡故，母亲又病，心理压力过大所致。现治疗重点为失眠，用温胆汤加减。

处方：法半夏 10g，茯苓 10g，甘草 5g，陈皮 10g，枳壳 10g，竹茹 10g，黄精 30g，酸枣仁 30g，合欢皮 15g，夜交藤 30g，石菖蒲 10g，远志 5g，丹参 30g，五味子 10g，百合 30g，知母 10g，小麦 30g，大枣 10g，灵芝 10g，刺五加 15g，太子参 30g。又服本方 10 余剂后，基本痊愈。

按：根据患者病史、弦脉及易生气的证候，当属肝郁无疑，肝郁气滞，继而乘伐脾土，致胃肠气滞，脾胃既虚，无以升发中气，又形成明显的中气下陷之证，用力方能排便，肛门下坠，一日大便十几次，可为明证。此处耳鸣，并非肾虚，实为中气不足所致。《灵枢·口问》："故上气不足，脑为之不满，耳为之苦鸣，头为之苦倾，目为之眩。"整体病情为肝郁乘脾，气滞胃肠，中气下陷。故用柴胡疏肝散疏肝理气，用痛泻要方柔肝健脾，以治痛泻；配黄芪、升麻、柴胡升提中气，含补中益气之意；用诃子、乌梅收敛理肠，一方面可治肛门下坠，另一方面也可协助黄芪、升麻、柴胡防止中气耗散；木香、槟榔调畅气机，治肛门下坠，内寓"调气则后重自除"之理；另配延胡索、郁金、失笑散行气活血止痛。全方配伍精当，严谨而全面，故疗效显著。最后用温胆汤配合甘麦大枣汤加黄精、酸枣仁治愈患者的失眠而收全功。温胆汤理气化痰、和胃利胆，兼有解郁之功，与最初病机相吻合。

（张文涛整理）

病案 2　何某，女，64 岁。2016 年 6 月 7 日初诊。

患者大便稀溏半年，一日 2 次，肛周灼热，食欲不振，颈强，舌胖质淡，苔微白腻，脉沉细。纤维肠镜检查提示：慢性结肠炎。证属脾肾两虚，肝郁气滞，湿热下注。治宜补脾柔肝、温肾暖脾、固肠止泻法，拟痛泻要方合四神丸（邦本先生成方合用经验）加减。

处方：白术 10g，白芍 20g，防风 5g，陈皮 10g，补骨脂 15g，吴茱萸 2g，肉豆蔻 5g，五味子 10g，山药 30g，薏苡仁 30g，莲米 30g，芡实 30g，白头翁 15g，北沙参 30g，茯苓 10g，甘草 5g，砂仁 5g（后下），麦冬 15g，丹参 30g，葛根 30g，川芎 10g，鹿角霜 15g。5 剂，水煎服，1 剂分 2 日服。

二诊（6 月 14 日）：服上方 5 剂后，患者便稀溏泻、肛周灼热有所缓解，食欲不振有所好转，颈强有所减轻，今诉生气后便稀溏泻加重，偶见右下腹疼痛。一诊方基础上加蒲黄 15g（包煎），五灵脂 15g（包煎），党参 20g，柴胡 10g，枳壳 10g。10 剂，煎服法同前。

三诊（6 月 28 日）：服二诊方 10 剂后，患者便稀溏泻、肛周灼热继续好转，食欲不振继续减轻，颈强继续好转，右下腹疼痛明显缓解。二诊方去蒲黄、五灵脂，再加黄芪 30g，秦皮 15g。5 剂，煎服法同前。

四诊、五诊时，均以三诊方加减化裁治疗。近期随访，患者便稀溏泻明显好转。

按：本病属于中医学"泄泻""五更泻"等范畴。中医整体观念和辨证论治是治疗本病的关键，也是优势所在。邦本先生认为"久泻无不伤肾"，泄泻日久，必然脾虚及肾，损伤肾阳，致命门火衰；脾的运化水湿功能和肝的疏泄功能密切相关，若脾虚湿热蕴结，致肝失疏泄，则形成肝脾不调，发生痛泻。邦本先生临床上采用健脾疏肝补肾、清热祛湿止泻之法，所以方选痛泻要方合四神丸补脾柔肝，温肾暖脾，固肠止泻；加山药、莲米、芡实助白术健脾益气，兼能止泻；薏苡仁助白术健脾渗湿，共同健脾助运化水湿而止泻；白头翁、秦皮清热燥湿止痢；合四君子汤加陈皮、砂仁健脾开胃助运化；合四逆散疏肝；黄芪、升麻、柴胡大补中气以升阳止泻；丹参、葛根活血化瘀通络。辨证准确，论治无误，故能收效。

(胡波整理)

脾痿（吸收不良综合征）案

陈某，女，36岁，2009年3月18日初诊。

患者脘腹胀痛，餐后甚，晨起后大便量少而不成形，时有肛门坠胀，排便时有未尽感，时有肠鸣，多食则脐周隐痛，口干多饮，下午胃胀，晚饭食少，有时心慌、气短，冬天怕冷，夏天怕热，夏天手脚心热，舌红，苔薄黄而干。大便常规提示有霉菌。诊断为吸收不良综合征，慢性胃肠炎。此为脾虚湿盛，外感风邪，湿郁化热之泄泻。治以健脾和胃止泻法，拟香砂六君子汤、白头翁汤、左金丸合玉屏风散加减。

处方：白术10g；防风5g，太子参20g，茯苓15g，甘草5g，陈皮10g，木香10g，砂仁5g（后下），香附10g，神曲10g，麦芽15g，槟榔10g，白头翁10g，秦皮10g，黄连5g，吴茱萸2g，白芍15g，苏叶10g，薏苡仁15g，黄芪20g。5剂，水煎服，1剂1日半。

二诊（3月27日）：服药后患者肛门已经不坠，不热，不恶心，脐周已不痛，饱胀大为缓解，大便量多，但仍不成形，有未尽感，口干。服药后整体效果好，仍以上方加减。

处方：黄芪20g，白术10g，防风5g，太子参20g，茯苓15g，甘草5g，陈皮10g，木香10g，砂仁5g（后下），神曲10g，麦芽15g，槟榔10g，黄连5g，吴茱萸2g，白芍15g，山药20g，薏苡仁20g，扁豆15g。5剂，煎服法同前。

半年后随访患者基本痊愈。

按：冬季怕冷、夏季怕热为气虚体质，故整体治法以健脾益气为主。脾虚肺亦虚，母病及子，故用玉屏风益气固表。食后腹胀，饱食则胃痛为实证；肛门下坠，心慌，气短为脾胃气虚证。肠鸣，脐周痛为肠病。整体上该患者是以气虚证为主的脾胃虚实夹杂，胃肠同病，故肠胃同治。

用香砂六君子汤健脾胃益气为主方，用痛泻要方调理肠胃以治脐周疼痛，且临床报道痛泻要方和香砂六君子合用更佳。另加左金丸调和肠胃，用木香、槟榔治疗肛门坠胀，用秦皮、白头翁治疗肛门灼热，加神曲、麦芽健胃消食减轻胃肠负担。霉菌生于潮湿环境之中，按中医辨证为湿浊之邪，故方用香砂六君子汤不但健脾，又寓祛湿浊之意。湿滞既久，兼而化热，故加白头翁、秦皮、黄连清热化湿，又含白头翁汤之法。舌红，苔薄黄也印证了这一点。

本案肺胃同治，治疗脾肺气虚之本，又兼顾湿热之标，特别是结合霉菌的生长习性，运用微观辨证，有一定特色。

（张文涛整理）

腹痛（肠系膜淋巴结炎）案

李某，女，8岁，小学生。2013年12月6日初诊。

患者脐腹痛，食欲不振，恶心呕吐，肠鸣，膝软，易感冒，舌质淡，苔白，脉弦弱。彩超提示：肠系膜淋巴结炎。证属脾虚肝旺，湿热瘀滞。治以健脾疏肝、清利湿热、化瘀止痛法，拟郑氏香砂五君子汤（邦本先生经验方）、痛泻要方合四逆散加减。

处方：北沙参12g，白术10g，茯苓10g，甘草3g，陈皮6g，木香3g，砂仁3g（后下），黄连3g，吴茱萸1g，苏叶6g，白芍20g，延胡索8g，郁金5g，莱菔子10g，神曲15g，柴胡10g，枳壳5g，佛手5g，黄芪10g，防风2g，白头翁10g。3剂，水煎服，1剂分2日服。

二诊（12月12日）：患者脐腹痛、食欲不振缓解，出现鼻衄，恶心呕吐，肠鸣，腹泻，大便有黏液。在一诊基础上去砂仁、木香、吴茱萸、黄连、苏叶、莱菔子、柴胡、枳壳、佛手，加仙鹤草15g，地骨皮8g，水牛角15g（先煎），生地黄15g，牡丹皮6g，麦芽15g，夏枯草10g，板蓝根10g，秦皮10g。5剂，水煎服，1剂分2日服。

三诊（12月22日）：服药后患者未见鼻衄，不适症状进一步缓解。在二诊基础上去水牛角、生地黄、牡丹皮、麦芽、神曲、白头翁、秦皮，加砂仁3g（后下），山楂8g。10剂，水煎服，1剂分2日服。服药后随访4月未见复发。

按：随着彩超的明确诊断，小儿肠系膜淋巴结炎临床病例发现得越来越多，因此对该病的中医辨治，必须有一个完整的认识思路，以利于更好地发挥中医药的作用。本病从临床来分析，可分为急性期和缓解期两类。急性期多以发热、腹痛或恶心、呕吐等症状为主；缓解期多发热症状消失，但腹痛仍会不规律发生，且病程及发作天数较长。根据本病的特点，结合患儿的体质，其病因多为患儿素来脾运欠佳，或内有积滞（痰、湿、食），故每当新邪触动，肺气失肃，气机不畅，而致痰、湿、食、热互结，瘀阻肠道，气运脉络受阻，形成痰核（淋巴结肿大），不通则痛。因此本病的治疗当以健脾疏肝、清热利湿、活血止痛为主，达到通则不痛之目的。遵循这个原则，以四逆散合延胡索、郁金理气为主，川芎为血中之气药，加之既可治血，又可行气祛风止痛；夏枯草清热散结；山楂消积化瘀。全方共奏健脾疏肝、清热化痰、活血消积之功，与本病之病因病机甚相契合。

（胡波整理）

消渴（糖尿病）案

周某，女，51岁，2012年9月3日，初诊。

患者自诉3年前发现血糖增高，最高达17mmol/L，诊断为糖尿病，服用格列吡嗪缓释片，血糖控制在7～8mmol/L。1个月前无明显诱因出现口干。现症见口干欲饮，饮水后缓解，但不久又出现口干，舌红，苔薄黄，脉弦细。今日测空腹血糖8.5mmol/L。证属气阴两虚。治以益气养阴，选梅花三黄汤合六味地黄汤（邦本先生成方合用经验）加味。

处方：黄芪30g，黄精30g，黄连5g，乌梅10g，天花粉15g，地骨皮15g，五味子10g，生地黄15g，山茱萸15g，山药15g，牡丹皮10g，茯苓5g，泽泻5g，芦根15g，石斛30g。5剂，水煎服，1剂1日半。并嘱降糖药也按时服用。

二诊（9月10日）：服药后，患者口干缓解。效不更方，上方继服5剂。

三诊（9月17日）：患者自觉口干缓解，今日测空腹血糖6.0mmol/L。一诊方去芦根、石斛，再续5剂善后，煎服法同前。

患者3个月后因他病就诊，诉口干愈，坚持口服降糖药，血糖控制比较稳定。

按：糖尿病是常见病、多发病，西药降糖效果显著，但作用时间短，持续效果差，需长期服药，且对糖尿病的并发症没有太好的办法。本案患者出现口干，在中医辨证为消渴，属气阴两伤，予益气养阴之法，黄芪、黄精益气，六味地黄汤合花粉、芦根、石斛养阴生津，地骨皮、五味子、乌梅滋阴清热，黄连清中上两焦之火。诸药同用，在降糖的同时迅速缓解了患者的症状，疗效确切。

（徐冬整理）

胰胀（慢性胰腺炎）案

郭某，女，55岁，家庭主妇。2010年3月18日初诊。

患者左胁胀痛 2 周，昼夜皆胀，左上腹连及背部痛，反酸，舌红，苔薄白，脉沉略弦。B 超提示为胰腺炎。此为肝郁气滞，瘀毒内结之证。治以疏肝理气、活血定痛、清热解毒法，拟四逆散合左金丸加味。

处方：柴胡 10g，白芍 15g，枳壳 10g，甘草 5g，黄连 6g，吴茱萸 2g，延胡索 10g，郁金 10g，佛手 5g，木香 10g，大血藤 30g，败酱草 30g，白花蛇舌草 30g，神曲 15g，麦芽 15g，山楂 15g。5 剂，水煎服，1 剂 1 日半。

二诊（3 月 26 日）：服药后患者痛缓，左胁胀缓，白天已不胀。口干，有时心烦，加百合 30g，知母 10g，合欢皮 15g，夜交藤 30g。5 剂，煎服法同上。

三诊（6 月 21 日）：患者病史 3 个月，背痛大为缓解，左上腹已不胀，口干，右小腿稍肿，脉弱。二诊方去白花蛇舌草、神曲、麦芽、山楂，加芦根 15g，茯苓皮 15g，冬瓜皮 25g。5 剂，煎服法同上。

按：本案患者所患慢性胰腺炎，属于中医学"胰胀""胁痛"范畴，是肝郁气滞、瘀血阻滞的典型病案。在中医理论中左胁为肝，因此患者虽未有肝病，仍按肝郁来治疗。肝郁气滞，不通则痛，因此左胁胀痛连及背部，用四逆散加延胡索、郁金、佛手、木香疏肝理气止痛。肝气犯胃，因而反酸，用左金丸和胃制酸；加三仙消食除胀。气滞日久必有瘀滞，故加大血藤、败酱草、白花蛇舌草解毒祛瘀。病情变化中出现心烦，故加百合、知母、合欢皮、夜交藤，滋阴安神。肝失疏泄，水行不畅，继而出现水肿，又加茯苓皮、冬瓜皮利水消肿。

（张文涛整理）

肾系病类医案

风水（急性肾小球肾炎）案

解某，男，25 岁。2009 年 3 月 11 日初诊。

患者面浮肿伴血尿 15 天。现症见面肿，尿浑浊，血尿，易感冒，感冒时则咯痰带血，动则汗出，舌红少苔，脉细数。尿常规：尿蛋白（＋＋＋），隐血（＋＋＋）。彩超提示：左肾颗粒结石。血压正常。以急性肾小球肾炎住院治疗，已经服用一个半月激素。此为肾虚阴亏，湿热瘀滞证。治以补肾滋阴、清热凉血、利水消肿法，拟六味地黄汤、二至丸合玉屏风散加味。

处方：生地黄 15g，山药 15g，山茱萸 15g，牡丹皮 10g，茯苓 10g，泽泻

10g，女贞子 15g，墨旱莲 15g，益母草 15g，石韦 30g，小蓟 30g，黄芪 30g，白术 10g，防风 3g，僵蚕 15g，蝉蜕 15g，土茯苓 30g，白花蛇舌草 30g，白茅根 30g，牛膝 15g，桑寄生 15g，续断 15g，仙鹤草 50g，地骨皮 15g。10 剂，水煎服，1 剂分 2 日服。嘱平日配合服用紫河车每次 3g，1 日 3 次。

二诊（3 月 30 日）：患者易感冒，白天汗多，面浮肿，舌淡，苔淡黄而厚，脉细数。最近在服用泼尼松，每日 45mg，今日化验肾功能、血糖正常，尿常规：尿蛋白（＋＋＋），隐血（＋＋＋）。前方去地骨皮、牛膝、桑寄生、续断，茯苓、泽泻加为 15g，另加黄精 30g，北沙参 30g，麦冬 15g，五味子 10g。15 剂，水煎服，1 剂分 2 日服。

三至六诊（4 月 28 日，6 月 5 日，6 月 20 日，6 月 30 日）：基本都是以二诊方为主加减治疗。

七诊（9 月 23 日）：患者血糖时高时低，口干，久坐腰痛，腿软，乏力，不肿，自汗，疲劳后小便少，休息后正常。今日尿常规：隐血（＋＋＋），尿蛋白弱阳性，尿胆原（±），现激素用量减至每日 15mg，满月脸，为服用激素所致。辨证：肾虚阴亏，气阴两虚，湿浊下注。拟补肾滋阴、益气养阴、利湿化浊法。

处方：生地黄 15g，山药 15g，山茱萸 15g，牡丹皮 10g，茯苓 10g，泽泻 10g，女贞子 15g，墨旱莲 15g，黄芪 40g，黄精 30g，黄连 5g，乌梅 10g，天花粉 15g，牛膝 15g，桑寄生 15g，续断 15g，骨碎补 15g，僵蚕 15g，蝉蜕 15g，土茯苓 30g，北沙参 30g，麦冬 15g，五味子 10g，仙鹤草 50g。10 剂，水煎服，1 剂分 2 日服。

八诊（10 月 14 日）：患者胸闷，腹胀，感冒次数减少，不肿，尿黄，小便时稍涩痛，腰痛。今日查尿常规：隐血（＋＋＋）、尿蛋白（＋），尿胆原（±），餐后 2 小时血糖已降至 7.4mmol/L。口服泼尼松，每日 25mg。血糖已降，故去三黄梅花汤（黄芪、黄精、黄连、乌梅、天花粉）；隐血未降，加藕节、石韦、白茅根各 30g；尿黄、小便涩痛，加白花蛇舌草 30g，清热利湿解毒；加白术、枳壳、神曲各 10g 治疗胸闷、腹胀。15 剂，水煎服，1 剂分 2 日服。

九诊（11 月 25 日）：复查尿蛋白（＋＋），隐血（＋＋＋）。现症见小便涩痛，尿黄，腰酸痛，不肿，尿灼热，不能久坐，下午稍有盗汗，晚上消化不良，腹胀。辨证治法同前，上方去仙鹤草，加金钱草 30g，槐米 15g，余同。10 剂，水煎服，1 剂分 2 日服。

十诊（12 月 16 日）：今日尿常规：尿蛋白（＋），隐血（＋＋）。腹胀已无，腰痛缓，坐久劳累则腰痛，口服泼尼松 35mg。辨证治法同前，九诊方去骨碎补、枳壳、白术，加知母、龟甲各 15g，预防对激素的依赖。15 剂，水煎服，1 剂分 2 日服。

十一诊（2011 年 3 月 25 日）：患者近 1 年服用紫河车。今日查尿常规蛋白和隐血都为阴性，2011 年 1 月蛋白已转阴。现服用激素，每日 5mg。现症见咽部有异物感，咯痰。彩超提示：左肾 0.4cm 结石。邦本先生辨证：肾阴亏虚，痰气阻滞，湿热下注。拟补肾滋阴、化痰利咽、清热利湿法。

处方：生地黄 15g，山药 15g，山茱萸 15g，牡丹皮 10g，泽泻 10g，半夏 10g，厚朴 10g，茯苓 10g，苏叶 10g，僵蚕 15g，蝉蜕 15g，土茯苓 30g，金钱草 30g，鸡内金 15g，海金沙 25g（包煎），白茅根 30g，白花蛇舌草 30g，牛膝 15g，王不留行 15g，骨碎补 15g。10 剂，水煎服，1 剂分 2 日服。

十二诊（6 月 20 日）：患者最近感冒，鼻塞，流清涕，怕冷，咽部干痒、疼痛，闻烟味则咳，痰黄，尿黄，舌淡胖大，有齿痕，苔黄黑，脉滑数弦细，关脉滑。尿常规显示：尿蛋白（＋＋），隐血（＋），胆红素高。此为感冒导致肾炎复发。邦本先生辨证：表虚风袭，痰热蕴肺，毒聚喉咽。拟固表祛风、宣肺化痰、解毒利咽法。

处方：黄芪 15g，白术 10g，防风 3g，仙鹤草 30g，地骨皮 15g，银柴胡 10g，五味子 10g，乌梅 10g，麻黄 5g，杏仁 10g，黄芩 15g，甘草 5g，鱼腥草 30g，重楼 15g，瓜蒌壳 15g，浙贝母 10g，土茯苓 30g，板蓝根 15g，蒲公英 15g，金银花 15g，桑白皮 15g，射干 6g，僵蚕 15g，蝉蜕 15g。5 剂，水煎服，1 剂分 2 日服。

十三诊（7 月 8 日）：患者尿常规基本正常，蛋白呈弱阳性，感冒痊愈，白天流汗多，脉弦滑数有力。X 线检查提示有原发结核，无发热，无盗汗，不咯血。邦本先生辨证：卫表不固，气阴两虚，湿浊下注，肾失封藏。拟补肾滋阴、清化湿浊、益气固表止汗法。

处方：黄芪 15g，白术 10g，防风 3g，生地黄 15g，山药 15g，山茱萸 15g，牡丹皮 10g，茯苓 10g，泽泻 10g，僵蚕 10g，蝉蜕 10g，土茯苓 30g，女贞子 15g，墨旱莲 15g，黄精 30g，夏枯草 15g，柴胡 15g，黄芩 15g，百合 30g，百部 10g，紫河车 10g，仙鹤草 30g，北沙参 30g，麦冬 15g，五味子 10g。5 剂，研末，每次 15g，每日 3 次，温开水冲服。

按： 本案秉承了邦本先生治疗肾病的一贯思路——大方复治之法，详见《重庆名医证治心悟》相关内容。用六味地黄汤合二至丸、玉屏风散为基本方，随症加减。本案患者出现血尿，加白茅根、小蓟、石韦；腰痛腰酸，加牛膝、桑寄生、续断；尿蛋白阳性，加僵蚕、蝉蜕、土茯苓；口干、口渴，加生脉散；流虚汗，则重用仙鹤草及地骨皮。

本案有三点尤其值得重视。一是虚证，虽然患者只有25岁，但经常感冒，流虚汗，肾病最怕外邪，虚证最易招致外感，所以除了方中补虚之药外，患者平日服用紫河车，总共吃了6个。二是患者一直服用激素，因激素有较大的副作用，但又不能骤停，因此在以中医为主的治疗中，如何处理这个棘手的问题，对医生是个较大的考验。从中医的角度阐释激素的作用机制就是发越肾中元阳，所以会出现较好的效果，但真阳透发于外，内部真阴愈虚，所以用龟甲、知母滋阴，以补充真阴，兼能收敛浮散之阳，对抗激素副作用。再者就是对蛋白尿的治疗，通常情况下，都认为蛋白属于肾中精华，应该用补肾封藏之法治疗。邦本先生治疗蛋白尿常用僵蚕、蝉蜕、土茯苓三药治之。一是由于方中已经有六味、二至之方，另一方面是出于以下考虑，蛋白也是属于湿浊，尿蛋白阳性是下焦湿热浊气过度形成的排邪反应，肾炎本就多湿热，再加上同时服用激素助阳，更加重了下焦湿热浊气。土茯苓利湿浊，僵蚕、蝉蜕性质寒凉轻清，同时解表。三药配伍，升清降浊，为升降散之变通。

该患者治疗的时间为2年整，从2009年3月11日到2011年3月25日，跨度时间长，占了本人3年跟师时间的2/3。初期经过数诊后，病情基本没有缓解，期待中的神奇疗效没有见到，因而怀疑治疗方向是否正确，向邦本先生建议是否改变治疗思路，受火神派的影响，甚至考虑到温阳之法。但邦本先生仍然不为所动，坚持既定的辨证思路。治疗2年，终获全功，让我见识了什么叫有方有守，也见识了慢性病的复杂性，治疗不要求快、求奇。这一方面与邦本先生丰富的临证经验有关，另一方面也与患者对医生的信任有关，彼此配合，才能成功。

（张文涛整理）

皮水（慢性肾小球肾炎）案

李某，男，60岁。2013年3月25日初诊。

患者浮肿1年余。现症见面部浮肿，面色黧黑，脚肿，腰痛，耳鸣，心慌，气短，小便黄赤，舌质红，苔白腻，脉弦细。证属脾肾两虚，水湿泛溢。治以补肾化湿、利水消肿法，选加味肾功方（邦本先生经验方）合六味地黄丸加减。

处方：黄芪30g，黄精30g，白术15g，白茅根30g，白花蛇舌草30g，生地黄15g，山药15g，山茱萸15g，茯苓皮30g，泽泻10g，牡丹皮10g，墨旱莲15g，女贞子15g，石韦30g，小蓟30g，牛膝15g，桑寄生15g，骨碎补

15g，续断15g，冬瓜皮30g，防己10g，薏苡仁30g，神曲15g。10剂，水煎服，1剂分2日服。

二诊（5月13日）：上方服10剂后，患者水肿减轻，其余症状未见缓解。上方去防己、薏苡仁，加大腹皮15g，陈皮10g，益母草30g，大枣15g，灵芝30g。继服10剂，水煎服，1剂分2日服。

三诊（6月5日）：上方服10剂后，患者水肿明显减轻。二诊方去续断、桑寄生，加仙鹤草50g，防己10g，薏苡仁30g，神曲15g。10剂，水煎服，1剂分2日服。服药后水肿消失。

按：本案属于西医慢性肾小球肾炎，相当于中医学"水肿"范畴，患者水肿日久，脾肾两虚，可运用肾功方合六味地黄丸加减治疗。方中六味地黄丸合黄精、黄芪、白术能滋肾健脾，补气固本；配牛膝、桑寄生、骨碎补、续断补肝肾，强壮筋骨；配墨旱莲、女贞子补益肝肾，滋阴止血，增强机体免疫功能，修复损伤的肾小球基膜，防止蛋白质等大分子渗漏，起到固本之功；配白茅根、白花蛇舌草、石韦、小蓟清热利尿，凉血止血；配薏苡仁、防己、益母草利水消肿，可加强肾之气化，促进水液代谢，使体内蓄水排出。诸药合用，具有滋肾健脾、补气固本、利水消肿、凉血止血之功效，正对脾肾两虚，气虚水泛之病机，标本兼顾，临床效宏。

（胡波整理）

皮水（慢性肾小球肾炎伴尿血）案

吴某，女，65岁，退休工人。2014年4月18日初诊。

患者尿黄，尿灼热，偶有尿血及小腹绞痛，晚上及晨起口干甚，伴神疲乏力，双下肢浮肿。至西医院就医，诊断为慢性肾小球肾炎伴尿血。尿常规示：尿隐血（＋＋）。肝胆、双肾及输尿管彩超提示：胆囊结石并右侧输尿管多发结石。舌尖红，苔白，脉细数。证属阴虚火旺，湿热蕴结。治宜滋阴降火、凉血止血、清热利湿法，拟知柏地黄汤合二至丸（邦本先生成方合用经验）加减。

处方：生地黄15g，山药15g，枣皮15g，牡丹皮10g，茯苓10g，黄柏5g，知母10g，女贞子15g，墨旱莲15g，石韦30g，小蓟30g，白茅根30g，白花蛇舌草30g，北沙参30g，麦冬15g，五味子10g，柴胡10g，黄芩10g，龙胆10g，金钱草30g，鸡内金15g，海金沙25g（包煎），神曲15g。4剂，水煎服，1剂分2日服。

二诊（4月23日）：服上方4剂后，患者小便黄、小便灼热均有所减轻，晚上及晨起口干有所好转，神疲乏力有所缓解。现症见反酸，继服原方，并在上方基础上加瓦楞子25g。5剂，煎服法同前。

三诊（5月2日）：服上方5剂后，患者小便黄、小便灼热均明显好转，晚上及晨起口干明显缓解，神疲乏力明显减轻，反酸明显好转，复查尿常规示：尿隐血（±）。在上方基础上去瓦楞子，加冬瓜皮30g，大腹皮15g，益母草15g，继续巩固治疗。5剂，煎服法同前。后复诊，继服三诊方。前后共服药20余剂，症状消失。

按：患者为老年女性。《黄帝内经》曰："年四十而阴气自半，起居衰矣。"绝经后，肾气渐衰，阴阳失调。在病因病机方面，肾阴虚损为其本，湿热侵袭为标，阴虚火旺故见晚上及晨起口干；肾阴亏虚正气不足，故致湿热反复侵袭，见小便黄、小便灼热；热迫血妄行，灼伤血络，故偶见尿血；湿热煎灼津液日久，则形成砂石；所以选知柏地黄汤合二至丸滋阴清热，再加生脉散以益气养阴；石韦、小蓟、白茅根、白花蛇舌草清热利湿、凉血止血；柴胡、黄芩、龙胆、金钱草、鸡内金、海金沙清肝胆湿热、利尿排石；冬瓜皮、大腹皮、益母草活血化瘀、利尿消肿。全方共奏滋阴降火、凉血止血、清热利湿之功。

（胡波整理）

血尿（紫癜性肾炎）案

周某，男，11岁。2012年12月24日初诊。

患者半年前患过敏性紫癜，经治而愈。近1个月来又出现尿隐血、尿蛋白。现症见小便黄赤，大便稀溏，平素易感冒，舌质红，少苔，脉细数。尿常规：隐血（＋），尿蛋白（＋）。证属阴虚湿热。治以滋阴降火、清利湿热，选犀角地黄汤合过敏煎（邦本先生成方合用经验）、六味地黄丸加减。

处方：水牛角15g（先煎），牡丹皮10g，白芍15g，银柴胡10g，乌梅10g，防风5g，五味子10g，生地黄15g，山药15g，山茱萸15g，泽泻10g，茯苓10g，蝉蜕10g，僵蚕10g，土茯苓15g，白茅根15g，白花蛇舌草15g，小蓟20g，石韦20g，女贞子15g，墨旱莲15g，苍术10g，黄连3g，车前草10g。30剂，水煎服，1剂分2日服。

二诊（2月22日）：服上方30剂后。患者尿隐血（±），小便黄赤好转。上方基础上减银柴胡、乌梅、五味子、苍术、小蓟、石韦、黄连、车前草，加黄芪30g，白术10g，神曲15g。10剂，水煎服，1剂分2日服。

三诊（5月17日）：服上方10剂后，患者尿隐血（－）。上方基础上加大血藤15g，徐长卿10g，北沙参20g，升麻10g，柴胡10g。10剂共为细末，每次15g，1日3次，继续服用巩固，随访1年未复发。

按： 过敏性紫癜的病理变化是弥漫性小血管炎。目前认为可能是某种致敏原引起的变态反应，由于免疫复合物沉积造成毛细血管炎性改变，而使其通透性增加，血浆及细胞渗出引起水肿、出血、肾脏病变。根据其临床表现当属中医学肌衄、斑毒、发斑、尿血、水肿等范畴。《证治概要》云："卫气不固，热乘表分，则为肌衄。"《灵枢》云："阳络伤则血外溢，血外溢则衄血，阴络伤则血内溢。"因此阳络伤与阴络伤这一概念与西医学对本病的病理认识基本相似。其病因病机是患者素体阳盛阴虚，外感风热邪毒，或过食燥热荤腥动风之品，风热相搏，邪毒郁而化热，扰动血络，迫血妄行，外溢于肌肤则为紫癜发斑；内渗于里，迫于胃肠，中焦气机阻遏则腹痛频作，便血；下舍于肾、膀胱而致尿血，水肿。阳有余而阴不足，肝肾阴亏，虚火内生，血随火动，出血也不易停止。总之，本病的病因病机概括为风邪、热毒、阴虚、气虚、血瘀。中医学对于紫癜的治疗论述颇多。如《济生方》云："夫血之妄行也，未有不因热之所发。"又如《血证论》云："以祛瘀为治血之要法。"以上古人的论述为治疗本病提供了理论依据。本病初期多由于风邪热毒伤及营血，久必伤阴灼血，而阴虚者尤多。故当以滋阴凉血为主，兼以清热利湿、化瘀消斑治其标。故本方选银柴胡、乌梅、防风、五味子、蝉蜕、僵蚕、土茯苓疏风祛邪，清热解毒，升清降浊，且兼有抗过敏、降尿蛋白之功；水牛角、牡丹皮、白芍、生地黄、小蓟、女贞子、墨旱莲、白茅根清热凉血，化瘀消斑；以六味地黄汤滋阴益肾，泻火解毒；白茅根、白花蛇舌草、石韦、苍术、黄连、车前草清热利水消肿；肾病多热毒、湿毒，故用白花蛇舌草、黄连清泻二毒。以上诸药合而用之，共奏祛风散邪、滋阴凉血、化瘀消斑、清热利湿之功，方证相合，故取得较好疗效。后期患者气虚易感冒，合用玉屏风散、补中益气汤益气固卫，增强抵抗力，调理善后。

（胡波整理）

石水（慢性肾小球肾炎）案

王某，男，43岁。2009年12月21日初诊。

患者足踝微肿半年，伴腰部时有酸痛，脚麻，大便稍干，晨起咽干，疲乏，手足心发热，舌麻，齿痕重，苔黄白厚稍干。尿酸高，尿微量蛋白（＋），舒张压稍高。此为阴亏火旺，肾虚骨弱，封藏失职所致。治以滋阴降火、补肾健骨法，拟知柏地黄汤加减。

处方：知母10g，黄柏5g，生地黄30g，山药15g，牡丹皮10g，茯苓10g，泽泻10g，银柴胡10g，地骨皮15g，牛膝15g，桑寄生15g，续断15g，麦冬15g，鳖甲15g（先煎），龟甲15g（先煎），天冬15g，玉竹15g，神曲

15g。5剂，水煎服，1剂1日半。

二诊（12月28日）：服上方后，患者手足心热大缓。现症见足踝肿，晚上睡后受热则咳，白天咳轻，痰稍黄，痰中有咸味，有时喉痒，口黏不欲饮，时有口酸，盗汗，右侧腰骶不舒，无饿感，大便成形，舌尖干，苔厚而干，中间黄，尺脉沉弱。药已中病，守方加减。湿热症状明显加重，加秦艽、青蒿增强芳香透达退热之功；再加瓜蒌壳15g，浙贝母10g，鱼腥草30g，重楼10g，薏苡仁15g，杏仁10g，清热化痰除湿，痰湿除则热透外出；阴虚已缓，故去天冬、麦冬滋阴之品。5剂，水煎服，1剂1日半。

三诊（2010年1月4日）：患者诸症进一步缓解。现症见手足麻木。故上方加桑枝30g，姜黄10g，鸡血藤30g。5剂，水煎服，1剂1日半。

四诊（1月11日）：患者手足心热进一步缓解，余症缓解。继进5剂，水煎服，1剂1日半。

按： 本案水肿，属于中医学"石水"范畴，相当于西医学的慢性肾小球肾炎。手足心发热为临证常见证候，诸多原因都可引起，并非纯为阴虚，其治疗也有相当难度，非简单滋阴可愈。但本案下午发热最重，便稍干，确为阴虚所致。结合足踝肿、腰酸痛、痰中有咸味等症，定位在肾无疑。故用知柏地黄汤滋肾阴，退虚热。但此方滋阴为主，退热力缓，合银柴胡、地骨皮、青蒿、鳖甲等芳香透达之清虚热药，加快退热。尿蛋白高，腰酸痛为肾虚封藏失职，加牛膝、桑寄生、续断补肾健骨固精；疲乏、喉干为虚火耗伤气阴，故加玉竹、天冬、麦冬、龟甲、鳖甲益气滋阴降火。辨证准确，用药精当，所以一诊后手足心热大为缓解。

但本案还有湿热这一病因，患者苔黄厚、口黏不欲饮、足踝肿等湿热痰浊的表现明显，所以二诊加瓜蒌壳、浙贝母、鱼腥草、重楼、薏苡仁、杏仁化痰宣肺除湿。有人说看医者水平要看第二个方子，确实有一定道理。

三诊病情继续缓解，痰也减少，但手足心麻木感明显，考虑络脉为湿热痰浊痹阻兼阴血亏虚失于濡养所致，加桑枝、姜黄、鸡血藤通络活血。

本案的治疗特色为先后主次有序，对主要证候及兼证的处理把握较好。单纯从病机来看，滋阴退热一般医者都会想到，但对痰湿的处理、脉络不通的治疗则未必考虑周详。邦本先生初诊以退热为主，用知柏地黄汤滋阴降火，合清退虚热药；第二诊兼顾痰湿，第三诊通络活血以治疗麻木。

（张文涛整理）

热淋（慢性尿路感染）案

骆某，女，28岁。2016年11月21日初诊。

患者反复尿频、尿急、尿痛半年余，多次查尿常规提示白细胞升高，诊断考虑为慢性尿路感染，予以喹诺酮类抗生素治疗后症状好转，但反复发作。为求根治，求治于邦本先生。现症见尿频，尿急，尿痛，尿灼热，会阴部潮湿，口干，口苦，气短懒言，自觉小腹发冷，舌质红，苔黄腻，脉弦滑。证属肾气阴两虚，兼下焦湿热。治以补肾养阴、清热利湿通淋法，方选益气养阴清淋汤（邦本先生经验方）。

处方：北沙参30g，麦冬15g，五味子10g，女贞子15g，墨旱莲15g，柴胡15g，黄芩15g，龙胆10g，白茅根30g，白花蛇舌草30g，石韦30g，苍术15g，黄柏10g，牛膝15g，薏苡仁30g，乌药10g，车前草15g，神曲15g。5剂，水煎服，1剂分2日服，每日3次，每次200mL，饭后1小时温服。

二诊（12月2日）：患者服药后，尿频、尿急、尿痛均有减轻，会阴部潮湿症状缓解，但见带下，质稠色黄。于上方中去苍术、牛膝、薏苡仁，加大血藤30g，败酱草30g，土茯苓30g清热除湿解毒。续方5剂，煎服法同上。

三诊（12月9日）：上方药毕，患者诸症缓解约十之七八，现症见大便稍干。药已中病，守方不变，于上方去大血藤、败酱草、土茯苓，加柏子仁15g，火麻仁15g，莱菔子15g，金樱子15g，润肠通便兼补肾。5剂，水煎服，1剂分2日服。

四诊（12月16日）：患者便干缓解，现症见小便不利，余未诉特殊不适。于上方去柏子仁、火麻仁、莱菔子，加覆盆子15g，猪苓15g，茯苓15g，金钱草30g，补肾利小便。5剂，水煎服，1剂分2日服。

五诊（2017年1月6日）：患者诸症皆缓，现症见活动后气短、乏力，余无不适。现患者湿热已除，留有气虚证候，故于上方加黄芪30g，升麻10g，合补中益气之意。5剂，水煎服，1剂分2日服。

后患者因他病就诊，诉慢性尿路感染症状未复发。

按：《诸病源候论》曰：“诸淋者，由肾虚而膀胱热故也……肾虚则小便数，膀胱热则水下涩，数而且涩，淋沥不宣，故为之淋……热淋者三焦有热，气搏于肾，流入于胞而成淋也，其状小便赤涩。”详尽描述热淋多与肾、膀胱之功能失调有关。初起以膀胱湿热气化不利实证为主，久病入里，累及肾脏，出现肾气阴两虚证候，一虚一实，虚实夹杂，故治疗当以标本兼治为准则。邦本先生认为，该患者之所以反复发作，是因正气本亏，邪气入里，是故患者肾阴不足为本，外感湿热邪气为标。故选用郑氏生脉汤配合二至丸，益气滋阴补肾；配合柴胡、黄芩、龙胆草（取龙胆泻肝汤之意），清热除湿。二方配伍，利湿而不伤阴，祛邪而不伐正，为本病之主方。因患者下焦湿热重浊，故加白花蛇舌草、白茅根、石韦、车前草、四妙散（苍术、黄柏、牛膝、薏苡仁）走下焦而加强清热燥湿之功。后期患者湿热解除，但遗留肾虚证候，故配伍覆盆子、金樱子等补肾之品。邦本先生治疗该类疾病，强调两点：第一，大剂量柴胡有清热利湿之功，故治疗慢性尿路感染时，常用剂量为15g；若取其升阳举陷之功，5g即有效果；若取疏肝解郁之效，常用剂量为10g。第二，对虚实夹杂者，应补虚泄实并用，标本同治，故获良效。

（龚雪整理）

石淋（肾结石）案二则

病案1　吴某，男，36岁，公务员。2010年9月10日初诊。

患者腰痛1个月。现症见腰痛，轻度欲呕，舌红，苔薄黄，脉数稍弱。B超：左肾强回声3mm×4mm，右肾强回声3mm×2mm。肾功能提示：尿素13.27mmol/L，尿酸435μmol/L，肌酐134μmol/L。尿常规：尿蛋白（＋＋）；隐血（＋）。此为肾虚血热，湿浊下注。治以补肾泻浊、利湿排石、凉血止血法，拟六味地黄汤合苏叶黄连汤加味。

处方：生地黄15g，山药15g，山茱萸15g，牡丹皮10g，茯苓15g，泽泻15g，金钱草30g，鸡内金15g，海金沙20g（包煎），石韦30g，白花蛇舌草30g，白茅根30g，僵蚕10g，蝉蜕10g，土茯苓30g，槐米15g，地榆15g，小蓟30g，制大黄8g（后下），黄连5g，苏叶10g，神曲10g。10剂，水煎服，1剂分2日服。

二诊（10月12日）：今日查肾功能：尿素4.8mmol/L，肌酐77μmol/L，尿酸246μmol/L。尿常规正常。呕吐愈，腰痛未缓解。前方去僵蚕、蝉蜕、土茯苓、槐米、地榆、小蓟、制大黄、黄连、苏叶，海金沙加至25g，再加牛膝15g，王不留行15g，炮山甲10g（先煎），昆布15g，海藻15g，知母10g，黄柏10g，黄芪30g，当归10g。10剂，水煎服，1剂分2日服。

三诊（11月5日）：服药20余剂，患者腰痛缓解，最近易感冒。彩超提示：左肾结石已无，右肾实质数个3mm×2mm强回声。效不更方，上方加白术10g，防风5g。10剂，水煎服，1剂分2日服。

按：本案的病机是肾虚兼有下焦湿热。湿热结聚，炼液成石，因此腰痛。湿热迫血妄行，结石伤及血络，因此尿隐血阳性。用六味地黄汤补肾治本；金钱草、海金沙、石韦利湿化石；槐米、地榆、小蓟、白茅根凉血止血；黄连、苏叶止呕，僵蚕、蝉蜕、土茯苓利湿消蛋白；海藻、昆布软坚消石；炮山甲、王不留行活血以利排石；知母、黄柏利下焦湿热，且入肾经。本案的特点是辨证准确，对因对症结合治疗。一是不以改善肾功能为主，以排石为主，结石既消，肾浊得下，肾功能自然恢复，二是并非一味排石，而是排石和补肾结合，肾气恢复，则有利于排石。

该案是辨病与辨证相结合，西医检查为肾功能不全，但非肾衰所致，而是结石阻滞，尿酸排泄不畅所致，因此治疗结石为要务。但结石的治疗又以中医辨证为纲，采用补肾利湿浊排石为主，兼顾凉血止血。

该患者有蛋白尿，蛋白尿的中医病机大致有两种：一是肾失封藏，精微不固；二是湿浊内盛，流注下焦。邦本先生常用僵蚕、蝉蜕、土茯苓三药合用，土茯苓利湿，僵蚕、蝉蜕祛风胜湿。肾病常因外感诱发，肾经循行经过肺脏，因此，祛风之药既能祛外邪，又能胜湿，与土茯苓合用，形成上下分治湿浊之法。

苏叶黄连汤是邦本先生治疗湿浊所致呕吐的常用方剂，出自薛生白《湿热病篇》苦辛通降法，亦即辛开苦降之意，是张仲景半夏泻心汤辛开苦降法的简化方，肾病常有湿浊化热，此处用之，尤为适宜。由于肾病极为复杂，邦本先生治疗肾病常用大方复治之法，考虑周详，疗效卓著。

（张文涛整理）

病案2　贺某，女，27岁，教师。2013年4月20日初诊。

患者3年多前体检发现双侧肾脏存在结石数枚，大小不一，在医院行碎石治疗后排出部分结石，1个月前再次体检，发现双肾仍有结石停留，结石数枚，大者2.5cm，至泌尿外科诊断，建议其手术，患者畏惧手术而来门诊就诊。平素排尿不畅，轻度腰痛，双肾区叩击痛（+），舌淡，苔薄白，脉细弦。证属肾阴不足，湿热瘀结。治以滋阴补肾、利湿消石、活血软坚法，选六味地黄丸合三金排石汤。

处方：生地黄15g，山药15g，山茱萸15g，牡丹皮10g，茯苓15g，泽泻15g，金钱草50g，海金沙30g（包煎），鸡内金30g，昆布20g，海藻20g，夏枯草15g，炮山甲10g（先煎），莪术10g，三棱10g，牛膝15g，王不留行15g，神曲15g。5剂，水煎服，1日2剂。

二诊（4月20日）：患者服药后未出现不适症状。续方5剂，煎服法同前。

服上方2月余，患者自感排尿较前通畅，腰痛较前减轻。复诊时以上方为基础方加减，总不离补肾及化石的基本治则。患者坚持服药大半年，复查彩超提示：双肾结石自2.5cm减小到1.5cm。

按：西医学治疗肾结石多采取手术摘除或体外碎石等方法，但弊端就是碎了又生，无法根治，反复碎石也会对人体造成损害且容易复发。中医药排石有其独特疗效，而且因为其理论依据是治病务求于本，治病是综合性的，排石的同时还可预防复发。邦本先生认为，肾主水液，尿路结石为湿热瘀结，故以滋阴补肾为基本治则之一，六味地黄丸补肾以助气化，防止结石凝聚。三金排石汤更是结石对证常用方，利湿消石，更以炮山甲、三棱、莪术软坚散结；昆布、海藻、夏枯草化痰解结；又以牛膝、王不留行顺滑下行之性，以促结石排外。诸药同用，标本同治，攻补兼施，可以取得满意的效果。

（徐冬整理）

小便不禁（压力性尿失禁）案

许某，女，28岁，职员。2015年9月22日初诊。

患者尿频，尿失禁，活动后加重，消谷善饥，平素易心慌气短，入睡困难，易醒，易落发，月经常延后；舌质淡，苔白，脉细弱。证属脾肾两虚，气虚不固。治宜补肾温阳、固精缩尿法，拟六味地黄汤合缩泉丸（邦本先生成方合用经验）、五子衍宗丸加减。

处方：熟地黄15g，山药30g，枣皮15g，茯苓10g，泽泻10g，牡丹皮15g，黄芪30g，益智仁15g，桑螵蛸15g，乌药10g，麦冬15g，玉竹15g，石斛15g，枸杞子15g，菟丝子15g，五味子10g，覆盆子15g，北沙参30g，升麻6g，柴胡10g，当归10g，白芍15g，制首乌20g，酸枣仁30g，黄精30g。8剂，水煎服，1剂分2日服。

二诊（10月15日）：服上方5剂后，患者尿失禁、消谷善饥、入睡困难有所改善，今诉平素腰酸。继续于原方基础上加续断15g，骨碎补15g。8剂，煎服法同前。

三诊（11月2日）：服上方5剂后，患者尿失禁明显好转，消谷善饥、入睡困难继续好转，腰酸缓解。在上方基础上加桑寄生15g，怀牛膝15g，5剂，煎服法同前，继续巩固治疗。

前后共服药20余剂，尿失禁症状消失。1年后随访未复发。

按：中医学理论认为肾开窍于二阴，尿液的排泄虽由膀胱所主，但仍靠肾的气化功能才能维持正常。因此，排尿异常的病症，如小便清长、尿频、遗尿、尿失禁、少尿、尿闭、尿余沥等，常责之于肾气虚。肾的气化依靠肾的元阳，而阴阳互根互用，此消彼长，肾阴不足可致肾阳虚衰，气化功能失常，从而导致尿频、小便清长等；肾为先天之本，脾为后天之本，先后天相互资助，肾气虚损导致脾气亏虚，气不能固摄尿液，导致尿频、小便清长。所以选六味地黄汤合缩泉丸补脾益肾，涩精缩尿；合五子衍宗丸补肾缩尿；加黄芪、北沙参、升麻、柴胡补气升阳，以固摄尿液；制首乌补精血生发；

合当归、白芍为归芍地黄汤，滋阴养血；续断、骨碎补、桑寄生、怀牛膝补肾强腰；酸枣仁、黄精滋阴安神。本案坚持辨病辨证对症三位一体结合治疗，配伍精当，疗效甚好，值得学习。

（胡波、张运辉整理）

精癃（前列腺增生症）案

黄某，男，41 岁。2009 年 2 月 19 日初诊。

患者尿有余沥，尿细，尿不畅，排尿时尿道有灼热感，阴囊潮湿，腰酸痛，口干，大便干，舌暗，苔黄腻，脉细数。B 超显示前列腺增生，大小为 4.8cm×3.3cm×2cm。此为阴虚火旺，湿热瘀滞之淋证。治以滋阴降火、清热利湿、活血通络法，拟知柏地黄汤加味。

处方：知母 10g，黄柏 10g，生地黄 15g，山药 15g，山茱萸 30g，牡丹皮 10g，茯苓 10g，泽泻 10g，牛膝 15g，王不留行 15g，桃仁 10g，红花 10g，炮山甲 10g（先煎），白花蛇舌草 30g，土茯苓 30g，火麻仁 20g，柏子仁 15g。5 剂，1 日 1 剂，水煎服。

以上方为基础加减，前后共经 8 诊，至 2009 年 12 月 16 日，尿后余沥已无，夜尿由每晚 2 次变为 1 次，腰不酸痛，阴囊不潮湿，前列腺大小正常（3.8cm×2.5cm×2.5cm），包膜光滑。基本痊愈，继续以上方为主调理。

按： 中老年男性之前列腺增生在临床上多属肾虚湿热，如《中藏经》："诸淋者，由肾虚而膀胱热故也。"故用知柏地黄汤滋阴降火，用白花蛇舌草、土茯苓清利湿热浊毒以治尿道灼热、尿有余沥等湿热之症，牛膝补肾兼能化瘀利水。此病症由于前列腺有屏障之碍，一般药物难以到达病所，故用牛膝、王不留行、桃仁、红花、炮山甲活血通络逐瘀，穿透包膜，引领药物到达病所，增强疗效；火麻仁、柏子仁不但能通便以治便干，而且借助通便以降湿浊，导下焦浊毒外出，此为借鉴吴鞠通《温病条辨》二便同治之法。

（张文涛整理）

耳鸣（神经性耳鸣）案

唐某，女，50 岁，教师。2012 年 9 月 24 日初诊。

患者耳鸣 2 年，加重 1 月余。现症见左耳鸣，头胀痛，经行腹痛，月经色暗，夹有血块，舌质淡，苔白，脉细。证属肾精不足，气虚血瘀。治以补肾填精、益气活血法，选六味地黄丸合补阳还五汤加减。

处方：生地黄 15g，山茱萸 15g，山药 15g，茯苓 10g，泽泻 10g，牡丹皮 10g，龟甲 15g（先煎），骨碎补 15g，丹参 30g，葛根 30g，石菖蒲 10g，红花 10g，桃仁 10g，当归 10g，白芍 15g，地龙 10g，黄芪 30g，川芎 10g，刺蒺藜

15g，白芷 10g。10 剂，水煎服，1 剂分 2 日服。

二诊（10 月 13 日）：上方服 10 剂后，患者左耳鸣缓解，头胀痛缓解，出现大便稀溏。前方生地黄易熟地黄，加莲子 15g，芡实 15g，薏苡仁 30g。10剂，水煎服，1 剂分 2 日服。

半年后患者因他病就诊，自诉服药后耳鸣消失。

按：耳鸣是指患者主观上听到持续性声音并妨碍听觉的病症。西医学认为，该病是听觉感音器或其传导途径的病理刺激引起。中医学认为，纳音不灵则听力减退，散音不良则生耳鸣。耳鸣、耳聋常常相伴出现，故有"鸣为聋之始""聋为鸣之渐"之说。"肾开窍于耳""肾气通于耳，肾和则耳能闻五音矣"，说明耳与肾关系密切。肾主藏精，精充髓健则耳窍得濡。脑为髓海，髓属于肾。《灵枢·海论》曰："髓海不足，则脑转耳鸣。"耳病虽多虚，但病久瘀血易阻耳窍，当以补肾填精为主，辅以活血通络。六味地黄丸加龟甲、骨碎补补肾填精固本；补阳还五汤加丹参、葛根、石菖蒲活血化瘀，通络开窍，还兼可活血调经止痛；头痛甚可加白芷、刺蒺藜祛风活血止痛；大便溏泻加莲子、芡实、薏苡仁健脾祛湿，收涩止泻。本案患者前后共服 20 剂后耳鸣消失。邦本先生针对肾精不足，瘀血阻滞之耳鸣，补肾为主，辅以活血化瘀，标本兼顾，配伍精当，疗效甚好，值得学习。

（胡波整理）

肿瘤病类医案

脑瘤（脑垂体瘤）案

张某，女，46 岁，教师。2015 年 12 月 26 日初诊。

患者有明确垂体瘤病史，既往行头颅 CT 示：垂体瘤 2cm × 2.5cm。因患者恐惧手术，故寻求中药治疗。现症见头胀痛，头晕，耳鸣，平素易感冒，咳嗽，腰痛，乳头有乳汁状分泌物，白带黄，有异味，舌质红，苔腻，脉弦滑。证属痰瘀互结证。治宜益气活血、理气化痰、清热散结法，选补阳还五汤、四逆散、二陈汤合玉屏风加减。

处方：黄芪 30g，桃仁 10g，红花 10g，川芎 10g，赤芍 10g，白术 10g，防风 5g，法半夏 10g，陈皮 10g，茯苓 10g，桔梗 5g，前胡 15g，白前 15g，六神曲 15g，三七 10g（冲服），白芥子 10g，胆南星 10g，天龙 10g，天葵子 30g，龙葵 30g，蛇莓草 30g，土茯苓 30g，炒麦芽 100g，柴胡 10g，枳壳 15g，

夏枯草 30g，桂枝 6g，辛夷 10g（包煎）。5 剂，水煎服，1 剂分 2 日服，每日 3 次，每次 200mL，饭后 1 小时温服。

二诊（2 月 5 日）：患者因寒假期间，又自行服一诊方 10 剂，咳嗽缓解，但见鼻塞，流黄浊涕。故上方去桔梗、前胡、白前，加白芷 20g，天竺黄 8g，法半夏 10g，陈皮 10g，茯苓 10g，芦根 30g。3 剂，同上煎服。

三诊（10 月 18 日）：以化痰祛瘀二诊方为主，前后复诊 10 余次，服药 80 余剂，头胀痛愈，乳房未见乳汁，诸症缓解，最近左胸痛。效不更方，去夏枯草，加香附 15g，益母草 20g，麦冬 15g，北沙参 30g。5 剂，同上煎服。

半年后随访，患者未诉特殊不适，复查头颅 CT 示：未见占位性病变。

按： 垂体肿瘤属髓海病变，其病因多系痰湿之邪凝聚于脑，脑部气滞血瘀，痰瘀互结，痹阻脑络，日久化热动风，风火鸱张，损伤阴液，因而肝肾不足。以上病理，相互作用，从而引发本病。中医学对本病的辨证，见于"脑瘤""头痛"等。根据西医学技术检查，垂体瘤为颅腔内有一病理性肿块存在，与中医学中"积聚""癥瘕"等病相类。其病机多为人体内有形之病理产物"痰"和"瘀"蓄积而成。中医学文献虽无垂体瘤之病名，但根据该病的病理改变可定名为"脑瘤"，其病因病机与气滞血瘀、痰凝湿聚有关，气血瘀滞日久，逐渐形成肿块。邦本先生从痰瘀论治，运用补阳还五汤合三七益气活血，散结通络；二陈汤加胆南星、白芥子化痰通络；加桂枝、白术，取苓桂术甘汤温阳化饮之功，增强二陈汤祛痰化饮之力；天葵子、夏枯草、龙葵、蛇莓草清热散结，防止痰瘀互结，郁久化热；加柴胡、枳壳，合赤芍疏肝理气，气顺则血行、痰化，增强祛痰化瘀之功；加桔梗、前胡、白前、辛夷宣肺化痰开窍；加土茯苓清热解毒，治带下病；套用玉屏风散，益气固表；重用炒麦芽回乳除胀；加神曲健脾开胃。本案始终围绕痰瘀互结这一基本病机，坚持标本兼治，辨病、辨证、对症三位一体结合治疗，最终取得满意疗效。

（胡波整理）

肠癌（结肠癌术后化疗毒副反应）案

张某，女，57 岁。1998 年 5 月 11 日初诊。

患者于 1998 年 4 月 11 日住院行结肠癌手术治疗。术后 3 周，接受化疗。在第一个疗程中，化疗前静脉注射甲氧氯普胺 20mg，因逐渐出现较严重的恶心、呕吐、厌食症状，每次化疗后又静脉注射恩丹酮 4mg。第 1 个疗程后，查白细胞：2.5×10^9/L。请邦本先生会诊。辨证属脾胃损伤，胃失和降，肝肾两虚，精血亏少。治宜益气健脾、和胃止呕、滋养肝肾、补气生血法，拟胃灵汤加减。

处方：黄芪20g，党参15g，白术10g，茯苓10g，鸡血藤15g，枸杞子10g，仙鹤草30g，补骨脂10g，法半夏10g，砂仁10g（后下），白蔻仁5g（后下），佛手10g，旋覆花10g（包煎），五味子10g，当归10g，大枣10g，女贞子15g，麦芽15g，神曲10g，甘草10g。5剂，上述药物清水浸泡15分钟，煎煮，沸后文火再煎20分钟，煎3次，取汁浓缩至300mL，分3次口服，1日1剂。在治疗前1天开始服药，化疗结束后继续用药3天。注意事项：若恶心呕吐频繁，可频频少量服用，不拘泥于3次服药，1日内服完300mL即可。

二诊：从第2个疗程开始，加服胃泰灵汤，每日1剂，浓煎300mL，频频口服。患者诉消化道反应明显减轻，查白细胞：$3.4 \times 10^9/L$。

三诊：第3个疗程开始，加服胃泰灵汤，每日1剂，浓煎300mL，第3个疗程中消化道反应基本控制，化疗结束后，查白细胞：$4.1 \times 10^9/L$。

患者出院后继续于门诊中医治疗，拟扶正培本、解毒抗癌法，十余年来坚持每月服5~10剂中药，每年体检未发现病灶复发或转移，2008年12月随访病情稳定。

按：化疗毒副反应的病机是脾胃损伤，胃失和降，肝肾两虚，精血亏少。方中法半夏、砂仁、白蔻仁、佛手、旋覆花、神曲、麦芽等7味药物用以和胃止呕，醒脾开胃；其余13味药物旨在补益脾胃、肝肾和精血。这两类药物的剂量，当根据患者的具体病情酌情增减。仙鹤草又名脱力草，与鸡血藤、大枣同用，有补气生血及止汗作用，常用于白细胞、血小板减少及自汗、盗汗等症，但其剂量要大，一般在30~50g。因呕吐、厌食导致失水及电解质紊乱时，应静脉补充水和电解质。治疗期间，饮食宜清淡而富有营养。

（张文涛整理）

肠癌（直肠癌术后放疗所致淋巴回流障碍）案

吴某，女，58岁。2009年3月27日初诊。

患者直肠癌术后放疗，出现淋巴管阻塞导致右腿肿胀。现症见右腿肿胀、发热，气短，口干，眼睛热，舌红，苔黄厚，脉滑数。辨证为湿热郁阻，气阴亏虚，瘀血阻络。治以燥湿利水、益气养阴、活血消肿法，拟四妙散、鸡鸣散、生脉散合补中益气汤加味。

处方：黄柏10g，苍术15g，牛膝15g，薏仁30g，槟榔10g，苏叶10g，茯苓15g，益母草30g，泽兰20g，地龙15g，刘寄奴20g，黄芪30g，北沙参30g，升麻10g，柴胡10g，炮山甲10g（先煎），土鳖虫10g，麦冬15g，五味子 10g，桃仁 10g，红花 10g，川芎 10g，仙鹤草 30g，百合 30g。5 剂，水煎服，1 剂分 2 日服。

二诊（4 月 13 日）：患者服药后右腿肿胀明显消退，现右腿稍痛，踝关节有紧绷感，右膝红，口不干。上方去麦冬、五味子，加败酱草 30g，白茅根 30g，白花蛇舌草 30g，以清热解毒。10 剂，水煎服，1 剂分 2 日服。

三诊（5 月 5 日）：患者腿肿已消大半，气短好转，头顶发热，舌红，苔薄黄而干，中间有裂纹，血压偏高。上方去北沙参、升麻、柴胡，加桑寄生 15g，续断 15g，豨莶草 15g，夏枯草 15g，平肝潜阳。10 剂，水煎服，1 剂分 2 日服。

四诊（6 月 23 日）：近期患者右侧大腿肿胀有所加重，延伸至右足背及踝关节，足部出汗，脉沉细弦。三诊方去夏枯草，黄芪加至 70g，加当归 15g。15 剂，水煎服，1 剂分 2 日服。

五诊（8 月 11 日）：患者右腿肿胀基本消失，舌略暗，苔厚，脉弦数。上方加半枝莲 30g，莪术 10g，苦参 10g，以清热除湿解毒。15 剂，水煎服，1 剂分 2 日服。

按：根据病史及证候分析，该患者右侧腿肿为湿热血瘀，兼有气阴两虚。放疗按中医来看是一种致热原，热伤血络，血行不畅，血不利则为水，因此导致水肿。水停则为湿，结合放疗，则为湿热。因此用四妙散燥湿清热为基本方，合上鸡鸣散之槟榔、苏叶利湿浊以治水肿。血脉损伤在先，水肿在后，所以必加活血之品，用牛膝、益母草、泽兰三药活血兼利水，尤为合适，再用桃仁、红花、当归、土鳖虫、赤芍等活血之品协助。放疗为热聚之法，热聚则为毒，故加败酱草、白茅根、白花蛇舌草等清热解毒。热毒、瘀血、水湿涩滞脉络，用炮山甲、地龙通络。放疗耗气伤阴，用黄芪生脉散益气滋阴，合上柴胡、升麻既能解热毒，又能升提中气，取气行则水行之意。

放疗为热毒，进而导致气阴耗伤，湿热瘀血凝聚的后续变化。本案的治疗紧紧围绕热毒这一根本致病原因，采取相对应的治疗方法，扶正祛邪，标本兼治。

（张文涛整理）

肺癌（原发性支气管肺癌）案

吴某，男，66 岁，退休工人。2008 年 11 月 10 日初诊。

患者于 10 月 18 日 CT 检查示：右肺下叶见一类圆形高密度肿块影，直径大小约 2.7cm，边界毛糙不光滑。后经重庆某三甲医院诊断为原发性支气管肺癌，并嘱其立即住院手术治疗。患者拒绝手术和放疗化疗，回万州求治于邦本先生。现症见平素易外感,近日来咳嗽,咯痰,痰色黄,痰中带血,食纳不佳,苔薄黄,脉小弦。此为脾肺气虚,痰浊阻肺,热伤肺络所致肺岩。治以补益脾肺、清热化痰、抗癌止血法,拟玉屏风散合四君子汤加味。

处方:北沙参30g,白术10g,茯苓10g,黄芪30g,防风5g,灵芝15g,刺五加15g,瓜蒌壳15g,浙贝母10g,鱼腥草30g,重楼15g,半枝莲30g,白花蛇舌草30g,露蜂房10g,仙鹤草30g,地骨皮15g,槐米15g,地榆15g,神曲10g,麦芽15g,甘草5g。5剂,水煎服,1日1剂。

二诊(11月20日):服上方后,患者咳嗽、咯痰、痰中带血等症状逐渐缓解。以后每次复诊,均以此方为基础加减化裁。1日1剂(其间咳嗽、咯痰、痰中带血等症状明显好转后,改成2日1剂)。

三诊(12月30日):食查CT示:右肺下叶后段见一斑条影,其大小约1.1cm×1.5cm,密度欠匀,边界不光滑。与10月18日对比,病灶明显变小。病情好转,病灶缩小,患者信心大增。仍以上方为基础加减用药,至2009年4月17日,共服药近100剂,咳嗽,咯痰,痰中带血已愈。

四诊:(2009年4月17日):CT复查:右肺下叶背段见少量斑条影,其大小约1.1cm×0.6cm,部分与胸膜相连,与2008年12月30日相比,明显缩小。患者近来出现胸闷不适,心悸,嗜睡,夜尿多,苔薄,脉弦。心电图示:ST段改变。邦本先生辨证为心肾气虚、痰瘀痹阻。拟补益心肾、活血化瘀、化痰消瘤法。

处方:太子参50g,西洋参60g,麦冬30g,五味子30g,白术50g,茯苓50g,黄芪50g,防风10g,灵芝50g,露蜂房50g,莪术50g,石菖蒲50g,远志30g,郁金50g,枸杞子50g,菟丝子50g,覆盆子50g,桑螵蛸30g,益智仁30g,乌药20g,丹参60g,全蝎30g,山楂60g,益母草60g,甘草30g。1剂,共研细末,每次6g,1日3次,温开水调服。

五诊(7月3日):复查CT示:右肺下叶背段见少许斑条影,部分与胸膜相连。与2009年4月17日对比,病灶略缩小。

以后每次复诊时,均以2009年4月17日处方为基础,根据症状变化,略有加减,仍配散剂,缓缓图治。

2010年2月8日,复查CT示:右肺下叶后基底段见一小结节状影,大小约0.5cm×0.67cm,病灶靠近胸壁,部分与胸膜相连,见胸膜稍增厚。与2009年7月3日对比,病灶进一步缩小,且胸闷不适、心悸、嗜睡、夜尿多等均已好转。

随访患者,全身情况良好。

按： 邦本先生所治的肿瘤患者，其中有肿瘤已经手术切除者；也有已经确诊为肿瘤病，但因种种原因而拒绝手术治疗；或发现肿瘤病已到晚期，失去手术指征者；有化疗、放疗和中药协同完成疗程者；也有化疗、放疗毒副反应剧烈而终止疗程者。

邦本先生主张肿瘤病的治疗，应采取综合措施。即西医手术切除、化疗、放疗和中医药治疗等手段结合，为减轻患者痛苦，提高其生活质量，防止病灶复发或扩散，延长其生存时间，提供最佳医疗服务。

邦本先生在治疗本案肿瘤病过程中，体现了他治疗该病的临床经验：一是治法经验，二是组方经验，三是用药经验。

肿瘤病患者，病机大都较复杂，既有自身脏腑功能、气血阴阳的失调，又有各类邪气，如痰、饮、瘀、浊、毒之阻滞，同时还可能伴随不同的兼杂症状。本案的治疗从两个阶段分析，以示其治疗肿瘤病的临床经验。

第一阶段（2008 年 11 月 10 日～2009 年 4 月 17 日），邦本先生在治疗肿瘤病时，不特意为治疗某病而用药，而是以人为本，制定个性化的治疗方案，辨清患者当前的正邪虚实关系，考虑病情的标本缓急，综合用药。故此案中，邦本先生用四君子汤健脾，玉屏风散益肺，以治其本虚；瓜蒌、贝母、鱼腥草、重楼清热化痰，而除其邪实；地榆、槐花、仙鹤草凉血止血，用治其标；神曲、麦芽配合四君子，顾护胃气，可资其本源；灵芝、刺五加扶正以强体；半枝莲、白花蛇舌草、露蜂房解毒而抗癌。共服药近 100 剂，咳嗽，咯痰，痰中带血痊愈。

第二阶段（2009 年 4 月 17 日～2010 年 2 月 8 日），2009 年 4 月 17 日 CT复查：右肺下叶背段见少量斑条影，与 2008 年 12 月 30 日相比，病灶明显缩小。因患者出现胸闷不适，心悸，嗜睡，夜尿多，苔薄，脉弦。邦本先生辨证为心肾气虚，痰瘀痹阻。用太子参、西洋参、麦冬、五味子、黄芪、灵芝、枸杞子、菟丝子、覆盆子、桑螵蛸、益智仁等，以补益心肾；用莪术、郁金、丹参、山楂、益母草等，以活血化瘀；用石菖蒲、远志、郁金、露蜂房、莪术、全蝎等，以化痰消瘤；此外，还套用了玉屏风散、四君子汤，以益肺健脾，扶正培本，并改用散剂缓缓图治。2010 年 2 月 8 日 CT 复查：右肺下叶后基底段见一小结节状影，大小约 0.5cm×0.67cm，病灶靠近胸壁，部分与胸膜相连，见胸膜稍增厚。与 2009 年 7 月 3 日对比，病灶进一步缩小。治疗效果令人满意。

从上述分析反映出邦本先生治疗该病的经验：扶正培本贯穿始终，攻邪消瘤适时跟进，突出症状随症治之的"治法经验"；大方复治法的"组方经验";处方平和的"用药经验"。

(张文涛整理)

乳岩（乳腺癌）术后案

陶某，女，43 岁，工人。2010 年 4 月 26 日初诊。

患者为乳腺癌术后。现症见神疲，乏力，气短，失眠，头痛，食欲正常，饭后不消化，脚肿，身极瘦弱，子宫脱垂，舌淡，苔白，脉细弱。2009 年 11 月 12 日检查：白细胞 $2.4 \times 10^9/L$，血小板 $84 \times 10^9/L$。2010 年 3 月检查：白细胞 $2.5 \times 10^9/L$。辨证为脾胃虚弱，气血亏虚。治以健脾升阳、补益气血法，拟补中益气汤加味。

处方：黄芪 30g，党参 30g，升麻 10g，柴胡 10g，白术 10g，茯苓皮 50g，炙甘草 5g，木香 10g，枳壳 15g，神曲 20g，麦芽 20g，鸡内金 20g，莪术 10g，女贞子 15g，当归 15g，大枣 20g，黄精 30g，酸枣仁 30g，紫河车 15g，川芎 15g，白芷 15g，泽泻 15g，合欢皮 15g，夜交藤 30g。5 剂，水煎服，1 剂分 2 日服。

二诊（6 月 18 日）：服药后患者脚肿已消，仍饭后消化不良，子宫脱出。前方茯苓皮减至 30g，去泽泻，加山楂 20g，莱菔子 20g，莪术增至 15g，以增强健胃消食之功；子宫脱出为气虚所致，黄芪、党参各加至 40g，并加灵芝 30g，刺五加 15g，以增强扶正补虚之力；失眠、头痛缓解，去合欢皮、夜交藤、川芎、白芷。5 剂，水煎服，1 剂分 2 日服。

三诊（6 月 28 日）：患者气短、脚肿愈，饭后仍腹胀，子宫脱出。一诊方去茯苓皮、泽泻、川芎、白芷，加山楂 30g，茯苓 15g，鸡内金增至 30g。5 剂，水煎服，1 剂分 2 日服。

四诊（8 月 25 日）：患者精神转佳，乳房隐痛，无包块，脉沉弦。正气渐增，前方去刺五加、紫河车，莪术增至 20g，加延胡索 20g，远志 5g，增加行气止痛安神之力。6 剂，水煎服，1 剂分 2 日服。

五诊（9 月 23 日）：患者病情稳定，仍以前方为主，另加刺五加 15g 扶正。10 剂，水煎服，1 剂分 2 日服。

六诊（10 月 13 日）：患者精神状态良好，诸症缓解，体重较初诊时增加 5 公斤，脉弦数。前方去远志，黄芪、党参、茯苓、莪术各加 5g。6 剂，水煎服，1 剂分 2 日服。

七诊（12 月 7 日）：患者病情继续好转，症状改善。前方去鸡内金、莪术、女贞子。5 剂，水煎服，1 剂分 2 日服。

八诊（2011 年 1 月 6 日）：患者心慌、气短无，病情好转，体重增加，脉滑数。前方 5 剂，水煎服，1 剂分 2 日服。另开西洋参 100g，每日 5g，泡服。

　　九诊（4 月 8 日）：患者消化、睡眠、精神都好转。上方加半枝莲 30g、白花蛇舌草 30g 以抗癌解毒，加防风 5g 合方中黄芪、白术成玉屏风散，固表扶正，兼预防感冒。3 剂，水煎服，1 剂分 2 日服。

　　按：本案的病机是脾胃失运，气血亏虚，因此以健运脾胃、补益气血为主要的治疗方向。选用香砂六君子汤健脾胃，半夏性燥故去之；神曲、麦芽、山楂、鸡内金健胃消食；黄芪、党参、女贞子、当归、大枣、黄精补益气血；黄精、酸枣仁安神；紫河车扶正。肿瘤术后及放化疗后会出现气阴亏虚或血虚之象，此时健脾胃为基本的治则，脾胃得健，诸虚易复。同时回升白细胞亦是扶正的重要手段。本案的特点是以固本扶正为主，不把目标集中在抗肿瘤上，经过多次调理治疗后，患者情况转佳，如同常人。

　　本案中采用健脾升提中气、补益气血、健胃消食的方法，使肿瘤术后出现的虚弱状态得到很好的调治。肿瘤的治疗大法大致分为三种，一者扶助正气，二者对症治疗，三者抗癌。在肿瘤的治疗及调理中，良好的睡眠及正常的饮食对于正气的恢复至关重要。因此邦本先生一直在处方中用 4～5 味健胃消食药，5～6 味补虚安神药，以恢复患者的饮食睡眠。整个治疗过程中，一直以恢复正气、调节饮食睡眠为主，抗癌治疗处于次要地位，只是在末期加半枝莲、白花蛇舌草兼顾抗癌。即使扶正，也是阴阳兼顾。患者一方面有气虚，故用健脾补气升提之甘温阳动药味；另一方面，该患者白细胞及血小板低，体重轻，极瘦弱，为精血不足之证，故加黄精、酸枣仁、紫河车、大枣、当归、女贞子等阴质厚重、血肉有情之品。由此则阴阳并补，相互化生。

（张文涛整理）

瘰疬（恶性淋巴瘤）案

刘某，女，63 岁，工人。2010 年 2 月 26 日初诊。

　　患者左乳外下方弥漫大 B 细胞淋巴瘤，经 4 次化疗，包块消失，痛消，但出现化疗反应。现症见脱发，近 1 周盗汗，全身时有发热流汗，口干欲饮，口苦，腿抽筋，四肢无力，舌淡，苔白，脉细弱。此为气阴两虚，痰瘀互结，热毒内蕴所致。治以益气养阴、解毒活血、化痰软坚抗癌法，拟半白地黄汤、百合知母汤、生脉散合方加味。

　　处方：生地黄 15g，山药 15g，山茱萸 30g，牡丹皮 10g，茯苓 10g，泽泻 10g，仙鹤草 30g，地骨皮 15g，银柴胡 10g，北沙参 30g，麦冬 15g，五味子 10g，百合 30g，知母 10g，石斛 30g，玉竹 15g，半枝莲 30g，白花蛇舌草 30g，山慈菇 10g，夏枯草 15g，莪术 10g，玄参 30g，牡蛎 30g（先煎），浙贝母 10g。10 剂，水煎服，1 日 2 剂。

二诊（4 月 15 日）：患者盗汗止，发热无，但有口干，夜尿频。上方去仙鹤草、银柴胡、山慈菇、夏枯草、莪术、玄参、牡蛎、浙贝母，加露蜂房 10g，枸杞子 10g，菟丝子 10g，覆盆子 10g，桑螵蛸 10g，益智仁 10g，乌药 10g。10 剂，水煎服，1 剂分 2 日服。

三诊（5 月 13 日）：患者口干缓解，夜尿已少，但易感冒，干咳。本次处方以治咳嗽为主，用止痉咳方加减。

处方：黄芪 30g，白术 10g，防风 5g，银柴胡 10g，五味子 10g，乌梅 10g，麦冬 10g，天冬 10g，百合 30g，百部 10g，紫菀 10g，枳壳 10g，诃子 10g，黄精 30g，半枝莲 30g，白花蛇舌草 30g，莪术 10g，露蜂房 10g，山慈菇 10g，枸杞子 15g，菟丝子 15g，覆盆子 15g，桑螵蛸 10g，益智仁 10g，乌药 10g。10 剂，水煎服，1 剂分 2 日服。

四诊（6 月 4 日）：患者盗汗已无，口干无，睡眠好转，干咳已少，但有阵咳，周身无力，夜尿少，咳而遗尿，脉弦。上方去山慈菇，加白芍 30g，甘草 5g，全蝎 5g。10 剂，水煎服，1 剂分 2 日服。

按：本案为肿瘤化疗后的典型病案，根据临床所见，肿瘤化疗后一般出现自汗、盗汗、脱发、白细胞减少，按中医辨证属于气阴两虚之证，此时当以改善化疗后症状为主，然后再缓缓图治肿瘤，否则正气既伤，预后不良。故用六味地黄汤补肾滋阴，该方兼有抗肿瘤作用；重用仙鹤草补虚止汗；银柴胡、地骨皮清虚热止盗汗；口干乃汗出伤阴之象，用生脉散益气养阴，百合、知母、石斛、玉竹养阴生津；阴亏不能制约阳气，兼化疗属火热之邪，故加半枝莲、白花蛇舌草、山慈菇、夏枯草清热解毒抗癌；玄参、牡蛎、浙贝母化痰软坚散结；阴血亏乏，脉道涩滞，兼有瘀血，故加莪术一味，理气活血。初诊后汗少，但尿频，故加五子衍宗丸固肾止遗。接着又出现感冒咳嗽，为防止感冒导致正气不足，故加玉屏风散兼顾外感，并合用止咳药，因热除汗止，故去地骨皮、仙鹤草。纵观本案，随症加减，辨证无误，所以数诊后汗止热退，病症大为改善。

肿瘤盗汗，一般虚证居多，此时不宜抗癌为先，兼顾即可，待调理好身体，再进行抗癌治疗。化疗容易伤阴，故见盗汗。选用的药物一般是滋阴又有抗癌的作用，所以效果佳。如百合、玉竹运用尤为合适。

本案重在扶正，针对化疗后出现的气阴两伤，采用补肾滋阴，化痰软坚抗癌之法，攻补结合，药证相符，得以获效。此案遵循了邦本先生治疗肿瘤的一贯原则和经验，即扶正培本贯穿始终，攻邪消瘤适时跟进，突出症状随症治之的"治法经验"。

（张文涛整理）

经络肢体病类医案

骨痹（骨质疏松）案

李某，女，69 岁，退休工人。2015 年 5 月 12 日初诊。

患者腰痛 3 个月，加重 1 周。现症见腰痛，足转筋，手麻，胸痛，气短，胃脘不舒，食欲不振，饿后心慌，饭后胃胀，头晕，神疲乏力，畏寒，易生气，小便黄，舌质暗，苔白，脉细。证属脾肾两虚。治以健脾补肾，选六味地黄丸、四君子汤加减。

处方：生地黄 15g，山药 15g，山茱萸 15g，牡丹皮 10g，茯苓 10g，泽泻 15g，牛膝 15g，桑寄生 15g，续断 15g，狗脊 15g，骨碎补 30g，鹿角胶 15g（烊化），北沙参 25g，炒白术 10g，茯苓 10g，甘草 5g，红曲 6g，香附 15g。5 剂，水煎服，1 剂分 2 日服。

二诊（6 月 8 日）：服药后，患者腰痛缓解，一诊方的基础上加阿胶（烊化）10g 滋阴补血。5 剂，水煎服，1 剂分 2 日服。

三诊（6 月 16 日）：服药后，患者腰痛进一步缓解，二诊方的基础上加龟甲 15g（先煎），以补肾健骨滋阴。5 剂，水煎服，1 剂分 2 日服。半年后随访，腰痛未发作。

按：骨质疏松症是一种以骨量减少和骨组织显微结构受损，继而引起骨骼脆性增加和骨折危险性增高的系统性骨骼疾病，相当于中医学"骨痹""腰痛"范畴。六味地黄丸为中医传统补肾良方，具有滋阴补肾、填精益髓之功，加寄生、续断、狗脊、骨碎补补肾健腰，加鹿角胶、阿胶、龟甲补肾养阴健骨，合四君子汤健脾益气养血，红曲米开胃消食活血，香附疏肝理气，补而不滞。全方共奏补肾健脾、益气养血、健骨强腰之功。患者用药后腰痛等肾虚症状明显改善，取得令人满意的疗效。

（胡波整理）

肌痿（肌营养不良症）案

郑某，女，50 岁。2013 年 12 月 12 日初诊。

患者全身乏力 2 年，不能行走。现症见肢体乏力，坐轮椅前来就诊，伴腰酸痛，膝软，肘膝关节冷，食欲不振，嗳气，气短，易感冒，畏寒，易生气，大便不成形且有排不尽感，头晕，双眼飞蚊症，睡眠可，烦躁，咽中有异物感，咳痰色白，早上口苦，舌胖质淡，苔白，脉沉细。证属脾肾阳虚。治以益气健脾、补肾温阳法，选郑氏补中升阳汤（邦本先生经验方）合肾气丸、玉屏风散加减。

处方：黄芪30g，北沙参30g，升麻10g，柴胡10g，白术10g，茯苓10g，甘草5g，陈皮10g，砂仁5g（后下），防风5g，白芍15g，枳壳10g，香附10g，佛手5g，生地黄15g，山药15g，山茱萸15g，泽泻10g，牡丹皮10g，制附片10g（先煎），桂枝10g，牛膝15g，桑寄生15g，续断15g，骨碎补15g，神曲15g，枸杞子15g，菊花10g。15剂，水煎服，1剂分2日服。

二诊（2014年1月16日）：服药后，患者诸症缓解，效不更方，继用一诊方。5剂，水煎服，1剂分2日服。

三诊（1月23日）：服药后，患者腰痛愈，余症进一步缓解，自诉近期烦躁，焦虑。在一诊方基础上去牛膝、桑寄生、续断、骨碎补，加百合30g，知母10g，大枣10g，小麦30g，滋阴除烦。5剂，水煎服，1剂分2日服。

以后每月按三诊方调理善后，2014年10月就诊时可扶着行走，继续守方调理。患者于2014年11月8日因他病就诊，自诉畏寒、气短等症痊愈。

按：本案患者系肺、脾、肾三脏均虚，以阳气虚为主，属于中医痿证，相当于西医学免疫功能低下或处于亚健康状态。黄芪、白术、防风（玉屏风散）益气固表，预防感冒；黄芪合北沙参、升麻、柴胡、茯苓、甘草、陈皮、砂仁（郑氏补中升阳汤和四君子汤）补中益气，健脾助运；茯苓合生地黄、山药、山茱萸、泽泻、牡丹皮、附片、桂枝（肾气丸）补肾温阳；茯苓、生地黄、山药、山茱萸、泽泻、牡丹皮合枸杞子、菊花（杞菊地黄丸）滋补肝肾，养阴明目；佐以牛膝、桑寄生、骨碎补、续断补肾健腰；柴胡合白芍、枳壳、香附、佛手疏肝理脾；神曲开胃消食，防补益药滋腻碍胃。全方共奏健脾补肾、益气温阳、疏肝和胃之意，方证相合，疗效满意。

（胡波整理）

尪痹（类风湿关节炎）案三则

病案1 熊某，女，44岁，清洁工人。2010年10月26日初诊。

患者肘膝关节红肿热痛，手指关节晨僵，手麻，口干，舌红，少苔，脉弱。生化检查：血沉、抗"O"均高。此为气血瘀阻、湿热阻滞、阴亏血热所致热痹。治以益气补血、通络止痛、补肾健骨、滋阴凉血、清热祛湿法，拟补肾祛痹汤（邦本先生经验方）合水牛角地黄汤加减。

处方：黄芪 30g，当归 10g，桑枝 30g，牛膝 15g，桑寄生 15g，续断 15g，全蝎 5g，蜈蚣 2 条，炮山甲 10g（先煎），地龙 15g，生地黄 30g，大血藤 30g，土茯苓 10g，徐长卿 10g，水牛角 25g（先煎），赤芍 10g，薏苡仁 30g，苍术 15g，防己 10g，木瓜 15g，威灵仙 15g，秦艽 15g，海风藤 15g，神曲 12g。5 剂，水煎服，1 剂 1 日半。

二诊（11 月 25 日）：患者关节红肿热痛缓解，但夜间睡时痛甚，膝痛，口干。前方土茯苓加至 30g，再加刘寄奴 15g，姜黄 10g。5 剂，水煎服，1 剂 1 日半。

三诊（2011 年 1 月 13 日）：上方共服 30 剂后，患者关节红肿热痛进一步缓解，目前仅有 2 个指关节有晨僵，晨起口干甚，喉干，舌红，少苔，脉弱。二诊方去水牛角，薏苡仁减至 15g，加北沙参 30g，以益气养阴护胃。5 剂，水煎服，1 剂 1 日半。

按：类风湿关节炎，归属于中医学"尪痹"范畴。有别于通常痹病风、寒、湿、热的分类辨治方法，其病机为气血亏虚、阴亏血热、湿热阻滞、络脉不通等诸多因素交织在一起。热灼则关节热痛而红，湿盛则关节肿；阴虚则口干、舌红少苔；气血虚则脉弱；络脉不通则痛。用水牛角地黄汤凉血清热，重用生地黄滋阴除痹；全蝎、蜈蚣、山甲、地龙等虫类药通络除痹效果佳，不可替代；薏苡仁、防己、苍术除湿；牛膝、寄生、续断、刘寄奴补肾健骨；大血藤、徐长卿、土茯苓三药合用除痹通络效果好，为邦本先生之临床经验；黄芪、当归补气血，取痹证日久，耗伤气血之意，且气血充足，有助于经脉通畅，乃通补之意；桑枝、姜黄、秦艽祛风除痹。

本案治疗特点是选用凉血清热除痹之法，合用虫类药增强通络作用，采用补肾壮骨，益气养血，清热除湿，诸多方法为一体，针对风湿病病情复杂的特点，多方兼顾，且扶正与祛邪之法同用，标本兼顾，用药平和，无大辛大热峻烈之品，可以久服，因此收效甚佳。

（张文涛整理）

病案 2 周某，男，56 岁。2008 年 11 月 4 日初诊。

患者 2000 年 4 月诊断为类风湿关节炎。现症见手指、膝等多处关节僵硬而痛，部分关节已变形，腰痛，不能行走，易感冒，消瘦，舌淡，苔薄白，脉弦。辨证为肾气不足，寒湿内侵，筋脉痹阻。治以补肾壮腰、舒筋活血、通络止痛法，拟补肾祛痹汤（邦本先生经验方）、玉屏风散、芍药甘草汤合生脉散加减。

处方：黄芪 50g，白术 10g，防风 5g，当归 15g，姜黄 10g，牛膝 15g，桑寄生15g，续断15g，骨碎补15g，全蝎6g，蜈蚣2条，露蜂房15g，白芍50g，甘草5g，威灵仙15g，木瓜15g，鸡血藤30g，炮山甲10g（先煎），太子参30g，麦冬15g，五味子10g，紫河车10g，神曲15g，女贞子15g，生地黄30g。3剂，水煎服，1剂1日半。

二诊（2019年2月20日）：服药数月后，患者关节已不痛，局部不热不肿，已能用拐杖行走，时有心慌气短。前方去女贞子，黄芪加至60g，生地黄改熟地黄30g。3剂，水煎服，1剂分2日服。

三诊（5月29日）：患者自2月起，服药3月余，现停药20日，关节不痛，能用拐杖行走，体重增加。上方黄芪加至90g。继续调理而症状逐渐改善。

按：本案属于肾气亏虚，精血不足，寒湿内侵，痹阻经络，气血不通所致，为本虚标实之证，故以玉屏风散扶正，以御外邪，截断外邪逐渐深入关节肌肉之病势，杜绝外邪之源头；加牛膝、桑寄生、骨碎补、续断壮腰健肾，筋骨健则不易招致外邪；加威灵仙、木瓜驱除寒湿，舒经活络；加全蝎、蜈蚣、炮山甲通经活络，搜剔关节之邪。治疗痹证多用温燥走窜之药，易伤阴血，故用当归、鸡血藤、白芍、生地黄、麦冬、女贞子养血滋阴。以辛温走窜之品治疗痹证众所熟知，滋补阴血之药中，也有行痹之功，《神农本草经》记载白芍、生地黄都有行痹之功，当归、鸡血藤补血之中兼能辛行。辛温与滋补阴血这两类药同用治疗痹证，能阴阳相济，燥润兼顾，也是邦本先生治疗痹证的特色。此外，主要药物的剂量不用寻常剂量，黄芪从50g逐渐增量至90g，白芍至50g，生地黄至30g。

诸法同施，则阴血得以濡养，寒湿得除，经络则通，补肾则骨得健。全方配伍合理，无大辛、大燥之品伤阴，以图缓治。守方长期服用，确有疗效。

（张文涛整理）

病案3 周某，女，42岁。2013年1月4日初诊。

患者有类风湿关节炎，经服西药效果不明显，转请邦本先生诊治。现症见双手指关节肿胀冷痛，尤以右小指为重，关节已变形，伴有晨僵，不能握拳，不能持物；舌淡，苔微腻，脉细沉。查类风湿因子阳性。证属气虚血瘀，阳虚寒凝，风湿痹阻。治以益气活血、温阳通络、祛风除湿法，选黄芪桂枝五物汤加减。

处方：黄芪30g，桂枝10g，白芍15g，生姜10g，大枣10g，甘草5g，全蝎5g，蜈蚣2条，土鳖虫10g，炮山甲10g（先煎），大血藤30g，徐长卿20g，土茯苓30g，鸡血藤30g，忍冬藤30g，桑枝30g，姜黄10g，淫羊藿15g，仙茅 10g，鹿角霜 15g。10 剂，水煎服，1 剂分 2 日服。

二诊（1 月 24 日）：服药 10 剂后，患者即感疼痛缓解，信心大增，守方服药 2 个月，小指关节肿胀疼痛明显减轻，复查类风湿因子指数已下降。继以上方加减调治，坚持用药以巩固疗效。

按：本案属于气虚血瘀、阳虚寒凝、风湿痹阻所致。以黄芪桂枝五物汤、淫羊藿、仙茅、鹿角霜等温阳通络，祛风除湿；全蝎、蜈蚣配合炮山甲、土鳖虫等祛风活血，通络止痛；佐以大血藤、徐长卿、土茯苓、鸡血藤、忍冬藤等通络并抑制免疫亢进。全方扶正固本，实卫达邪，寓活血通络于调补之中，而能益气活血、温阳通络、蠲痹止痛。治疗气虚血瘀、阳虚寒凝、风湿痹阻所致类风湿关节炎，效果良好。

（徐冬整理）

痿证（甲亢周期性瘫痪）案

李某，男，20 岁，大学生。2013 年 3 月 1 日初诊。

2 日前患者晨起时感四肢无力，不能坐起，行走困难，无头晕、头痛、发热等其他不适。之前医生予以补中益气汤，服用 2 剂后症状并无缓解，遂至邦本先生处就诊。现症见患者由其亲属背入诊室，面色发白，四肢痿软无力，抬头困难，呼吸无异，舌淡苔薄白，脉细数，按之无力。邦本先生以其突发无力，并无发热，认定其不属脊髓炎，考虑周期性瘫痪，立即让患者查血生化与甲状腺功能，果然血钾浓度仅为 3mmol/L，而 T_3、T_4 高于正常值，系甲亢所致周期性瘫痪无疑。遂于急诊科行补钾治疗，症状迅速缓解，其后于门诊治疗甲亢。辨证为肝郁脾虚。治以疏肝健脾泻火，选丹栀逍遥散加味。

处方：柴胡 10g，当归 10g，白芍 15g，茯苓 15g，白术 10g，薄荷（后下）5g，牡丹皮 10g，栀子 5g，党参 30g，陈皮 10g，半夏 10g，砂仁 5g（后下），黄芪 30g，升麻 10g，山药 20g，夏枯草 15g，甘草 5g。以此作为基本方加减治疗 2 个月而病情趋于稳定。

按：在新的医疗环境下，现代中医临床实践辨病时，既要辨传统中医的"病"，又要辨西医学的"病"，要求熟练掌握中西医双重诊断。疾病根据西医的诊断确诊之后，可以选择西医有关检测项目作为诊断依据，证候既不能脱离病而存在，中医的辨证也可以建立在西医的检测指标之上。辨病为纲可为中医辨证缩小范围，抓住重点，判断预后。前医用补中益气汤无效，只因知常不知变，《内经》讲肝为罢极之本，所以痿证的治疗不能局限于脾主肌肉一说。但木植于土中，通常皆说肝木乘脾土，殊不知脾虚肝亦升发无力，即土不培木。故不纯用疏肝，而用健脾疏肝之逍遥散，这是本案的中医特色。

方中还用补中升提，泻肝火之法，与甲亢的中医常规病机非常吻合。本案先用西医诊疗，补钾缓解症状，再用中医调治，是中西医结合，发挥最佳疗效的典型案例。

（徐冬整理）

项痹（颈椎综合征）案

卢某，女，63 岁，退休工人。2013 年 2 月 1 日初诊。

患者颈椎病史 9 年。现症见头项强痛，转动不利，伴有眩晕感，右上肢麻木；舌淡红，无苔，脉弦沉，按之无力。证属气虚血瘀、络脉痹阻之项痹。治以益气活血、化瘀通络法，选补阳还五汤加味。

处方：黄芪 30g，当归 10g，川芎 10g，白芍 30g，地龙 10g，桃仁 10g，红花 10g，蜂房 10g，天麻 10g，钩藤 15g，刺蒺藜 15g，白芷 10g，桑枝 30g，姜黄 10g，土鳖虫 10g，甘草 5g。10 剂，水煎服，1 剂 1 日。

服药 10 剂，患者眩晕与头痛都有缓解，上方加羌活 10g，独活 10g 继服。又嘱患者以药渣布包，热敷颈部。患者服药月余，病情明显减轻，疗效令人满意。

按：颈椎位于人之后背正中高处，属督脉为阳，宜升，加之颈部椎骨后面棘突高起续列，最易涩滞不通。故颈椎病的治疗大法应升阳通络，且椎管内含血脉，病时亦不通畅，治时更应结合活血之法。补阳还五汤中整体符合此病病机，故选用之。黄芪益气升阳为君药；配合当归、川芎、白芍、桃仁、红花、桑枝、姜黄、土鳖虫活血通络止痛；但升发之力略显不足，故加羌活、白芷、天麻、刺蒺藜诸风药，风药升生之意也；地龙、蜂房配合黄芪、当归、川芎、桃仁、红花、土鳖虫等益气活血，通络祛痹，善治颈腰椎病引发的头目眩晕、头痛颈强、四肢麻木、腰部酸痛诸症。眩晕者，加天麻、钩藤、刺蒺藜；上肢麻木者，加桑枝、姜黄；下肢麻木者，加牛膝、鸡血藤。

（徐冬整理）

眩晕（颈椎综合征）案三则

病案 1 周某，女，68 岁，退休工人。2009 年 10 月 9 日初诊。

患者眩晕，伴呕吐，西医诊断为颈源性眩晕，住院三日，病情未见好转，而请邦本先生会诊。现症见眩晕活动后加重，上肢麻木，颈部僵痛，肩背酸楚，胸闷，心悸气短，食入即吐，舌淡偏暗，苔白而腻，脉细滑。血压：140/90mmHg，心电图示：心肌缺血。辨证为气虚血瘀、中气不足、痰湿内阻。治宜益气活血、祛痰和胃、降逆止呕，拟补阳还五汤合温胆汤（邦本先生成方合用经验）加减。

处方：黄芪 30g，当归 10g，川芎 10g，白芍 15g，地龙 10g，桃仁 10g，红花 10g，北沙参 15g，升麻 5g，柴胡 5g，法半夏 10g，茯苓 10g，陈皮 10g，枳壳 10g，竹茹 10g，天麻 10g，砂仁 5g（后下），甘草 5g。3 剂，水煎服，1 剂 1 日半。

二诊（10 月 13 日）：呕吐已止，胸闷及心悸气短减轻，食欲渐好，但仍眩晕伴耳鸣，听力减退，腰膝酸软无力，苔白腻渐退，于前方减温胆汤，加六味地黄丸。5 剂，水煎服，1 剂 1 日半。

三诊（10 月 23 日）：眩晕耳鸣、腰膝酸软等症明显好转，出院后继续中医治疗。仍以补阳还五汤合六味地黄丸加减。5 剂，水煎服，1 剂 1 日半。

前后共就诊 7 次，服药 30 余剂症状全部消失。

按：本案初诊辨证为气虚血瘀、中气不足、痰湿内阻，故选补阳还五汤合温胆汤加减，以益气活血，祛痰和胃而收效。二诊以后辨证为气虚血瘀、肾阴不足，而选补阳还五汤合六味地黄丸加减，以益气活血、滋补肾阴而收功。在辨证论治思想的指导下，有效成方合用确能执简驭繁，并能收到满意疗效。此后 6 年内患者又曾 2 次出现眩晕、呕吐、上肢麻木、颈部强痛、肩背酸楚等症状，因证候一致，以补阳还五汤合温胆汤加减治疗屡用屡效。

（胡波整理）

病案 2　陈某，女，64 岁。2009 年 3 月 6 日初诊。

患者有颈椎病史，每年颈椎病发作 2～3 次。现症见头晕头痛，不能独立行走，由别人扶来就诊，盗汗，口干，饭后胃胀，痰多，舌淡，苔白而厚腻，脉滑。既往有脑梗死，脑萎缩。辨证为气虚血瘀、痰浊上犯、清阳不升之眩晕。治以益气活血、升阳滋阴、化痰通络法，拟补阳还五汤合半夏白术天麻汤加味。

处方：黄芪 90g，当归 10g，川芎 10g，地龙 10g，北沙参 30g，麦冬 15g，五味子 10g，仙鹤草 50g，百合 30g，地骨皮 15g，桃仁 10g，红花 10g，土鳖虫 10g，骨碎补 15g，葛根 15g，全蝎 6g，天麻 10g，法半夏 10g，白芷 10g，白术 15g，灵芝 15g，露蜂房 10g，神曲 15g，山楂 15g。5 剂，水煎服，1 剂分 2 日服。

二诊（3 月 27 日）：眩晕减轻，但有手抖，头摆动甚，手发热，汗多，口干苦，食欲不振，胃胀甚，打嗝，恶心欲呕。仍属气血亏虚，风痰上犯。上方去白芷、露蜂房、山楂，灵芝加至 30g，再加黄连 5g，苏叶 10g。5 剂，水煎服，1 剂分 2 日服。

三诊（4 月 17 日）：眩晕基本消失，原来由别人扶着就诊，现在已能自已行走，仍有自汗，头痛，疲乏倦怠。于二诊方去黄连、苏叶，加刺五加15g，鸡内金10g。5剂，水煎服，1剂分2日服。

按： 此例眩晕为气虚血瘀，兼有痰浊阻络，气血不能上荣所致。故用补阳还五汤补气活血，加半夏白术天麻汤治风痰。同时患者兼有口干、盗汗等阴虚之证，故用生脉饮、仙鹤草、百合、地骨皮益气阴，止盗汗。补阳还五汤配合土鳖虫、丹参、葛根、骨碎补、木瓜、威灵仙、鸡血藤，是邦本先生治疗颈椎病的成熟临床经验。

半夏、白术、天麻三药合用，半夏能降化痰浊，天麻既可平肝风，又能升发，补肝风之不足，《本经逢原》："肝虚不足，风从内生者，天麻、芎藭以补之。"该患升发之力不足，除重用黄芪外，配合天麻以升提。

颈椎位于人之高处，加之骨节高大突起（西医称之为棘突亦含此意），妨碍气血上行，因此重用黄芪，以益气升阳，配合葛根升津，二者一阴一阳，正合病机。气虚血行不畅，留而积滞形成血瘀。故用全蝎等活血通络之品。

颈椎属督脉，与肾密切相关，且肾主骨。肾虚封藏不足，骨髓外溢，形成了"髓溢证"，即西医学的骨质增生症，单用活血通络之品，不够全面，用骨碎补补肾，可使肾精内藏，外无积滞，补即是消，塞因塞用之意。葛根升清阳之气，通血脉，为治疗颈源性眩晕之要药。脑梗死与中医之血瘀有相通之处，脑萎缩亦属中医肾虚之范畴。与上述方药极为吻合。

该患者兼数病，每病皆为导致眩晕之常见病，数病相合，眩晕之重为临床少见。治疗得法，从开始需人扶来就诊，到能自己单独就诊，病情大为改善。此方治疗全面，配合精当。故经过一个半月治疗而眩晕止。

（张文涛整理）

病案3 易某，男，59岁。2009年9月11日初诊。

患者自诉行走时头晕1年，每周发作1～2次，每次发作时，头晕持续8～10分钟，卧时、坐时头不晕，自觉血向上冲，头晕发作时，双臂热、稍麻。现症见头晕如前所述，伴见入睡困难，易醒，口干，下肢乏力，舌淡，苔白厚，脉沉弦。既往有颈椎病史，血脂、血压正常。辨证为气虚血滞、络脉瘀阻所致眩晕。治以益气活血通络法，拟补阳还五汤合补中益气汤加减。

处方：黄芪30g，北沙参30g，升麻5g，柴胡5g，白芍10g，当归10g，川芎10g，地龙10g，桃仁10g，红花10g，丹参30g，葛根30g，土鳖虫10g，牛膝15g，骨碎补15g，黄精30g，酸枣仁30g，合欢皮15g，夜交藤30g，神曲10g，鸡血藤30g。5剂，水煎服，1剂1日半。

二诊（9月21日）：服上方后，患者头晕有3天未发，今晨发作两次，口干。上方去酸枣仁，加灵芝 15g，刺五加 15g。5 剂，水煎服，1 剂 1 日半。

　　三诊（9 月 30 日）：患者头晕时重时轻，一天发作 2 次，口干，精神较差，发作时感觉头部及上肢时冷时热。前方黄芪增至 50g，余同，守方服 5 剂。

　　四诊（10 月 14 日）：患者头晕缓解，入睡困难，多梦，白天嗜睡，左大腿根部因外伤痛甚，有时无力。上方黄芪减为 30g，加木瓜 15g，威灵仙 15g，甘草 5g，桑寄生 15g。10 剂，水煎服，1 剂 1 日半。后用此方继续调理而愈。

　　按：患者年老体质偏虚，行走头晕，因行走时耗气血，气血上升不足故头晕；血向上冲，双臂热，是因其人精血已亏，虚阳上浮；下肢乏力提示气血不足，筋脉失养。辨为气虚血滞，络脉瘀阻证。治宜益气活血通络，用补阳还五汤补气活血通络；配黄芪、北沙参、升麻、柴胡补气升清；加丹参、葛根、土鳖虫、骨碎补加强补阳还五汤益气活血通络之功；加黄精、酸枣仁、合欢皮、夜交藤四药合用，养血安神。全方共奏益气升阳、活血通络、宁心安神之功，因此病得以痊愈。

（张文涛整理）

面瘫（周围性面瘫病）案

付某，女，20 岁。2014 年 6 月 19 日初诊。

　　患者左侧面瘫两天。现症见左侧面瘫，易感冒，咽异物感，咳痰色白，口干，口苦，耳鸣，痛经，舌质淡，苔微腻，脉涩。证属经脉空虚，风寒入侵，风痰阻络。治以祛风化痰、益气活血、通络解痉法，选牵正散合补阳还五汤加减。

　　处方：白僵蚕 15g，全蝎 5g，白附子 10g（先煎），法半夏 10g，厚朴 10g，茯苓 10g，苏叶 10g，黄芪 30g，白术 10g，防风 3g，远志 5g，石菖蒲 10g，桃仁 10g，红花 10g，地龙 10g，川芎 10g，赤芍 10g，当归 15g，桂枝 10g，乌药 10g，柴胡 10g，枳壳 10g。3 剂，水煎服，1 剂分 2 日服。

　　患者于 2015 年 7 月 16 日求治他病，告知服药后面瘫愈。

　　按：周围性面瘫中医辨证应归中风（中经络）。多由人体正气不足，络脉空虚，风邪夹痰，乘虚侵入阳明、少阳脉络，致使气血痹阻，筋脉失养而发为瘫痪，证属本虚标实。补阳还五汤中黄芪独重，意在补气扶正，行血通络，正所谓"正气存内，邪不可干"；佐以少量活血药，更应"治风先治血，血行风自灭"之古训。另外，牵正散全为搜剔攻逐之物，合补阳还五汤后既能增加疗效，又能防搜剔攻逐过于伤正。两方相配合，相辅相成，药到病除。同时，患者平素易感冒，合玉屏风散益气固表；有咽异物感，合半夏厚朴汤和

257

四逆散理气化痰。

（胡波整理）

痛风（痛风性关节炎）案

金某，男，50岁。2008年9月10日初诊。

患者有痛风病史，平素喜食海鲜，喝啤酒。现症见膝关节红肿痛甚，近期查尿酸570μmol/L，舌红，苔白稍黄厚腻，脉弦数。辨证为寒湿内蕴，郁而化热之热痹。治以清热燥湿、利湿活血、舒筋缓急、通络止痛法，拟四妙散合芍药甘草汤加味。

处方：黄柏10g，苍术15g，牛膝15g，薏苡仁30g，白芍30g，甘草5g，茯苓15g，车前子15g（包煎），泽泻10g，木瓜15g，威灵仙15g，土茯苓30g，萆薢15g，益母草15g，泽兰15g，全蝎5g，白花蛇舌草20g，决明子15g，山楂15g。5剂，水煎服，1剂1日半。

二诊（9月17日）：患者膝关节疼痛大减，红肿渐消。上方加桑枝15g，防己15g，姜黄10g，黄精30g。5剂，水煎服，1剂1日半。

三诊（9月24日）：疼痛已无，红肿大部分已消。仍以上方为主，前方去白花蛇舌草、桑枝、姜黄、黄精，加海桐皮、豨莶草。5剂，水煎服，1剂1日半。并嘱忌食含嘌呤高的食物，如动物内脏、鱼卵、沙丁鱼、鸽肉、瘦肉、豆类等。

按：痛风在中医学中归属于"热痹""湿浊痹"范畴。四妙散为治疗湿浊之痛风的有效方剂。其中薏仁性微寒，除痹效果好，如薏苡仁汤。海鲜生于寒凉之海水中，禀受的是海水的阴寒浊气；啤酒性凉，且啤酒营养丰富，又称为液体面包，湿浊之气亦重。二者同食，即寒湿二气相合，痹阻筋脉关节，不通则痛；因此，吃海鲜、喝啤酒，最易得痛风。本案由于患者体质缘故，寒湿已经化为湿热，所以用除湿热之四妙散加减。芍药甘草汤缓解病情、止痛效果佳，且白芍有很好的除痹作用。《神农本草经》："除血痹，破坚积寒热，疝瘕，止痛。"仲景之桂枝芍药知母汤得以体现。土茯苓、萆薢、泽泻三药泻湿浊之力甚强，弥补四妙散之不足；决明子、山楂都有祛湿浊、降血脂之功，血脂过高即是湿浊，故用之；久病入络，故用全蝎通络止痛；久病入血，故用益母草、泽兰活血利水；海桐皮、豨莶草祛风湿止痹痛。木瓜、威灵仙二药合用，具有极好的祛风湿、柔筋止痛之功。

本案最大的特点是加入大量利水渗湿药以促进尿酸排泄而非单独止痛，正应中医治病求本之意，故疗效明显，数诊之后痛止。

（张文涛整理）

痹证（不安腿综合征）案

左某，男，43岁。2008年11月17初诊。

患者自觉下肢不适，腓肠肌紧张，走路时腿部不适，睡后因小腿不舒服而醒，伴有腿冷，阴囊凉，小便黄，口干，易出汗，睡眠差，舌淡，苔黄而腻，脉弦缓。证属寒湿下注，脉络不通，阴血亏虚。治以温阳除湿、降浊通络、滋阴补血、养心安神法，拟鸡鸣散合四妙散加减。

处方：苏叶10g，槟榔10g，木瓜15g，仙茅10g，淫羊藿10g，苍术15g，牛膝15g，薏苡仁30g，黄柏5g，茯苓15g，地龙10g，炮山甲10g（先煎），黄精30g，酸枣仁30g，合欢皮15g，夜交藤30g，远志5g，石菖蒲10g，丹参30g，五味子10g，神曲10g。5剂，水煎服，1剂1日半。

二诊（12月5日）：服上方10余剂后，患者睡眠好转，腿已变热并感觉较舒服，原来因腿部不适致每夜醒4~5次，现每晚只醒1次，阴囊冷，小便黄，右小腿外侧硬，后侧已好转。仍以上方为主，加山茱萸30g，白芍30g，甘草5g。5剂，水煎服，1剂1日半。

三诊（12月17日）：服上方5剂后，患者腿部不适消失，阴囊转暖，无汗，睡眠恢复正常。

按：不安腿综合征，虽无确切中医命名，但目前大多学者认为相当于中医"痹证"范畴。其病机较为复杂，为肝心阴血不足，筋脉失养，加之下部感受寒湿，故筋脉拘挛。肝藏血，主筋，肝之阴血亏虚，血不养筋，故筋脉拘急，加之卧则血归于肝，外周筋脉越发失于濡养，则晚上因为筋脉拘挛而醒。肝又藏魂，阴血亏虚，不能敛魂，自身也会导致失眠。肝又疏通一身之阳气，四逆散治肝失疏泄之手足厥逆，乌梅丸治肝失疏泄之上热下寒，皆是明证。此案下焦有寒湿，肝经过阴器，因此阴囊湿冷，寒湿下注则见腿冷。筋脉因寒湿阻滞更为拘急。因此邦本先生用鸡鸣散除下焦寒湿，仙茅、淫羊藿温阳除湿，四妙散燥湿，地龙、炮山甲、薏苡仁通络以治标；黄精、酸枣仁补心肝之阴血，既可缓肝急，又可养心安神；石菖蒲、远志、合欢皮、夜交藤安神定志以治失眠。二诊时加用芍药甘草汤，酸甘益阴而缓肝急，山茱萸敛肝阴止汗；木瓜酸温，入肝经，治疗寒湿下注之脚挛急，配合芍药甘草汤、山茱萸至为恰当。寒湿凝滞，郁而化热，为次要矛盾，故用一味黄柏即可。

（张文涛整理）

妇产病类医案

月经后期（月经稀发）案三则

病案1　陈某，女，38岁。2014年12月11日初诊。

患者2年来月经周期经常延后，且月经量少，末次月经为11月25～28日，量少，色暗红。现症见腰冷，腰软膝痛，神疲，尿频，夜尿2次，口干，舌胖暗红，有齿痕，苔黄，脉细弱。证属脾肾两虚，气血不足。治宜健脾补肾、益气养血法，拟归芍地黄汤合八珍汤（邦本先生成方合用经验）加减。

处方：生地黄15g，山药15g，山茱萸15g，牡丹皮10g，茯苓10g，泽泻10g，北沙参30g，白术10g，甘草5g，当归10g，川芎10g，白芍15g，香附10g，益母草15g，枸杞子15g，菟丝子15g，覆盆子15g，乌药10g，益智仁10g，杜仲15g，续断15g，川牛膝15g，薏苡仁30g，神曲15g。5剂，水煎服，1剂1日半。

二诊（12月18日）：服上方5剂后，患者仍腰冷、腰软膝痛，神疲好转，尿频减少。继续于上方基础上加淫羊藿10g。10剂，煎服法同前。

三诊（2015年1月15日）：服药期间，月经于12月28日至，经量较前有所增多，腰冷、腰软膝痛减轻，神疲缓解，夜尿1次，患者今诉入睡困难，心烦，健忘，在二诊方基础上去杜仲、续断、川牛膝、薏苡仁、淫羊藿，加木香10g，远志5g，黄芪30g，黄精30g，酸枣仁30g，龙眼肉10g。5剂，煎服同前。

后复诊再进10剂，前后共服30余剂症状消失。后半年随访患者月经正常。

按：本案中医学属于月经后期，西医学为月经稀发，其病有虚有实。虚者常见素体血虚，或大病久病伤血，营血亏虚，或饮食劳倦，脾虚不运，化源不足，血海不充，以至营血亏虚，经量减少；或因禀赋素弱，或少年肾气未充，或多产房劳伤肾，以致肾气不足，经血衰少，血海不盈。实者多因感受寒邪，寒客胞宫，血为寒滞，瘀血内停；或气滞血瘀，阻滞胞脉；或素多痰湿，或脾运失健，湿聚生痰，痰湿阻滞，经脉壅阻，血行不畅所致。而本例患者气血阴阳均虚，所以选用归芍地黄汤合八珍汤滋补肝肾，益气养血调经；合五子衍宗丸补肾益精；合缩泉丸固精缩尿；加香附、益母草行气活血通经；加杜仲、续断、川牛膝补肾强腰膝；淫羊藿温补肾阳散寒；木香、远志、黄芪、黄精、酸枣仁、龙眼肉健脾养心安神。全方共奏滋补肝肾、益气养血调经之功。

（胡波、张运辉整理）

病案 2 万某，女，40 岁。2009 年 5 月 20 日初诊。

患者既往流产次数较多，身体恶寒，如冷水淋背，经邦本先生治疗后已不冷。现症见月经周期延后 1 周，量少，经血色黑，末次月经为 5 月 1～3 日。面色淡白无华，舌淡，苔薄白，脉细弱。辨证为气血亏虚、肾精不足所致月经后期。治以补益气血、益肾填精法，拟八珍汤、五子衍宗丸合玉屏风散加减。

处方：党参 30g，白术 10g，茯苓 10g，甘草 5g，当归 10g，川芎 10g，熟地黄 15g，白芍 15g，黄芪 30g，防风 5g，仙茅 10g，淫羊藿 10g，巴戟天 10g，益母草 15g，香附 10g，菟丝子 10g，覆盆子 10g，紫河车 10g，神曲 10g。5 剂，水煎服，1 日 1 剂。

二诊（6 月 19 日）：服药后，患者月经 6 月 15～18 日，经期仍延后，量未增多，但经色已由黑变红，气色较佳。辨证用药同前，于上方加制首乌 15g，大枣 10g，枸杞子 15g。5 剂，水煎服，1 日 1 剂。

后患者续以补肾养血调经法调理约 2 个月，月经基本正常。

按：该患者为本院职工，多次人流，耗伤气血肾精，阴血失于濡养，而呈早衰之象。阴损及阳，故先前有恶寒之象。面色淡白无华，脉细弱，是脾胃气血不足之象。故用八珍益母汤补益气血。再加淫羊藿、巴戟天、仙茅温补阳气，以治恶寒。此三药为二仙汤中助阳之品，能促进生殖功能，药性平和而持久，与附子回阳救急燥烈之品不同，可长久服用，素为邦本先生喜用。血寒凝滞则瘀，月经量少而色黑，故加益母草活血调经。草木之药扶正之力尤嫌不足，故又加紫河车血肉有情之品，扶正补虚。肾主生殖，怀孕及流产次数较多亦伤肾精，且精血相生，单用八珍汤补气血，健脾胃之功尚可，但补肾之力不足。因此用枸杞子、菟丝子、覆盆子补肾固精，仿仲景治虚劳注重脾肾之意。本案正虚为主，瘀血为次，故稍加理气活血之益母草、香附。整体上气血双补，脾肾同调，攻补兼施，主次分明，终获全功。

（张文涛整理）

病案 3 龙某，女，38 岁，营业员。2010 年 9 月 24 日初诊。

患者月事逾 10 日未至，之前月经暗红。现症见入睡困难，醒后难以入睡，梦多，面部有黄褐斑，舌淡红，苔薄白，脉弱。既往彩超提示：子宫小肌瘤。此为心脾两虚、气血亏乏、瘀血阻滞所致闭经。治以益气健脾、补血养心、活血调经法，拟八珍汤合归脾汤加减。

处方：太子参30g，白术10g，茯苓10g，甘草5g，当归15g，川芎10g，熟地黄15g，白芍15g，益母草30g，泽兰30g，生山楂30g，黄精30g，酸枣仁15g，黄芪30g，远志5g，龙眼肉10g，木香10g，肉苁蓉15g。5剂，水煎服，1剂1日半。

二诊（10月8日）：服5剂后患者月经即至。继续以上方为主，兼治子宫肌瘤。上方去益母草、泽兰、山楂，加炮山甲10g（先煎），莪术10g，柏子仁15g。10剂，水煎服，1剂1日半。

按：本案的病机为心脾气血两虚，用八珍汤合归脾汤加味健脾养心，补益气血；因气虚常导致瘀滞，故用泽兰、益母草、生山楂活血调经，引血下行。药证相符，病情尚轻，因此5剂后月经即来。月经来后去调经之益母草、泽兰，加炮山甲、莪术治疗子宫小肌瘤，仍以健脾益气养血为基本方调理。本案病机明确，用药准确、平和，不求奇巧。治疗以健脾养心、补益气血为主，活血调经为辅。八珍汤加益母草是邦本先生治疗少经、闭经的常用方剂，看似平淡无奇，疗效实佳。八珍汤与归脾汤有所不同。八珍汤养心补血之功不如归脾汤。心气足则血自下，心对血的疏达有调节作用。《素问·评热病论》曰："月事不来者，胞脉闭也。胞脉者，属心而络于胞中，今气上迫肺，心气不得下通，故月事不来也。"《景岳全书·妇人规·经不调》说："凡其源源而来，生化于脾，总统于心，藏受于肝，宣布于肺，施泄于肾，以灌溉一身。"气血双补，心脾同调，结合活血调经是本案的特色。此为心脾两虚，精血不足，故而月经延后。用归脾汤健脾养心，合用八珍汤加益母草益气补血，活血调经。本案重在补气血，但补中有通，行而不滞，气血既足，经路通畅，月经自下。

（张文涛整理）

痛经（子宫内膜异位症）病案

钟某，女，30岁。2009年6月19日初诊。

患者经前小腹胀痛，月经周期提前7～8天，经期10～12天，经色暗红，饥饿时气短，舌暗，脉涩。彩超提示：子宫内膜异位，右侧附件区囊肿。此为痰瘀互结，络脉不通之证，兼有中气不足。治以化痰逐瘀、软坚通络、补中益气法，拟桂枝茯苓丸合郑氏补中升阳汤（邦本先生经验方）加味。

处方：桂枝10g，白芍15g，桃仁10g，茯苓10g，牡丹皮10g，昆布10g，海藻10g，三棱10g，莪术10g，炮山甲10g（先煎），大血藤30g，半枝莲30g，白花蛇舌草30g，露蜂房10g，黄芪30g，北沙参30g，升麻10g，柴胡

10g，神曲 10g。10 剂，水煎服，1 剂分 2 日服。

二诊（11 月 16 日）：患者服药 10 剂后，8 月份 B 超检查示：附件区囊肿及子宫内膜异位症皆无。痛经缓解，但月经仍有不调，经期 9～10 天，量多，周期提前 3～4 天，经色暗红，月经前两天呈块状，上次月经 10 月 28 日来，纳可，饥饿时气短，失眠。肿块虽消，但多用活血之品，动血耗血，此时邦本先生调整治疗方向，以养血和血、清热育阴为主，以芩连四物汤合二至丸。

处方：当归 10g，川芎 10g，生地黄 15g，白芍 15g，黄芩 10g，黄连 5g，女贞子 15g，墨旱莲 15g，茜草 15g，益母草 15g，黄精 30g，酸枣仁 15g，合欢皮 15g，夜交藤 30g，神曲 10g，山楂 15g。10 剂，水煎服，1 剂分 2 日服。

后经 2009 年 12 月 9 日、2010 年 1 月 16 日两次诊治调理而愈。

按：子宫内膜异位症归属于中医学"痛经"范畴。多由气滞血瘀，或寒气凝滞而表现出以经行腹痛为主要症状。仲景桂枝茯苓丸为治疗妇人癥瘕之有效方剂，邦本先生常用之治疗子宫息肉、包块及痛经等病症。本案根据脉证，辨为瘀血痰浊无疑，故用此方加三棱、莪术增强理气活血止痛之功，用海藻、昆布加强化痰软坚散结之功，特别是炮山甲有较强的通络软坚化瘀之力。血聚则为毒，所以加大血藤、半枝莲、白花蛇舌草解血分之毒，与王清任解毒活血汤之意相同，露蜂房入肝经，治疗痈疽恶疮，消肿定痛，与本病病机相符。黄芪、北沙参、升麻、柴胡四药补中益气，可扶正以防诸多活血化痰通络止痛之药伤正，又可补气摄血。整体上，本案的治疗是活血定痛、化痰软坚与解毒相配伍，祛邪与扶正相配伍，且配伍虫类药，平淡之处亦能彰显特色。

（张文涛整理）

痛经（继发性痛经）案三则

病案 1　何某，女，39 岁，工人。2015 年 12 月 12 日初诊。

患者经期小腹冷痛，月经色暗，伴见心悸气短，神疲乏力，舌质淡暗，苔薄白，脉细弦。辨证为中气不足，寒凝经脉，瘀血阻滞。治宜活血祛瘀、消癥止痛法，拟桂枝茯苓丸合失笑散（邦本先生成方合用经验）加减。

处方：黄芪 30g，北沙参 30g，升麻 10g，柴胡 10g，白术 10g，茯苓 10g，甘草 5g，桂枝 10g，桃仁 5g，白芍 15g，牡丹皮 10g，香附 10g，乌药 10g，益母草 15g，蒲黄 10g（包煎），五灵脂 10g（包煎）。4 剂，水煎服，1 剂 1 日半。

二诊（12 月 26 日）：12 月 20 日患者经至，腹部冷痛减轻，目前伴腰酸、足软。此属肾虚，前方加生地黄 15g，山药 15g，山茱萸 15g，牡丹皮 10g，泽泻10g。4剂，水煎服，1剂1日半。

三诊（2016年1月31日）：患者痛经已明显缓解，其余诸症亦好转。前方生地黄换成熟地黄，再加当归10g，以加强补血之力。4剂，水煎服，1剂1日半。

按：痛经按虚实来分，实证有气滞血瘀、寒湿凝滞、湿热下注等，虚证有气血两虚、肝肾亏损等。而临床常见以虚实寒热错杂者为多。本案即属中气不足、寒凝经脉、瘀血阻滞之痛经。初诊时以补中益气、温经散寒、活血止痛法为主，用桂枝茯苓丸、失笑散、补中益气汤加减而获效。二诊时见腰酸足软肾虚症状，于前方加六味地黄丸加减，收效更佳。三诊时于上方熟地黄易生地黄，再加当归加强补血，以善其后。

（胡波整理）

病案2　牟某，女，40岁，教师。2011年8月8日初诊。

患者痛经，经期延长，末次月经8月2日至今，经色黑，血块多，伴有胃痛，饿时明显，口苦，眠差，舌暗红，苔薄白，脉弦数。此为气虚血瘀、阴亏血少、肝火偏旺所致痛经。治以益气摄血、化瘀止痛、滋阴降火法，拟郑氏四君子汤、郑氏补中升阳汤、郑氏生脉汤（三方为邦本先生经验方）、二至丸合失笑散加味。

处方：北沙参30g，白术10g，茯苓10g，甘草5g，黄芪30g，升麻10g，柴胡10g，炒蒲黄10g（包煎），五灵脂10g（包煎），山楂10g，当归10g，女贞子15g，墨旱莲15g，牡丹皮10g，栀子10g，麦冬10g，五味子10g，黄精30g，酸枣仁15g。3剂，水煎服，1剂1日半。

二诊（8月12日）：患者下腹痛缓解，但月经仍淋沥未尽，前5天量少点滴而出，后5天量多，血块已少，脉滑数。上方去五灵脂。4剂，水煎服，1剂1日半。

三诊（8月19日）：服上方后患者月经停，但同房后又阴道出血，血暗红，小腹痛，排尿无力，口苦，胸闷，饥饿时胃隐痛，饭后痛缓，脉弱。前方去麦冬、五味子、牡丹皮、栀子，加延胡索10g，郁金10g，益母草10g。5剂，水煎服，1剂1日半。

四诊（8月26日）：服药后小腹痛消失，经色暗红，胃已不痛，稍有心悸、气短，胃内嘈杂空虚，饭后缓解，舌淡红，脉沉弦有力。本诊以调理胃痛为主，治以疏肝和胃，拟香药散（邦本先生经验方）加减。

处方：香附10g，乌药10g，白芍15g，甘草5g，延胡索15g，郁金10g，蒲公英15g，海螵蛸15g，旋覆花15g（包煎），代赭石15g（先煎），大血藤

30g，桃仁 10g，栀子 10g，法半夏 10g，黄连 5g，吴茱萸 2g，合欢皮 15g，夜交藤 30g，桔梗 5g，玄参 15g，麦冬 15g。5 剂，水煎服，1 剂 1 日半。

按： 此案病机主要为气虚兼有血瘀，同时还阴血亏虚及气郁化火，为虚实夹杂之证。气虚不能摄血，瘀血内停，血不归经，因此经血淋沥不止；瘀血阻滞，不通则痛；气虚生血不足，经血淋沥不止则耗血，血少不能养心，故而出现失眠之症；肝为血海，女子以血为用，阴亏血少失于濡养，肝气郁滞化火，故口苦，脉弦数。火盛伤阴，加之血少亦累及于阴，因此，用郑氏生脉汤、二至丸、黄精、酸枣仁以养肝肾之阴。

本案基本矛盾为脾虚气弱，血行不畅，瘀滞于内，因此要标本兼治。初诊时用健脾益气升提之法，兼用活血止痛之品。二诊时病情缓解。三诊时因同房耗气，出血再次加重，非不得法，乃意外所致，继续按原法加减。四诊时腹痛消，治疗重点转为调理脾胃安神为主。本案的特点是见血不止血，辨明出血为瘀血所致，仍用活血之品，辨证准确而取效。

根据胃痛饿时为重，痛经色黑伴血块，辨证属脾胃气虚伴有瘀血。气虚不能行血，故有血瘀，阻滞胞宫，因而发为痛经。治疗上虚实并治。健脾则气血旺盛，气行则血运，因而用郑氏补中升阳汤健脾益气，升清止血；同时配合失笑散活血止痛。痛经缓解后，再继续调理脾胃固本。胃内嘈杂空虚，心悸，脉见沉弦，属于气机郁滞，因此行气解郁为主，用香附、乌药、合欢皮、延胡索、夜交藤等行气解郁安神。

（张文涛整理）

病案 3 吴某，女，41 岁。2014 年 2 月 3 日初诊。

患者 2 年前人流术后出现月经量少色淡，两三天即净。现症见经后小腹隐隐作痛，腰膝酸软，头晕耳鸣，夜间手足心发热，偶有盗汗，口干，大便偏干，舌淡苔少，脉沉细。曾正常分娩 2 胎，人流 4 次。证属肝肾不足，精血亏虚。治以补益肝肾、养血止痛法，选归芍地黄汤合五子衍宗丸加减。

处方：生地黄 15g，山药 15g，山茱萸 15g，牡丹皮 10g，茯苓 10g，泽泻 10g，白芍 30g，当归 10g，枸杞 15g，菟丝子 15g，覆盆子 15g，五味子 10g，怀牛膝 15g，桑寄生 15g，续断 15g，甘草 5g。14 剂，水煎服，1 剂 1 日。

二诊（3 月 7 日）：患者经后下腹痛症状减轻，腰腿无力、手足心热、头晕耳鸣都好转，大便已不干，仍有盗汗。前方加生牡蛎 30g（先煎），继服 14 剂，经量增多，色鲜红，盗汗已止。

按： 经后腹痛多属虚，即使有实者也属虚中夹实。本案系生育流产过多，劳伤肝肾，而致肝肾不足，精血亏虚。肾藏精，主骨生髓，腰为肾之府；肝藏血，主疏泄，阴血荣筋。精血不足，故腰膝酸软；脑为髓之海，精亏则髓海不足，故头晕耳鸣；胞脉系于肾，冲任皆起于胞中，故肾精不足，胞宫失养而作痛。故以补益肝肾、填精养血之六味地黄汤合五子衍宗丸加减主之。

（徐冬整理）

崩漏（功能失调性子宫出血）案

龙某，女，47岁。2013年2月6日初诊。

患者经期延长、月经量多6个月，近期加重。现症见经行10日未净，量多，经色时暗时淡，白带有异味，舌质淡，苔白，脉细弱。既往史：2012年8月右侧卵巢脓肿切除术，盆腔炎症。证属脾肾两虚、气不摄血之崩漏。治以健脾补肾、益气摄血法，选补中益气汤合五子衍宗丸（邦本先生成方合用经验）、二至丸加减。

处方：黄芪30g，北沙参30g，升麻10g，柴胡10g，女贞子15g，墨旱莲15g，枸杞子15g，菟丝子15g，覆盆子15g，五味子10g，当归15g，阿胶15g（烊化），大枣15g，海螵蛸15g，炒蒲黄10g（包煎），仙鹤草50g。5剂，水煎服，1剂分2日服。

二诊（3月13日）：服上方1剂后患者崩漏即止，本次月经经期8天，经色时暗时淡，经量较之前减少。现心慌气短，白带有异味，舌质淡苔白，脉细弱。上方加败酱草25g，白花蛇舌草25g，生地黄15g，牡丹皮10g。5剂，水煎服，1剂分2日服。

三诊（4月12日）：患者本次月经经期7天，经量略多，带下减少。上方去败酱草、白花蛇舌草、生地黄、牡丹皮，加神曲10g，土茯苓30g。5剂，水煎服，1剂分2日服。

四诊（5月6日）：患者本次月经经期7天，经量适中，但后期淋沥不尽，上方加龙骨15g（先煎），牡蛎15g（先煎），败酱草15g。5剂，水煎服，1剂分2日服。

按：功能性子宫出血，属中医学"崩漏"范畴。崩漏多表现为虚实夹杂，其中虚证以脾肾两虚型为主。中医学认为，肾主生殖，主封藏，脾主统摄。若肾虚封藏失固，脾虚统摄无权，冲任血海不固，不能制约经血则血妄行。大量、持续出血，使气随血耗，脏器失养，脾肾益虚，病情笃重；或久漏致疲，证见虚多实少，虚实夹杂，反复难愈。本患者年龄47岁，正值天癸衰竭之时，体内肾中精气衰少，肾封藏失职，冲任不固，易发此病。

因此治疗围绝经期崩漏，应以治脾为主，兼以补肾。张景岳云："调经之要，贵在补脾胃以滋血之源，养肾气以安血之室。"邦本先生针对本病非常重视补肾健脾，调补冲任，方选补中益气汤合二至丸、五子衍宗丸加减。邦本先生习用北沙参、黄芪、升麻、柴胡以健脾益气，血随气升，帅摄有主；阿胶、炒当归、大枣补血养阴，生化有形之血；墨旱莲、女贞子、枸杞子、菟丝子、覆盆子、五味子补肾填精，固冲止血以"澄源"；煅龙牡、煅海螵蛸、炒蒲黄、仙鹤草固涩止血以"塞流"；方中加神曲可防补益药和矿物药碍胃；针对白带异常，加土茯苓、大血藤、败酱草、白花蛇舌草清热解毒利湿。全方重在治脾肾，脾充则能统血，肾足则能闭藏，气血调和而经水方能自安，后期着重健脾补肾以"复旧"。

（胡波整理）

漏下（无排卵型功能失调性子宫出血）案三则

病案1 向某，女，35岁，公司职员。2017年5月6日初诊。

患者因月经淋沥不尽1年就诊。现症见每次月经经期约15天，月经量少，色暗，月经周期不规律，腰膝酸软，神疲乏力，失眠多梦，舌质暗，苔白，脉细弱。曾到某院妇科诊治，诊断为无排卵型功能失调性子宫出血。证属脾肾两虚，气血不足。治以补益心脾、补肾固冲法，选脾肾双补汤（邦本先生经验方）、六味地黄丸合归脾汤加减。

方药：黄芪30g，北沙参30g，覆盆子15g，枸杞子15g，菟丝子15g，女贞子15g，墨旱莲15g，太子参30g，升麻5g，柴胡10g，白术10g，茯苓10g，甘草5g，木香10g，远志5g，当归10g，龙眼肉5g，酸枣仁30g，黄精30g，熟地黄15g，山药15g，山茱萸15g，牡丹皮15g，泽泻10g，金樱子15g，赤芍10g，枳壳10g，栀子10g。4剂，1剂分2日服，水煎服。

二诊（5月13日）：服上方5剂后，患者神疲乏力、多梦缓解，余症无明显变化。前方去龙眼肉，余药不变。4剂，水煎服，1剂分2日服。

三诊（5月20日）：患者此次来月经有轻微痛经。在原方基础上加知母10g，川芎10g，5剂，水煎服，1剂分2日服。

四诊（11月25日）：患者自服三诊方60剂，目前腰酸、神疲乏力、失眠多梦症状明显改善，经期已由15天缩短至10天，经量较前增多，色红。在原方基础上去木香、当归、龙眼肉、栀子，加仙鹤草30g，茜草根30g，田七10g。5剂，水煎服，1剂分2日服。

五诊（2018年4月21日）：患者继守上方服用5个月后，月经经期已经正常，基本维持在1周以内。

按：漏下一证，育龄期妇女多见，临床以气血两虚，兼有血热者居多。临证万不可不问情由，专事滋补止涩，如是则有如筑堤截水，虽见效于一时，然未固本清源，终非正治。此患者证属脾肾两虚之证，肾虚则封藏失职，脾虚则统摄无权，皆致冲任不固，不能制约经血。故以脾肾双补汤合归脾汤益气补血，健脾养心；合六味地黄丸加强补肾益精；合二至丸固精止血。四方合用，共获佳效。全方多以温补为主，加栀子、赤芍仿加味逍遥散，疏肝行气调经，清热止血；加枳壳则补而不滞；加仙鹤草、茜草根、田七乃对症加强止血之功。本案补脾肾是治本，固涩止血是治标，标本兼治，取得令人满意之疗效。

（胡波整理）

病案2 谭某，女，23岁。2009年9月30日初诊。

患者自2009年8月18日起，月经淋沥不尽，在本地某医院妇科就诊，诊断为无排卵型功能失调性子宫出血，经治疗未愈，故到邦本先生处寻中医治疗。现症见月经淋沥不尽，量少，之前颜色暗红，现色淡红，无血块，小腹稍痛，腰痛，疲乏倦怠，气短，劳累后加重，食少，大便稍干，身瘦，面白，舌淡苔白，脉沉细而弱。此为脾肾两虚、脾虚失摄、肾失封藏之崩漏。治以健脾益肾、固涩止血法，拟脾肾双补汤（邦本先生经验方）加味。

处方：黄芪30g，党参30g，升麻10g，柴胡10g，枸杞子15g，菟丝子15g，覆盆子15g，五味子10g，仙鹤草30g，大枣10g，女贞子15g，墨旱莲15g，阿胶15g（烊化），神曲15g，麦芽15g，黄精30g，柏子仁15g，海螵蛸15g。5剂，水煎服，1剂1日半。

其父为本院职工，数日后来诊室告知，患者服药3剂，血止，服药5剂后已愈，饭量也增加，因此女已回成都，故未曾亲至。

按： 本案因脾肾两虚、气不摄血所致，用脾肾双补汤，一方面补气升提收摄气血，一方面补肾固精止血；用二至丸、仙鹤草凉血止血，海螵蛸固涩止血，阿胶养血止血。脾肾双补汤加固涩止血之药，治疗脾肾两虚不能摄血兼肾虚的功能性子宫出血是邦本先生的心得，若辨证准确，效极佳。盖取肾主封藏，比单用健脾法要理想得多。脾肾双补是治本，固涩止血是治标，标本兼治。药味虽属平常，但俱为名方，辨证准确，运用合理，所获效果令人满意。

（张文涛整理）

病案3 彭某，女，26岁。2009年10月26日初诊。

患者月经淋沥不尽40余日，在本地某医院妇科就诊，诊断为无排卵型功能失调性子宫出血，经西药治疗半月无效，故求治于邦本先生。现症见出血量已少，色鲜红，腰酸，口干，尿稍黄，消瘦，舌苔厚而暗黄，脉数而弱。

此为脾肾两虚、血热血虚、肾失封藏所致崩漏。治以健脾益肾、清热燥湿、固涩补血、凉血止血法，拟脾肾双补汤（邦本先生经验方）、二至丸合芩连四物汤加减。

处方：黄芪15g，北沙参15g，升麻10g，柴胡10g，海螵蛸15g，阿胶15g（烊化），菟丝子15g，覆盆子15g，枸杞子15g，五味子10g，黄芩15g，黄连5g，生地黄15g，当归10g（炒炭），川芎10g，白芍10g，女贞子15g，墨旱莲15g，茜草炭20g，仙鹤草30g，神曲30g。5剂，水煎服，1剂1日半。

二诊（12月4日）：患者诉服药后2剂血即止，为巩固疗效全部服用完。末次月经经期7天，现已经净。以调和脾肾为主，前方去黄芩、黄连、生地黄、当归炭、川芎、白芍、女贞子、墨旱莲、茜草炭、仙鹤草，加白术10g，茯苓10g，炙甘草5g，以益气健脾，加强脾肾双补。5剂，水煎服，1剂1日半。

按： 本案患者经色鲜红，脉数，此为有血热，故用茜草炭、生地黄凉血止血；口干，苔厚腻而黄，脉数，此为兼有湿热之象，故用芩连清热燥湿。脾肾双补汤，一方面补气升提，收摄气血，一方面补肾固精止血；选二至丸、仙鹤草凉血止血，海螵蛸固涩止血，阿胶养血止血。平日经常月经淋沥不尽，久则耗血，故合用四物汤补血，当归炒炭则增强止血之功。诸药合用，共奏健脾、益肾、养血、清热之功，此例崩漏与前一例相比，同样是脾肾两虚，但兼有血热、湿热，与前例纯为脾肾两虚又有所不同。

（张文涛整理）

闭经（卵巢早衰）案

王某，女，39岁，教师。2012年11月6日初诊。

患者停经6个月，西医诊断为卵巢早衰。现症见心慌，气短，畏寒，背心凉，入睡困难，舌质淡，少苔，脉细数。证属肝肾不足之闭经。治以补肾阳、滋肾阴、调冲任法，选二仙汤、知柏六味地黄丸合归脾汤加减。

处方：仙茅10g，淫羊藿15g，巴戟天10g，当归10g，黄柏3g，知母10g，生地黄15g，山药15g，山茱萸15g，牡丹皮10g，茯苓10g，泽泻10g，鹿角霜15g，紫河车10g，黄芪30g，北沙参30g，升麻10g，柴胡10g，白芍15g，川芎10g，香附10g，益母草30g，小麦30g，大枣10g，甘草5g，酸枣仁30g，黄精30g。5剂，水煎服，1剂分2日服。

二诊（12月19日）：服药后患者心慌气短症状缓解，畏寒减轻，睡眠改善，但月经未至，继进10剂。

三诊（2013年2月27日）：现患者不适症状进一步缓解，于前方基础上加白术 10g，红曲 6g。继进 10 剂后，于 3 月 19 日月经已至。

按： 中医学的 "天癸" 理论，从生理的角度阐明肾气的盛衰直接支配月经行止。二仙汤加鹿角霜、紫河车，配合知柏六味地黄汤，重在温肾阳、补肾精、泻相火、滋肾阴、调理冲任、平衡阴阳，补中益气汤、四君子汤合当归、白芍共同培补后天气血生化之源，共益肾精之源；柴胡、白芍、川芎、香附、益母草理气活血，疏肝调经；睡眠不佳，再加甘麦大枣汤、黄精、酸枣仁，除烦养血安神。诸药相伍，气血生肾精，肾精化肾阳，如有根之木、有源之水，自能强肾固本，水旺舟行，经血自来。二仙汤合桃红四物汤是贾春华教授治疗月经不调的经验方，在继发性闭经的治疗中尤为常用。西医学认为，正常月经周期有赖于下丘脑－脑垂体－卵巢轴的正常协调。有研究显示，二仙汤主要是通过调节丘脑－垂体－卵巢轴的功能，促进性腺分泌性激素，从而改善因性激素分泌减少而引起的子宫、卵巢等器官的萎缩。邦本先生衷中参西，根据脾肾两虚、冲任失调的基本病机，从脾、肾、肝三脏论治，用二仙汤、六味地黄汤、归脾汤，重在健脾补肾、填精养血、调理冲任，故取得了显著疗效。

（胡波整理）

绝经前后诸证（妇女更年期综合征）案

王某，女，56 岁。2015 年 5 月 26 日初诊。

患者畏寒，腰冷痛，时发潮热，头晕，失眠，烦躁，易怒，舌尖刺痛，尿频，尿灼热，尿黄，舌质暗红，脉弦。辨证为阴阳两虚，肝气郁结。治宜温肾阳、滋肾阴、调和寒热、疏肝解郁法，拟二仙汤合逍遥丸（邦本先生成方合用经验）加减。

处方：仙茅 10g，淫羊藿 15g，巴戟天 10g，当归 10g，黄柏 5g，知母 10g，鹿角霜 15g，牡丹皮 10g，栀子 10g，柴胡 10g，白芍 15g，白术 10g，茯苓 10g，薄荷 5g（后下），百合 30g，生地黄 15g，小麦 30g，大枣 10g，黄精 30g，酸枣仁 30g，车前草 15g，淡竹叶 15g。4 剂，水煎服，1 剂 1 日半。

二诊（6 月 9 日）：服上方 4 剂后，患者头晕失眠好转，心情愉悦，尿灼热、尿黄仍明显。在上方基础上去鹿角霜，加石韦 30g，白花蛇舌草 30g。4 剂，水煎服，1 剂 1 日半。

按： 绝经前后，肾气渐衰，天癸渐竭，月经将断而至绝经，生殖能力降低，直至消失，这是妇女正常的生理变化。但由于体质差异及生活环境、社会因素等的影响，不能适应这个阶段的生理过渡，使阴阳二气不平衡，脏腑气血不协调，从而出现一系列的证候。中医学认为，肾、天癸、冲任二脉与妇女的月经和生殖有密切关系。如《素问·上古天真论》："女子七岁，肾气盛，齿更发长；二七而天癸至，任脉通，太冲脉盛，月事以时下，阴阳和，故有子……七七任脉虚，太冲脉衰少，天癸竭，地道不通，故形坏而无子也。"明确指出妇女的生长、发育、衰老与肾有密切关系。在病因病机方面，中医学认为，肾精肾气亏损为其本，肾虚导致心、肝、脾等多脏器发生病理改变，如心肾不交、肝肾阴虚、脾肾阳虚、心脾两虚、肝郁脾虚、肝气郁结、气滞血瘀、肝郁化火、痰气郁结、痰热上扰等。本案患者畏寒、腰冷痛，属于肾阳虚，方中仙茅、淫羊藿、巴戟天温肾阳，补肾精；患者潮热，用黄柏、知母泻肾火，滋肾阴；车前草、生地黄、淡竹叶、石韦、白花蛇舌草清心利尿；白芍、当归滋阴养血，调理冲任；加百合、小麦、大枣滋阴除烦；柴胡、薄荷辛散，疏肝解郁；白术、茯苓、甘草健脾益气，使脾土健旺以防肝乘；黄精、酸枣仁养心安神。全方共奏温肾阳、滋肾阴、调和寒热、疏肝解郁之功。

（张文涛整理）

绝经前后潮热（妇女更年期综合征）案

向某，女，48岁。2009年4月15日初诊。

患者时发潮热1年，加重1个月。现症见在室内感觉全身发热，面部发热，热重时面部出现红疹，心烦，手足心热，口干舌燥，失眠，面部黄褐斑，月经先后不定期，舌红，苔少而干，脉细数。此为肾阴亏虚、虚火内盛所致潮热。治以滋阴补肾、清热除烦法，拟知柏地黄汤合甘麦大枣汤（邦本先生成方合用经验）加味。

处方：知母10g，黄柏5g，生地黄15g，山药15g，山茱萸15g，牡丹皮10g，茯苓10g，泽泻10g，百合30g，小麦30g，大枣10g，甘草5g，黄精30g，酸枣仁15g，合欢皮15g，夜交藤30g，银柴胡10g，地骨皮15g。8剂，水煎服，1剂1日半。

二诊（5月4日）：患者潮热减轻，面部发热时已不红，手足心热缓解，仍失眠，月经量少，经色紫暗。上方加桃红四物汤及山楂，10剂，水煎服，1剂1日半。

三诊（6月3日）：服上方10剂后，通过滋阴补肾、清热除烦、活血化瘀治疗，患者潮热、面部发热、手足心热、黄褐斑等明显好转。仍守方加减5剂，水煎服，1剂1日半，以资巩固。

按：《素问·上古天真论》曰："七七，任脉虚，太冲脉衰少，天癸竭，地道不通，故形坏而无子也。"月经先后无定期，手足心热，心烦、潮热，再结合舌脉，是典型的肝肾阴不足。根据证候，病位以肝肾为主，心为次。口干舌燥，面部发热，热重时面部有红疹，心烦是病位在心。月经不调兼有黄褐斑，病机是肝肾阴亏，气血不足，气滞血瘀，故用知柏地黄汤补肝肾之阴，以退虚热；百合能养心阴除烦；黄精、酸枣仁二药同用，可滋补心肝之阴，以治失眠；合用甘麦大枣汤养心安神；加银柴胡、地骨皮清退虚热。辨证准确，故热自退。六味地黄汤加桃红四物汤，滋阴补肾，活血化瘀，是邦本先生治疗妇女更年期黄褐斑的经验用方。

（张文涛整理）

死胎（自然死胎药流不全）案

肖某，女，23岁，护士。2011年4月22日初诊。

患者停经40日，HCG阳性，但未闻及胎心搏动，西医建议清宫，患者因有过一次流产，畏惧出现并发症，而影响今后受孕，故拒绝手术。后经西医妇科改用西药米非司酮片和米索前列醇片联合应用药流，但4月22日查HCG仍为阳性，此乃药流未净，转求邦本先生中医保守治疗。现症见小腹痛，舌淡红，苔白稍厚，脉滑数，尺稍沉。B超显示：宫腔积液，宫内后壁无回声，左卵巢内囊性占位。辨证为肾虚脾弱，瘀血内停所致胎滞。治以补肾健脾、活血下胎法，拟桃红四物汤合四君子汤加味。

处方：当归15g，川芎15g，白芍15g，生地黄15g，桃仁10g，红花10g，益母草30g，香附10g，炮山甲10g（先煎），北沙参15g，白术10g，茯苓10g，甘草5g。2剂，水煎服，1日1剂。为防止过度出血，另开云南白药1盒（0.25g×16粒）。1粒/次，3次/日。

二诊（4月29日）：患者服药后，昨日流出浊血，今日查HCG为阴性，血常规正常，B超示"膀胱及双附件区正常，子宫内膜欠光滑及絮状高回声"，云南白药只服用2次。药流既已成功，此时当补肾调理为要。去活血之桃仁、红花、炮山甲、益母草、川芎，改用归芍地黄汤合四君子汤，以补肾健脾为主。

处方：生地黄15g，山药15g，山茱萸15g，牡丹皮10g，茯苓10g，泽泻10g，白芍15g，赤芍10g，丹参30g，当归10g，太子参15g，白术10g，甘草5g，砂仁3g（后下），神曲10g。5剂，水煎服，1日1剂。

三诊（5月6日）：患者服药后，状况良好，但出现畏寒，此为近期出血较多，体质较弱，气血亏虚所致，当在补肾之方中加温阳固涩之品。二诊方加淫羊藿10g，鹿角霜10g，菟丝子10g。10剂，水煎服，1日1剂。

四诊（6月13日）：患者上次月经5月21日至，经期3日，量少，色正常，鲜红，药流后自觉身体康复较快，舌淡，脉滑细。三诊方去淫羊藿，加续断 15g，山楂 15g。10 剂，水煎服，1 日 1 剂。

按： 本案患者有过一次自然流产史，本次怀孕无胎心搏动，尺脉弱，为肾虚无疑。但米非司酮片和米索前列醇片联合应用，前者使子宫蜕膜变性坏死，宫颈软化；后者使子宫兴奋，子宫收缩，促使胚胎排出。但服用西药药流未净，此时当终止妊娠为先。故用桃红四物汤加炮山甲、益母草活血攻下，终止妊娠。妊娠成功终止后，再用六味地黄汤合四君子汤补益脾肾，扶正补虚以调理脾肾为要。特别是三诊时出现畏寒，此为失血过多，兼肾阳不足之症，再加淫羊藿、鹿角霜、菟丝子温肾驱寒。先后有序，加减得当，终获良效。

用中药进行药流，目前临床较为少见，顾虑是用峻烈活血之药会伤正，甚至出血不止。如何处理好活血流产与扶正，防止药后大出血是需仔细斟酌的。邦本先生在一诊时用云南白药即是此意。本案治疗的思路是先用活血祛瘀散结药物促进死胎流出，然后再用补肾固本之法调理善后，先攻后补。且活血下胎之方只开 2 剂，扶正善后之方开 10 剂，可谓慎之又慎。该患者 10 个月后再次受孕，后顺产一男婴，母子健康，祖孙三代携锦旗来院报喜致谢。

（张文涛整理）

死胎（异位妊娠终止）案

余某，女，35 岁，职员。2016 年 8 月 25 日初诊。

患者自诉异位妊娠后，采用药物终止，出现腹胀痛、气短，因而前来就诊。现症见面色萎黄，口苦，舌质有瘀点，苔白腻，脉弦细。彩超提示：异位妊娠。证属痰瘀阻滞胞宫，气血两虚。治宜化痰软坚、逐瘀散结、兼补气血法，选桂枝茯苓丸合郑氏八珍汤（邦本先生经验方）加减。

处方： 桂枝 10g，白芍 15g，茯苓 10g，牡丹皮 10g，桃仁 10g，莪术 10g，三棱 10g，鳖甲 15g（先煎），牡蛎 30g（先煎），昆布 20g，海藻 20g，制大黄 5g，黄芪 30g，北沙参 30g，白术 10g，当归 10g，川芎 10g，熟地黄 15g，炮姜 10g，升麻 5g，柴胡 10g。3 剂，水煎服，1 日 1 剂。

二诊（8 月 30 日）：用药后患者腹胀痛缓解，出现口干，失眠。上方中桂枝、炮姜剂量减为 5g，加乌药 10g，天花粉 20g，芦根 20g，酸枣仁 20g，黄精 30g，太子参 30g。3 剂，水煎服，1 日 1 剂。

三诊（9 月 3 日）：用药后患者腹部胀痛消失，气短好转，口仍干，身上出现瘙痒。前方去黄芪、炮姜、升麻、柴胡、乌药，桂枝剂量减为 6g，制大黄减为 3g，加石斛 30g，茵陈 10g，神曲 20g，桑白皮 15g，地骨皮 15g，白鲜皮 30g。3 剂，水煎服，1 剂 1 日。

服药后，患者诸症愈，彩超提示：盆腔无异常。

按： 本病因患者就医及时，属于输卵管未破损期，治疗原则以化痰软坚、逐瘀散结为主。孕囊可按照癥瘕痞块处理，证属瘀阻胞宫。方选桂枝茯苓丸活血祛瘀消癥；加炮姜温经散寒；昆布、海藻、鳖甲、牡蛎化痰软坚；三棱、莪术、制大黄逐瘀消癥，增加软坚散结的功效；针对小产后气血两虚，佐以黄芪、北沙参、白术、当归、川芎、熟地黄、升麻、柴胡补气生血活血。服药后，患者述腹胀痛缓解，出现新的症状、体征，随症加减治疗，取得满意疗效。

（胡波整理）

肠覃（卵巢囊肿）案

马某，女，23 岁。2013 年 2 月 25 日初诊。

患者左侧小腹胀痛，月经量大，色暗质稠，白带量多，色黄有异味，前阴部瘙痒，手足心发热，有汗，口干、口苦，喜饮冷，食可，易生气，大便溏，大便有黏液，肛门灼热，小便量多，眠差，多梦，易醒，舌质淡红，苔黄腻，脉弦。彩超检查提示：左侧附件卵巢囊肿 3.5cm×2.6cm。既往史：结肠炎。证属下焦湿热，瘀阻胞宫。治以清热祛湿、疏肝活血、化痰散结法，选四妙散、四逆散合二甲消瘤汤加减。

处方：黄柏 10g，苍术 15g，薏苡仁 30g，牛膝 10g，大血藤 30g，败酱草 30g，土茯苓 30g，柴胡 10g，白芍 15g，枳壳 10g，香附 10g，益母草 15g，苦参 10g，白鲜皮 15g，陈皮 10g，白术 15g，防风 5g，白头翁 15g，秦皮 15g，昆布 15g，海藻 15g，牡蛎 15g（先煎），鳖甲 15g（先煎），炮山甲 10g（先煎），百合 30g，知母 10g。4 剂，水煎服，1 剂分 2 日服。

二诊（3 月 5 日）：上方服 4 剂后，患者大便溏泻、肛门灼热、大便有黏液等症状愈，自述服药后感左侧腹痛缓解，平素易生气。效不更方，减陈皮、白术、防风、秦皮，加生地黄 15g，栀子 10g，牡丹皮 10g。3 剂，水煎服，1 剂分 2 日服。

三诊（3 月 10 日）：服 3 剂后患者月经已至，故停服。月经干净后，做彩超检查显示：左侧附件未见异常。

按： 本案在中医学多属"肠覃""癥瘕""积聚"范畴，多由于妇女在经期或产后，或调养不当，或内伤七情，或六淫外邪内侵使气血、脏腑（主要为肝、脾、肾）功能失调，产生热、湿、痰、瘀之邪，阻滞胞脉，日久结块而成癥瘕。从上述病例临床表现分析，证属下焦湿热，痰瘀阻滞胞脉。治宜采用清热祛湿、疏肝活血、化痰散结的治法，选以四妙合四逆散为基本方加减化裁，疏肝理气、祛湿逐瘀为主。方中黄柏清热利湿为治下焦病之要药；苍术、薏苡仁助其燥湿化痰之力；大血藤、败酱草、土茯苓清热解毒；柴胡、白芍、枳壳、香附、益母草疏肝理气、养血活血，恢复肝脏体阴用阳的特点，使气血调畅；昆布、海藻、牡蛎、鳖甲、炮山甲化痰软坚，通络散结；佐以牛膝引血下行。前阴瘙痒，加苦参、白鲜皮清热燥湿止痒；伴结肠炎，加痛泻要方、白头翁、秦皮疏肝健脾止泻；烦躁，加百合、知母、生地黄、栀子、牡丹皮清热养阴除烦。全方有清热燥湿、理气活血、化痰破瘀、散结消癥之作用，故用后疗效显著。

（胡波整理）

产后发热（产褥感染）案

傅某，女，22岁，教师。2014年10月20日初诊。

患者产后出现发热8天。现症见发热（体温曾高达41.0℃），寒战，咳嗽，大便结燥，舌质红，苔白，脉浮数。证属正气亏损，外感邪毒，邪热炽盛。治以解肌清热、凉血解毒、扶正祛邪法，选柴芩汤、麻杏石甘汤、白虎汤、犀角地黄汤合四君子汤加减。

处方：柴胡15g，黄芩15g，青蒿30g，板蓝根15g，金银花15g，蒲公英15g，紫花地丁15g，麻黄5g，杏仁10g，甘草5g，石膏30g，水牛角30g（先煎），生地黄15g，牡丹皮10g，白芍15g，知母10g，北沙参15g，白术10g，茯苓10g，芦根15g，天花粉15g，神曲15g。1剂，水煎服，1剂1日。

二诊（10月24日）：患者家属反馈服药1剂后热退，晚上出现盗汗。故加益气养阴敛汗药善后，前方去板蓝根、金银花、蒲公英、紫花地丁、麻黄、杏仁、甘草、石膏、水牛角、生地黄、牡丹皮、白芍、知母，北沙参增至30g，再加麦冬15g，五味子10g，仙鹤草50g，地骨皮15g，黄芪20g，防风3g。2剂，水煎服，1剂1日。

服药后患者未再出现发热，盗汗亦缓解。

按：产后发热，多由产后正气亏损，气血两虚，邪毒乘虚而入所致。根据"急则治其标"之法，当以解肌清热、凉血解毒为主，兼以益气养血以扶助正气，方药选用柴芩汤、麻杏石甘汤、白虎汤、犀角地黄汤合四君子汤加减。

柴胡、黄芩二药合用，升清降浊，调和表里，为解热之有效药对；配伍青蒿、板蓝根、金银花、蒲公英、紫花地丁清热解毒。诸药合用，共奏解表退热之功。佐以麻杏石甘汤辛凉透表；白虎汤、芦根、天花粉清热生津以清气分热，犀角地黄汤清热凉血以清血分热，防止邪气内传出现气血两燔重症；产后病，佐以四君子健脾开胃助运，扶助正气鼓邪外出。热退后，再加生脉散、玉屏风散益气养阴；热伤阴津，出现盗汗，加仙鹤草、地骨皮补虚止汗，清退虚热。由于药证契合，仅服药 2 剂体温便降至正常。

（胡波整理）

产后风痹（产后风湿性肌炎）案

易某，女，34 岁，教师。2008 年 11 月 10 日初诊。

患者因 8 月产后适值暑期，天气炎热，使用空调降温，右侧当风，出现额头怕风，右腿有蚕豆大小肌肤怕冷现象，且呈游走性。舌淡，苔薄白，脉稍弱。此为气血亏虚，卫表不固，当风取冷所致风痹。治以益气固表、调和营卫、温阳散寒、祛风除痹法，拟黄芪桂枝五物汤加味。

处方：黄芪 30g，桂枝 10g，白芍 15g，生姜 5g，大枣 10g，甘草 5g，独活 15g，怀牛膝 15g，桑寄生 15g，当归 10g，川芎 10g，白芷 5g，仙茅 15g，淫羊藿 15g，菟丝子 10g，覆盆子 10g，神曲 10g。5 剂，水煎服，1 日 1 剂。

按：本案并非疑难病症，之所以选录，是由于发病和证候的典型性。当今社会，由于保暖和卫生条件的改善，以前之产后外感风寒已不多见。但该案由于正值酷暑，重庆气候炎热潮湿，用空调降温，患者产后肌腠疏松，邪风得以入中，辨证属血虚风痹之候。故用黄芪桂枝五物汤养血祛风；加独活、川芎、白芷祛风散寒；产后肾虚，加牛膝、桑寄生壮腰健肾；加仙茅、淫羊藿、菟丝子、覆盆子温肾阳。全方合用，寒湿得除，肾阳得扶，卫表得固，风邪得疏。

（张文涛整理）

皮肤病类医案

痤疮（毛囊炎）案

罗某，女，学生，20 岁。2013 年 3 月 25 日初诊。

患者面部痤疮反复发作 3 年余。现症见颜面、前额部大面积炎性红色丘疹，红肿，伴有脓疱，口干，小便黄，白带多，有异味，月经量少，色紫暗，舌质红，苔黄腻，脉滑数。证属火热炽盛证。治宜泻火解毒、散结消肿法，拟黄连解毒汤合五味消毒饮（邦本先生成方合用经验）加减。

处方：栀子 10g，黄芩 10g，黄连 5g，黄柏 10g，金银花 20g，野菊花

15g，蒲公英15g，紫花地丁15g，连翘15g，苍术15g，牛膝10g，薏苡仁30g，大血藤30g，败酱草30g，土茯苓30g，北沙参15g，白术10g，茯苓10g，甘草5g，当归10g，白芍15g，生地黄15g，山药15g，山茱萸15g，牡丹皮10g，泽泻10g。5剂，水煎服，1剂分2日服。

二诊（4月6日）：服上方5剂后，患者面、额部炎性红色丘疹、红肿有所缓解。于上方加水牛角30g（先煎），5剂，水煎服，1剂分2日服。

三诊、四诊、五诊时，均以二诊方加减化裁治疗。前后治疗约2个月，面、额部大面积炎性红色丘疹明显好转。

按： 痤疮俗称"青春痘"。唐·孙思邈《备急千金要方·妇人方》说："妇人之别有方者，以其胎妊、生产、崩伤之异故也……所以妇人别立方也。"由此说明，妇女脏腑、经络、气血的活动有其特殊的方面，必须进行专门的研究和讨论。妇女在脏器方面有胞宫，在生理上有月经、胎孕、产育和哺乳等特点，必然在病理上就会发生经、带、胎、产、杂等特有的疾病。而在临床女性痤疮的治疗当中，必然要兼顾到这些方面。气血是人体一切生命活动的物质基础，经、孕、产、乳无不以血为本，以气为用。《圣济总录》说："血为荣，气为卫……内之五脏六腑，外之百骸九窍，莫不假此而致养。矧妇人纯阴，以血为本，以气为用，在上为乳饮，在下为月事。"而女性痤疮往往与月经相关，或伴见月经不调，或经前加重发病。多数患者以面部痤疮就诊。

《妇人大全良方》云："因经不调而生他病，当先调经，经调则他病自愈。"故许多名老中医及临床医生根据女性患者的特点辨证施治，收效极佳。有些患者以月经不调就诊伴见面部痤疮。所以选黄连解毒汤合五味消毒饮泻火解毒，散结消肿；合归芍地黄汤滋补肝肾，养血调经，经调则痤疮自愈；四君子汤健脾以增强气血生化之源，使经血有源；犀角地黄汤凉血止血；四妙散清下焦湿热，邪热去则经调；大血藤、败酱草、土茯苓清热利湿解毒。全方共奏泻火解毒、散结消肿、养血调经、凉血止血之功。

（胡波、张运辉整理）

肝斑（黄褐斑）案

马某，女，45岁，护士。2017年11月10日初诊。

患者近1年来面部黄褐斑逐渐增多，且伴有月经量减少，月经色偏暗，有瘀块。平素睡眠欠佳，大便偏干，有时腹痛即泻；舌淡红苔薄白，脉沉细。证属肾虚血瘀。治以补益肾气、疏肝养血活血法，拟六味地黄汤合桃红四物汤（邦本先生成方合用经验）加味。

处方：生地黄15g，山药15g，山茱萸15g，牡丹皮10g，茯苓10g，泽泻

10g，当归 10g，川芎 10g，白芍 15g，桃仁 10g，红花 5g，柴胡 10g，枳壳 10g，甘草 5g，防风 5g，白术 10g，陈皮 10g，黄精 30g，枣仁 30g，柏子仁 15g，肉苁蓉 10g。5 剂，水煎服，1 剂 1 日半。

二诊（11 月 17 日）：服药后患者睡眠改善，大便秘结好转，期间未再出现腹痛即泻症状，但每次经期小腹及腰部疼痛。于前方去防风、白术、陈皮、肉苁蓉，加五灵脂 15g（包煎），生蒲黄 15g（包煎），延胡索 15g，乌药 10g。5 剂，水煎服，1 剂 1 日半。

三诊（11 月 27 日）：患者面部黄褐斑颜色有所转淡，下次月经预计 12 月初至。前方红花加为 10g，另加徐长卿 30g，牛膝 15g，桑寄生 15g。5 剂，水煎服，1 剂 1 日半，经期不服药。

四诊（12 月 18 日）：服药后患者月经量较前增多，颜色较前鲜红，瘀块减少，痛经明显缓解，目前睡眠佳。患者近期疲乏怠倦，于前方去黄精、枣仁、柏子仁，加灵芝 30g，刺五加 15g，红曲 6g。5 剂，水煎服，1 剂 1 日半。

此后患者继续以此方为主调理，共服药 2 月余，面部黄褐斑明显转淡，月经量亦较前增多。

按：黄褐斑，中医学称之为"肝斑""黧黑斑""蝴蝶斑"等，为颜面部出现的局限性淡褐色或褐色色素改变的皮肤病。《素问·上古天真论》曰："五七，阳明脉衰，面始焦，发始堕；六七，三阳脉衰于上，面皆焦，发始白。"是故面色之荣华与憔悴与人身肾气之盛衰有着很大关系。患者年逾"六七之岁"，肾气开始不足，且长期睡眠欠佳，肾阴暗耗，故面容憔悴而斑生。六味地黄汤补肾益精，有延缓衰老之功效。又患者月经量少，色暗且有瘀块，伴随痛经，此为血虚兼有血瘀，故用桃红四物汤养血活血，再辅以四逆散行气，气行则血亦行，面部有形之色素沉着，亦可随之化去。邦本先生治疗黄褐斑，常用六味地黄汤、桃红四物汤、四逆散三方组合，共奏补肾养血、理血调气之功。临床治疗此病，患者坚持服药 2～3 个月后，黄褐斑多能较明显转淡或消退。

（余宗洋整理）

瘾疹（荨麻疹）案二则

病案 1 李某，女，31 岁。2015 年 3 月 2 日初诊。

患者妊娠 7 个半月，荨麻疹发作 20 天，遍身起风团疙瘩，瘙痒明显，夜间尤甚。多于心情紧张或接触食物如特定鱼虾、橙子等时发作。未敢轻易用药，特找中医诊治。现症见全身皮肤时起风团疙瘩，瘙痒异常，难以忍受；兼见纳差，大便不畅，舌红苔白，脉沉滑有力。证属阴亏血热，风热之毒内蕴。治以凉血解毒、祛风止痒法，选郑氏多皮饮（邦本先生经验方）合过敏煎化裁。

处方：桑白皮 15g，地骨皮 15g，白鲜皮 15g，钩藤 15g，忍冬藤 30g，夜交藤 30g，荆芥 10g，生地黄 20g，牡丹皮 10g，银柴胡 10g，防风 5g，五味子 10g，乌梅 10g，北沙参 30g，白术 10g，茯苓 10g，甘草 5g，陈皮 10g，神曲 15g，莱菔子 15g，柏子仁 15g。3 剂，水煎服，1 剂分 2 日服。

二诊（3 月 9 日）：服药后患者瘙痒缓解，全身未见不适反应。前方合水牛角地黄汤，3 剂，水煎服，1 剂分 2 日服。

药后症状进一步减轻。此后以此方进退，服药 1 月余，瘙痒已极轻微。5 月 27 日分娩，母子平安。

三诊（6 月 5 日）：未服药期间，患者荨麻疹有所反复，受热后加重，大便偏干。用清热凉血、祛风除湿法。

处方：银柴胡 10g，防风 5g，五味子 10g，乌梅 10g，桑白皮 15g，地骨皮 15g，白鲜皮 15g，钩藤 15g，忍冬藤 30g，夜交藤 30g，荆芥 10g，生地黄 40g，牡丹皮 10g，水牛角 30g（先煎），白芍 15g，苦参 10g，徐长卿 30g，神曲 15g，柏子仁 15g，石膏 30g，知母 10g，土茯苓 30g，火麻仁 15g，甘草 5g，黄柏 10g，苍术 15g，薏仁 30g。5 剂，煎服，1 剂分 2 日服。

半年后回访，服药后病情十愈七八，但因地域原因，患者在新疆工作，未再就诊。其后于当地用西药开瑞坦继续治疗，现已痊愈。子亦健康。

按：荨麻疹，传统中医学称为"隐疹""风疹块"等，为常见病、多发病。一般认为，此病多由风热、湿热等邪郁于肌肤，内不得通，外不得泄，故见风团疙瘩而瘙痒。西医学认为，此病的发作也与过敏因素相关。邦本先生治疗此病，以清热凉血、疏风止痒、脱敏解毒为大法，常选用多皮饮、水牛角地黄汤合过敏煎方化裁。多皮饮原为北京市中医院赵炳南经验方，邦本先生以之化裁，用于治疗各类皮肤瘙痒症，其组成：桑白皮、地骨皮、白鲜皮、牡丹皮、钩藤、忍冬藤、夜交藤。其中，诸皮以同气相求散，治疗皮肤邪热之瘙痒，加入诸藤，清热而通络，以疏散病邪。笔者在临证中亦体会到，皮肤瘙痒之症，诸如荨麻疹类，其人脉多沉而有力，故其热毒非独在皮毛，而在血分也。故感邦本先生选用水牛角地黄汤亦大有深意。

（余宗洋整理）

病案 2 刘某，女，49 岁，工人。2008 年 9 月 5 日初诊。

患者荨麻疹反复发作 3 年，遇冷则发，身痒，怕风，舌淡苔白，脉浮而缓。此为营卫失和，气虚血弱，外感风寒，湿热内蕴所致。治以调和营卫、益气固表、散寒祛风、清热利湿、脱敏止痒法，拟桂枝汤、玉屏风散、过敏煎、桃红四物汤合方加味。

处方：桂枝10g，白芍15g，生姜5g，大枣10g，甘草5g，黄芪30g，白术10g，防风5g，银柴胡10g，乌梅10g，五味子10g，徐长卿10g，地肤子10g，荆芥10g，苦参10g，白鲜皮20g，桃仁10g，红花10g，当归10g，川芎10g，生地黄15g，僵蚕15g，蝉蜕15g，全蝎5g，夜交藤30g，制首乌15g。5剂，水煎服，1剂1日半。

二诊（9月12日）：患者瘙痒略缓解，怕冷，恶风。上方去荆芥、僵蚕、蝉蜕、全蝎、夜交藤、制首乌，加仙茅15g，淫羊藿15g。5剂，水煎服，1剂1日半。

三诊（9月19日）：患者荨麻疹发作次数减少，瘙痒进一步缓解，舌脉同前。仍拟养血祛风止痒法，一诊方去玉屏风、制首乌、生地黄。5剂，水煎服，1日1剂。

四诊（10月8日）：最近5剂效果明显，患者荨麻疹已少有发作，但近来咳嗽，痰黄而浓，苔略黄腻。仍以上方为主加减，三诊方去桃仁、红花，加鱼腥草30g，重楼15g。7剂，水煎服，1剂1日半。后随访，痒止，未复发。

按： 本案治疗采用大方复治法，即该方由数种方剂组成。桂枝汤调和营卫，祛风止痒；过敏煎为老中医祝谌予治疗过敏性疾病之有效验方，邦本先生每每喜用之，里面既有防风、银柴胡之辛散，也有五味子、乌梅之酸收，与桂枝汤之散收同用之理相同，四药皆有脱敏作用；桃红四物汤为养血活血之方，防止诸风燥之药伤血、动血，有治风先治血，血行风自灭之意；加配合苦参、徐长卿、地肤子、僵蚕、蝉蜕等祛风除湿止痒，故本病得以治愈。随症加减方面，畏寒加仙茅、淫羊藿，痰黄稠加鱼腥草、重楼。

数方合用之法，在临床经常见到，运用合理，往往能收到意外之效，甚至大大超越原方，不能简单认为是杂合之法。例如血府逐瘀汤即是四逆散与桃红四物汤之合方加味，临床疗效卓著。因此，合方也是一种技巧，不能轻视，亦应做深入研究。且荨麻疹是一种复杂的疾病，不能简单地按风寒、风热分型而治，本案既有内在之气血亏虚，湿热内蕴，又有外部之营卫不和，风寒侵袭，因此采用寒温并用，攻补兼施之法。

（张文涛整理）

风瘙痒（放疗性过敏性皮炎）案

张某，女，48岁。2015年1月2日初诊。

患者鼻咽癌放疗后，面部皮肤红热瘙痒1年，加重1个月。现症见面部、背部皮肤红热瘙痒伴灼痛，口干，舌质红，苔薄黄，脉细数。辨证为阴虚血热，风热内扰证。治宜凉血滋阴、清热解毒、祛风止痒法，拟犀角地黄汤合过敏煎（邦本先生成方合用经验）、郑氏多皮饮（邦本先生经验方）加减。

处方：水牛角 30g（先煎），生地黄 30g，牡丹皮 10g，赤芍 15g，紫草 10g，银柴胡 10g，防风 5g，五味子 10g，乌梅 10g，桑白皮 15g，地骨皮 15g，白鲜皮 15g，钩藤 15g，忍冬藤 30g，夜交藤 30g，土茯苓 30g，百合 30g，知母 10g，芦根 15g，天花粉 15g，石膏 30g，甘草 6g，神曲 15g。5 剂，水煎服，1 剂 1 日半。

二诊（1 月 30 日）：服药后患者面部瘙痒症状缓解，近期出现便秘。于前方加虎杖 15g，清热通便。5 剂，水煎服，1 剂 1 日半。

三诊（3 月 30 日）：服二诊方约 25 剂后，患者皮肤瘙痒进一步好转，但未痊愈，大便已正常。二诊方去虎杖、紫草，加荆芥 10g，白花蛇舌草 30g，白茅根 30g。5 剂，水煎服，1 剂 1 日半。

四诊、五诊时，均以三诊方加减化裁治疗。半年后随访，面部皮肤红痒明显好转。

按：本例患者属于放疗后引起的放射性皮炎。中医学理论认为，火毒热邪伤阴，火热之毒内郁而见患处皮肤脱屑、灼热瘙痒；热入营血，血热互结，外发于皮肤而出现红斑；血失濡润，气血凝滞，经络阻塞而致灼痛，属中医学烧伤、烫伤等范畴。针对这一病机特点，治则拟清热凉血解毒，滋阴祛风止痒为法。方选犀角地黄汤合过敏煎加减：水牛角、生地黄、牡丹皮、赤芍、紫草清热凉血；银柴胡、防风、五味子、乌梅祛风抗过敏止痒；桑白皮、地骨皮、白鲜皮、钩藤、忍冬藤、夜交藤、土茯苓祛风清热解毒；百合、知母、芦根、天花粉、石膏滋阴清热除烦；神曲开胃消食，防止寒凉药伤胃；甘草调和诸药。辨证准确，论治无误，故能收效。

（胡波整理）

风瘙痒（糖尿病皮肤瘙痒症）案

黄某，男，56 岁。2013 年 3 月 7 日初诊。

患者有糖尿病病史，服用西药治疗，但血糖控制不佳。现症见左侧肩背及面部皮肤痒，头昏痛，干咳，上背部正中发热，汗多，疲乏，舌质紫暗，苔腻，脉弦。证属气阴两虚，阴虚风燥。治以益气养阴、祛风活血、润燥止痒法，选郑氏多皮饮、郑氏生脉汤（邦本先生经验方）合三黄梅花汤加减。

处方：桑白皮 15g，地骨皮 15g，白鲜皮 15g，牡丹皮 10g，钩藤 15g，忍冬藤 15g，夜交藤 15g，北沙参 30g，麦冬 15g，五味子 10g，黄芪 30g，黄精

30g，黄连5g，乌梅10g，天花粉15g，川芎10g，白芷10g，天麻10g，丹参30g，葛根30g，神曲15g，白术10g，防风5g，桔梗5g，杏仁10g，甘草5g，山楂15g。10剂，水煎服，1剂分2日服。

二诊（5月2日）：服药后患者皮肤痒减轻，咳嗽已愈，上背部正中发热缓解，疲乏改善，汗出减少，近期大便干燥。于前方去北沙参、麦冬、五味子、白芷、天麻、桔梗、杏仁、甘草，加蝉蜕15g，白芍30g，姜黄10g，火麻仁30g，当归15g，生地黄30g，桃仁10g，红花10g。8剂，水煎服，1剂分2日服。

三诊（5月19日）：服药后患者症状进一步缓解，前方去桃仁、红花、当归，加荆芥10g。10剂，水煎服，1剂分2日服。

1个月后随访，患者皮肤瘙痒完全消失，嘱其控制好血糖，避免复发。

按：本案皮肤瘙痒属糖尿病的并发症，属于中医学"风瘙痒"等范畴，其临床表现属于气阴两虚，阴虚风燥。治以益气养阴，润燥祛风止痒。方选郑氏多皮饮、郑氏生脉汤合三黄梅花汤加减。其中多皮饮清热祛风通络，治疗皮肤瘙痒症状。郑氏生脉汤合三黄梅花汤益气养阴，清热润燥，可改善糖尿病患者气阴两虚体质，同时也有降血糖作用。郑氏生脉汤益气养阴，合玉屏风散益气固表，可治疗汗出；川芎、白芷、天麻、丹参、葛根祛风活血，治疗头晕痛；桔梗、杏仁宣肺止咳。诸药合用，益气养阴，祛风活血，润燥止痒，体现了中医治病求本的特点，切中糖尿病皮肤瘙痒症的病机。

（胡波整理）

风瘙痒（皮肤瘙痒症）案三则

病案1 熊某，男，61岁，工人。2014年6月20日初诊。

患者之前为电焊工职业，长期高温工作，工作后常大汗淋漓，又喜立即吹风扇。2007年春突发全身皮肤瘙痒，夏季尤为明显，曾在多处治疗未愈；后又经一医生治疗，用药后瘙痒大部分转至头部，至今如此。现症见头面部大片红斑疙瘩，伴有暗色疮痕，颈胸部皮肤亦鲜红，四肢尚轻，瘙痒明显。患者有胃病史，不能进食寒凉之物，平素大便稀溏。舌质红，苔薄黄，脉沉滑。证属血热炽盛，热郁肌肤。治以清热凉血、滋阴清热、祛风除湿法，选郑氏多皮饮（邦本先生经验方）、水牛角地黄汤合过敏煎合化裁。

处方：桑白皮15g，地骨皮15g，白鲜皮15g，钩藤15g，忍冬藤30g，夜交藤30g，牡丹皮10g，水牛角30g（先煎），生地黄30g，白芍15g，银柴胡10g，防风5g，五味子10g，乌梅10g，苦参15g，徐长卿30g，土茯苓30g，黄连5g，苍术15g，车前草15g，神曲15g，甘草10g，百合30g，知母10g。5

剂，水煎服，1剂分2日服。

二诊（6月30日）：服药后患者皮肤瘙痒有所缓解，但面部红斑仍明显。前方去百合、知母，加当归10g，川芎10g，桃仁10g，红花10g，夏枯草15g。5剂，水煎服，1剂分2日服。

三诊（7月9日）：患者头面部红斑有所消退，皮肤病好转大半，耳鸣，腰膝酸软，脉细。前方兼顾补肾阴化裁。

处方：生地黄15g，山药15g，山茱萸15g，牡丹皮10g，茯苓10g，泽泻10g，丹参30g，葛根30g，石菖蒲10g，骨碎补15g，银柴胡10g，防风5g，五味子10g，乌梅10g，苦参10g，徐长卿15g，土茯苓30g，当归10g，川芎10g，白芍15g，桃仁10g，红花10g，益智仁10g，神曲15g，地肤子15g，白鲜皮15g，刺蒺藜15g。10剂，水煎服，1剂分2日服。

四诊（7月29日）：患者因胃脘痛前来就诊。前方服药6剂已痊愈，余药未再服。头上红斑疙瘩消失，唯独颈及胸前皮肤仍残留有红色，但不瘙痒。后常因胃病复诊，皮肤病未复发。

按： 皮肤瘙痒症，传统中医学亦称为"风瘙痒""痒风"等。其发病可由风热外袭，或血热内蕴，或血虚生风，而表现出以皮肤瘙痒为主要症状的疾病。邦本先生常用多皮饮来治疗皮肤瘙痒症。方中桑白皮、地骨皮清泄皮肤之热邪，牡丹皮凉血除热，白鲜皮、钩藤祛风止痒，忍冬藤清热通络，夜交藤养血通络，可治疗多种无名瘙痒。诸皮合用，以皮治皮，清热凉血疏风，用以治疗皮肤瘙痒症；辅以诸藤，疏而通之，其效更佳。此病案患者瘙痒日久，头面部红斑及疙瘩反复出现，且可见明显疮痕，此为久病入络，血行瘀滞，故二诊时在多皮饮的基础上加入活血药物后，疗效明显提高。初诊时处方中配有"百合知母汤"以润肺清热，宁心除烦，有助于减轻皮肤瘙痒症状。初诊、二诊均选用黄连、苍术、车前草，以清热燥湿利湿，防止凉血药过量而致大便次数增多。本案体现了邦本先生临证诊治疾病时，始终抓住主症，当主症缓解后，尽可能地照顾兼症的整体观念，处方时全面考虑，并有前瞻性。

（余宗洋整理）

病案2 明某，男，42岁，船员。2015年2月13日初诊。

患者长期在船上工作，喜食肥甘厚味，素体湿热，患皮肤病十余年，遍身起红疙瘩，瘙痒。曾间断服药，但病稍愈，则弃其药而纵其欲。现症见全身皮肤多发红色结节肿块，瘙痒异常，食肥肉则肝区不适，自诉小便黏如油珠，且灼热黄赤；舌红，苔黄厚，脉沉滑有力。腹部彩超提示：脂肪肝、胆结石。证属湿浊壅盛，热毒弥漫。拟清热凉血、除湿泻浊法，用郑氏多皮饮（邦本先生经验方）合水牛角地黄汤加减。

处方：牡丹皮10g，桑白皮15g，地骨皮15g，白鲜皮15g，钩藤15g，忍冬藤30g，水牛角50g（先煎），生地黄30g，柴胡10g，赤芍30g，枳壳10g，甘草10g，茵陈10g，山楂25g，红曲12g，虎杖30g，苦参20g，金钱草50g，鸡内金15g，郁金10g，白花蛇舌草50g，白茅根50g，石韦30g，六月雪30g，土茯苓50g，徐长卿30g，败酱草30g。5剂，水煎服，1剂分2日服。

服药后诸症明显缓解。但患者因工作关系未能连续服药。其后病情或有反复，随即照此方服用数剂即减轻。随访1年，皮肤未出现明显瘙痒。

按： 此病案患者病久日深，且与湿热夹杂，胶着难解，故用水牛角地黄汤合多皮饮，再重用苦参、金钱草、白花蛇舌草、白茅根、土茯苓等清热除湿药，共奏除湿化浊、清热止痒之效。患者合并脂肪肝、胆结石，故同时合入四逆散、茵陈、山楂、鸡内金、郁金等疏肝利胆排石药物。

（余宗洋整理）

病案3 蔡某，女，42岁。2011年3月21日初诊。

患者面部瘙痒2月，之前经西医治疗未见明显好转。现症见面部瘙痒，伴面色红赤发热，遇热、活动或激动时症状加重，睡眠差，月经延后，舌红，苔薄黄，脉滑数，尺脉稍沉。此为血热兼风，肺肾阴虚，虚热上冲所致。治以凉血祛风止痒、补肺滋肾降火法，拟郑氏多皮饮（邦本先生经验方）、水牛角地黄汤合六味地黄汤加减。

处方：桑白皮15g，地骨皮15g，白鲜皮15g，钩藤15g，忍冬藤25g，夜交藤25g，大血藤30g，水牛角25g（先煎），生地黄15g，牡丹皮10g，赤芍10g，山药15g，山茱萸15g，茯苓10g，泽泻10g，土茯苓30g，徐长卿10g，百合30g，知母10g，神曲10g。5剂，水煎服，1剂1日半。

二诊（4月1日）：患者面痒明显缓解，面赤色转浅，但受热及激动时仍会加重，苔黄而干。前方加合欢皮10g，5剂，水煎服，1剂1日半。

三诊（4月13日）：患者面已不痒，面色转淡红，脉滑数。前方去桑白皮、白鲜皮、钩藤、忍冬藤，加银柴胡10g以退虚热。5剂，水煎服，1剂1日半。

四诊（5月13日）：患者面部红热已愈，近日面痒有所反复。于前方加桑白皮15g，白鲜皮15g，忍冬藤15g，清热止痒。5剂，水煎服，1剂1日半。

患者此后未来就诊，从他患处得知，病已愈。

按： 该患者病机以血热风热为主，故用多皮饮合犀角（水牛角代）地黄汤凉血清热，疏风止痒。同时还有肾阴不足，虚火上浮证候，故合用六味地黄滋补肾阴，且金水相生，滋肾阴有助于敛降肺火。肺主皮毛，面部为人体之表，故用泻白散清泄肺热而疗面红痒。患者激动时面赤，为心肝火旺，虚热上冲之故，故用百合、知母、合欢皮、夜交藤安神宁心，镇降肝火。大血藤、徐长卿、土茯苓三药合用，解毒祛风通络。本案之成功在于辨证准确，选药精当，特别是考虑了该患年龄因素，兼顾肾阴虚症状，因而成功。

此案中的面赤虽非危重证候，但要辨识准确，治疗取效却非易事。本案虽有血热，但又非大实热，而是兼有肾阴虚，从脉象和症状中可知。该患者为女性，年龄 42 岁，这种情况下一般肾阴虚居多。因此用六味地黄汤合犀角（水牛角代）地黄汤，再配合抗自身免疫药物。临床时多结合性别、年龄和体质因素，能提高辨证的准确度。

（张文涛整理）

红蝴蝶疮（盘状红斑狼疮）案

邵某，女，38 岁，干部。2010 年 3 月 12 日初诊。

患者面部红斑 2 月，西医诊断为红斑狼疮，服用激素效不显，且副作用大。现症见面部红斑，伴轻度发痒，日晒加重，腰痛，舌红苔黄，脉数。辨证为肾虚血热，热聚毒凝，上冲于面。治以清热凉血解毒、补肾祛风止痒法，拟水牛角地黄汤、郑氏多皮饮（邦本先生经验方）合六味地黄汤加减。

处方：水牛角 20g（先煎），生地黄 15g，牡丹皮 10g，赤芍 10g，桑白皮 15g，地骨皮 15g，白鲜皮 15g，钩藤 15g，忍冬藤 30g，海风藤 30g，夜交藤 30g，山药 15g，山茱萸 15g，茯苓 10g，泽泻 10g，白花蛇舌草 30g，白茅根 30g。5 剂，水煎服，1 剂 1 日半。

二诊（4 月 15 日）：患者红斑变淡，但白细胞低。于前方加黄芪 30g，北沙参 30g，当归 10g，黄精 30g，女贞子 30g，大枣 10g，鸡血藤 30g，以益气生血；同时加大血藤 30g，土茯苓 30g，徐长卿 15g，解除瘀毒。10 剂，水煎服，1 剂分 2 日服。

约 1 个月后随访，患者面部红斑变淡。继续按二诊方加减调服 20 剂后，病情缓解。

按：红斑狼疮是一种累及全身多脏器、多系统的自身免疫性疾病，属结缔组织疾病范围。在中医文献中尚未查到相似的病名，但根据其症状，一般认为属于"发斑""阳毒"等范畴。本案为虚实夹杂之证，面部红斑为热毒瘀结聚于头面所致，同时兼有肾阴不足之象；日晒加重者，是由于日为阳，热毒亦为阳，同气相求，阳动之日光引发加重阳热之毒。故用水牛角地黄汤凉血清热解毒，配合多皮饮清热疏风，通络止痒，为本病之主方。土茯苓、大血藤、徐长卿解毒祛瘀止痒，用六味地黄汤补肾治腰痛，且滋阴有助于解热毒。黄芪、北沙参、当归、女贞子、大枣乃益气养阴之意。中医学认为，患者兼用激素，用中医学理论解释，激素乃发越肾中真阳之品，根据阴阳互根之理，一方面形成阳热外散，另一方面形成阴亏于内，用六味地黄汤与理相符。

本案最大的特点是根据阴阳互根之理，清热解毒活血与滋补肾阴同用，标本兼治，非单纯解毒之常规治疗。阳毒病位表浅，以透发为要，热因热用，仲景治疗阳毒之方内有蜀椒、雄黄即是此意。此处用钩藤、忍冬藤、海风藤、夜交藤诸种藤类，因藤类走窜，祛毒外出，实为仲景用蜀椒、雄黄变通之法。

（张文涛整理）

蛇串疮（带状疱疹后遗神经痛）案

毛某，女，50岁。2013年6月3日初诊。

患者于20天前出现带状疱疹。现症见疱疹已退，唯右侧胸胁连背烧灼样疼痛，疼痛严重时影响睡眠，心烦口苦，舌红，苔薄黄，脉弦细。证属湿热未尽，阴虚火旺，肝气不疏，络脉瘀阻。治以疏肝解郁、清肝泻火、化瘀通络法，方选柴胡疏肝散加减。

处方：柴胡10g，白芍50g，枳壳10g，甘草5g，川芎10g，香附10g，延胡索30g，郁金10g，徐长卿25g，全蝎5g，蜈蚣2条，茵陈10g，栀子10g，龙胆草10g，百合30g，知母10g。3剂，水煎服，1剂1日半。

二诊（6月7日）：服药3剂，患者疼痛感明显减轻，睡眠正常，效不更方，续服5剂而愈。

按：带状疱疹中医学又称为"蛇串疮""蛇缠疮""缠腰火丹"等，多由湿热火毒邪气犯于少阳经络所致。初期常以龙胆泻肝汤为主治疗，后期因邪气缠绵，留滞经络，常需辅以活血通络药物。叶天士云："初为气结在经，久则血伤入络，辄仗蠕动之物松透病根。"正是指出了虫蚁药物搜剔窜透，无所不至，尤善入络的特点，对久治不愈的疑难杂症有其不可或缺的独特疗效。故方中用全蝎、蜈蚣通络止痛。带状疱疹系肝胆湿热所致，故治疗该病多用调肝方药，本案用柴胡疏肝散即是此意。患者疱疹虽愈，但疼痛未消，缘于肝之火毒未尽，故用茵陈、栀子、龙胆草泻肝火。重用白芍50g，可缓急止痛，配合百合、知母，可舒缓其情志，促进其病情康复。疏肝、泻火、通络、止痛，是本案的基本治法。

（徐冬整理）

第七篇

尊师敬贤

🔓 篇 首 语

中国素以"文明古国，礼仪之邦"著称于世。我国劳动人民立志勤学、惩恶扬善、尊老爱幼、诚实守信、谦虚礼貌、尊师敬贤、律己宽人等方面的伦理故事一代传一代，百世流芳。邦本先生于 1962 年、2018 年专门撰写诗文《登白帝城》《守望乡愁》以示眷恋故土、缅怀恩师之情怀（见第一篇《文为基础医为楼》）。

邦本先生潜心家学，传承祖业，主要受祖父夔门名医郑仲宾和伯父郑惠伯的影响。在其老师郑惠伯的悉心教导下，学而有成。并受到李重人和龚去非等老先生的教诲，拓宽临床思维，全面提升临床技能。临证时，广征博引姜春华、汪承柏、祝谌予、赵炳南、裘沛然、朱良春等诸多现代中医临床大家之学术经验，抉精择微，术撷众长，既有家学，又有师承，更善学贤，终成一方名医。下面收集到 6 篇文章，均表达了邦本先生对其恩师的敬仰和怀念之情。

夔门名医郑仲宾生平事略

【提要】夔门名医郑仲宾（1882～1942 年），四川省成都市人。少时从名医郑钦安学习中医 3 年，其后入京师大学堂学习，毕业之初应聘于夔州府官立中学执教，后辞聘离校，悬壶于夔门，并应邀于"昭文私塾"任教，讲授医学与文学，门人中有全国及省内中医专家李重人及郑惠伯等。其学识渊博，医技高超，在四川万县地区具有很高的声望。

民国时期，在四川万县地区曾有一位影响力颇深的名医，他就是笔者的先祖父郑仲宾先生。先祖父是一位具有革命精神和渊博知识的儒医，对万县地区的卫生保健和教育事业作出了较大的贡献。因其著述毁于日机轰炸而未传世，故知先祖父者甚少。笔者兹根据家人及先祖父门人口述，将先祖父生平事整理论述如下，供纂史修志者参考。

一、求学

先祖父姓郑，名方，字仲宾。四川省成都市人，1882 年 7 月 1 日生。少时曾拜于乔茂堂先生门下（乔系清朝举人），攻读经史。因聪颖过人，颇受乔师赏识。又受家教"医文同宗"的思想影响，随祖辈四川名医郑钦安学医3年。

戊戌变法实行"新政"，废科举办新学，1898年京师大学堂成立，并在京招生，先祖父得乔师（当时在北京做官）及其堂兄郑言（清朝进士，亦为京官）的支持和赞助，报考京师大学堂，被录取为公费学习，在京苦读十年。

先祖父接受新学，思想激进，要求革新。满清政府的腐败，外强的侵略，更加激发了他的爱国热忱，在校参加"同盟会"，拥护孙中山先生"驱除鞑虏，恢复中华，建立民国，平均地权"等主张。他因积极参加革命活动，而多次遭受校方训斥。

京师大学堂，首届毕业生多数受命为外交官，少数被全国高校聘任。先祖父因参加反清政府的革命组织，故不得重用，遂于1908年大学毕业后回川。

二、执教

先祖父1908年回川后，同时受成都高等学堂和夔州府官立中学聘任。当时先曾祖父在制府任幕僚，获悉逮捕革命派的黑名单中有先祖父之名，为避难而离蓉赴川东夔府任教，未留成都供职。

夔州府官立中学为官办五年制中学，由奉节、巫溪、巫山、云阳、开县、万县等六县联立，校址在今奉节县永安镇。先祖父到该校前，先由丰田（日本人）担任英语教习，因他初学英语，发音不准，后又聘兰尔生夫妇（英国人）任教。但他俩疏于汉语，教学亦感困难。1908年，先祖父任英语教习后，很快使学生掌握学习外语的要领，进步很快。1910年，学校解聘丰田，尔后又解聘兰尔生夫妇。先祖父除任英语教习外，还兼任数理教习，任教至1916年。8年间，培养出大批人才，如奉节县的郑希元、朱左文，万县的史伯衡等，均成为当地名流。

1921年，先祖父受朱左文邀请，于夔城创办"昭文私塾"，并任教。该校开设国文、数学、英语、博物（自然）、医学5门课程，名重一时。学生虽只有20多人，但多学有所成。门人李重人，新中国成立后任北京中医学院副教务长，系全国著名中医学家、中医教育家。门人郑惠伯（笔者的伯父），曾任万县地区人民医院主任医师，第一批全国老中医药专家学术经验继承工作指导老师。门人朱光璧，读"昭文私塾"后，报考上海同济大学，毕业后赴美留学，攻读经济专业。曾任美某大型企业总工程师，退休后现居加利福尼亚州。先祖父在"昭文私塾"任教期间，中午放学后，常为人治病，晚间亦常出诊，从教同时亦从医。

三、从医

先祖父少时从师名医郑钦安，后在教学之余又研读医经，尤对温病学用力最深。先祖父在夔州府官立中学任教期间，体弱多病，病时均由自己诊治，并在校内为师生治病，每获良效。先祖父忧国忧民，禀性清高，不与他人同流合污。任教8年后，遂于1917年辞聘离校。开业行医，医务甚忙。他曾说："不为良相，愿做良医。"1922年，奉节知县赠"儒医"匾额，以示对先祖父的赞许和表彰。当时社会上层人物，多请先祖父诊治。但先祖父乐于接待一般平民，常免费为其治病。每年夏秋季节疫病流行时，常到"济贫药局"参加义诊，声誉日隆，行医至1942年8月病逝。

自古医药一家，不可分割。先祖父为了提高临床效果，于1934年集资创建"泰和祥"中医药馆，聘请优秀药剂师，依古炮制中药，并创制沉香滞下散和制作二十四制清宁丸、润字丸等，用于临床，效果颇佳。

四、治学经验

先祖父博学多才，除精读《内经》《伤寒论》《金匮要略》《神农本草经》及温病学著作外，对文史、哲学等无所不读，通晓英语，能任数理教学，对西医基础学著作亦喜阅读。主张发皇岐黄之古义，吸取西医学之新知。古今中外，为我所用。先祖父勤奋好学，每读一本书，找出重点，并多写有读书心得。

先祖父对国民党废止中医的政令，极大愤慨。他曾对笔者的伯父和父亲说，中国的文学和医学，在世界上都是优秀的，是中华民族的宝贵财富。他常给门人和子侄背诵英文版世界名诗，并与唐宋诗词做比较，从文字学、训诂学、音韵学的角度分析，对汉语文学总是赞不绝口。

先祖父著有《诊舌心得》，共7万字，总结了温病临床辨舌的经验。《枕中宏宝》，10万字，记载验案验方。惜尚未付梓印行，连同各类中外版本的藏书，毁于1939年日军空袭。

五、学术思想

先祖父对温病学造诣很深，对明清温病学家如吴又可、叶天士、薛生白、吴鞠通、王孟英、杨栗山、喻根初，以及当代丁甘仁、何廉臣都极推崇。他将名目繁多的温病归纳为温热型与湿热型两大类，以执简驭繁，指导临床。他对温病的辨证、诊断，尤重视舌诊。对某些急性热病，不拘泥于"在卫汗之可也，到气才可清气，入营犹可透热转气，入血就恐耗血动血，直须凉血散血"的治则，而主张先安未受邪之地。如他总结出治疗烂喉丹痧（猩红热）用辛凉透表、气血两清之法，收到极好效果。又如他对湿温伤寒，主张早下，所拟芳香化浊、苦温燥湿、苦寒泻下之方，能解除缠绵之发热，缩短病程。他对温病施以泻法，不局限于阳明腑实证，而意在釜底抽薪，除邪退热。对于前人关于湿温服柴胡则耳聋之论，持批判态度，他认为柴胡配黄芩可以和解少阳枢机而解热，促成早日病愈。耳聋的原因不是柴胡，是病证自身的原因。这些病证即使不服柴胡，亦可导致耳聋。

先祖父治杂病，宗仲景方，兼学金元刘河间、李东垣、朱丹溪、张子和，明清张景岳、陈修园、唐容川、郑钦安等诸家之长。善治血证，用苦寒清热止血，喜用三黄；消瘀止血，喜用牡丹皮、郁金、茜草、三七；益气止血，喜用独参汤；温涩止血，喜用理中汤（方中用黑姜）；益气温阳止血，喜用人参、鹿茸。对临床疑难病症，多从瘀血、痰湿、梅毒三个方面探索，以寻求解决办法，临床治疗亦多获良效。

（邦本先生撰文，发表于《成都中院学院学报》1992 年 8 月第 15 卷第 4 期）

关于夔门名医郑仲宾生平事略的补充说明

《夔门名医郑仲宾生平事略》一文，在 1992 年第四期《成都中医学院学报》"四川医史"栏目发表。根据这篇史料，再作以下补充说明。

一、郑仲宾生活学习工作的三个阶段

启蒙读书学医阶段（1882～1898 年，在成都）：先祖父郑仲宾于 1882 年出生在成都，少年、青年时期从师乔茂堂、郑钦安攻读经史及中医典籍（其间跟祖师爷郑钦安学医时间为 3 年）。

在京师大学堂学习阶段（1898～1908 年，在北京）：先祖父在乔茂堂、郑言资助下，报考京师大学堂（北京大学前身），被录取为公费学习，在京苦读十年。因在校参加"同盟会"，而多次遭受校方训斥，毕业后不得重用，于 1908 年回成都。

教学及从医阶段（1908～1942年，在奉节）：先祖父为逃避清政府对革命党人的追捕，于1908年接受夔州府官立中学聘任，任英文、数理教习至1916年。1921年，创办"昭文私塾"，开设国文、英文、数学、博物、医学5门课程。先祖父少时从师郑钦安，后又在教学之余继续研究中医经典，并坐堂行医，还在1934年创办"泰和祥"中医药馆。这34年一直在奉节居住。所以，父辈和吾辈籍贯皆为奉节，而先祖父籍贯则在成都。

二、郑仲宾拜师学医情况

先曾祖父在成都做官（制府任幕僚），与祖师爷郑钦安情感很深，如同宗族同胞兄弟。遂将先祖父过继给郑钦安，并拜师学医，接受中医经典著作学习。学习时间虽然只有3年，但这为先祖父后来继续研究中医典籍，以及从事中医临床都奠定了良好而坚实的基础。

先祖父16岁时就离开了成都，随郑钦安临床时间极其有限。没能继承祖师爷火神派的学术思想和临床经验。面对这一事实，后代亦感到非常遗憾。

但先祖父在临床实践中，对姜桂附的运用，只要证情需要，如参附汤、麻附细辛汤、附子理中汤、真武汤等，都常运用，而且收效甚佳。由此看来，尽管先祖父长于温病临床，然而在治疗杂病时，受祖师爷善用附子经验的影响还是可以见到的。

三、郑仲宾为何对温病学研究最深

先祖父体弱多病，患肺痨咳嗽、咯血，常服养阴润肺方药才能控制病情。有一次先祖父咯血不止，声音暴哑。姑妈、伯父及父亲见状，万分紧张。此时先祖父示意快取纸笔，亲自书写"人参一两，急煎，频服"。父辈照办，而后先祖父病情才得以缓解。先祖父身体素质偏阴虚，到后来发展至气阴两虚。平日饮食清淡，不进煎炒辛辣食物，拒烟酒。

奉节远离成都数千里，在四川省最东边，农耕社会，经济落后，民众贫困，气候炎热（重庆有"大火炉"，奉节有"小火炉"之称），加之战乱等原因，所以先祖父在奉节生活的那些年代疫病流行。如时行感冒、猩红热、麻疹、天花、痢疾、霍乱、疟疾等时有发生和流行。这在客观上促成了他着力研究温病学，以面对瘟疫的挑战。所以，他当时常到慈善机构"济贫药局"参加义诊，为疫病患者服务。

先祖父除精读中医典籍《内经》《伤寒论》《金匮要略》及温病学著作外，他对自然科学及西医基础学著作都有广泛阅读，主张古今中外，为我所用，学术思想活跃。在先祖父的影响下，父辈和吾辈都继承了他的学术思想和临床经验。这些都是由于主观因素、客观环境和历史原因所形成的。

（此文系 2010 年 9 月 26 日邦本先生给扶阳学派医家傅文录回信之附件）

郑惠伯主任医师的治学之道

四川省万县地区人民医院（即现今重庆大学附属三峡医院）郑惠伯主任医师，出身中医世家（1914 年生，2003 年去世，编者注）今年 78 岁（撰稿时间：1992 年，编者注），已从事中医医疗、教学、科研工作 61 年，现仍坚持在医教研第一线。先生治学勤奋、严谨、求实、创新。现简要介绍如下。

一、广博专精并行不悖

先生认为读书广博，其目的是学习多学科知识，为治学打下坚实基础。读书专精，由博返约，可以得到学问的精华。因此，他强调治学必须广博专精，并行不悖。

他青少年时代，在其父仲宾先生的指导下，大量涉猎目录学，如《四库全书总目提要》《书目答问》《医学读书志》《中国医学大成总目提要》及《四部总录·医药编》等。先生从自身的经验体会到，读书广博，应从目录学入门，从而知道各书的大概内容，再根据自己研究需要，穷及医源，精勤不倦，广博涉猎，以全面、系统地掌握本专业知识，熟悉和了解与专业相关的多学科知识，避免以管窥天和孤陋寡闻，在治学中得出科学的结论。如他指出《素问·汤液醪醴论》中的"中古之世，道德稍衰……"中的"道德"一词，不能按"道德风尚"解释。这里的"道德"是指《老子》中的"是以万物莫不尊道而贵德"，具体说来是指维护健康的生活规律和养生方法。"稍"，在《内经》时代不是"稍微"，而是"逐渐"的意思。《史记·魏公子列传》有"其后秦稍蚕食魏"，是说秦国逐渐地侵占魏国。

先生说读书专精，由博返约，贵在求甚解。他通读过《素问》《灵枢》《难经》《神农本草经》《本草纲目》，尤以研读《伤寒》《金匮》及温病学著作用力最深。阅读《伤寒》《金匮》古今几十家注本，精读吴又可、叶天士、薛生白、吴鞠通、王孟英、雷少逸、杨栗山、喻根初等医家的温病学著作。他于临床辨治温病急症而著称，是有其坚实的理论基础的。如对下法的研究就很有心得，从《内经》"其下者引而竭之，中满者泻之于内"，到张仲景制定的 31 个泻下方剂，以及刘河间、张子和、吴又可、吴鞠通等有关下法的论述和方药，均做过潜心探讨。他善用下法，提出"驱邪救正，必须先发制病防其传变"的论点，不仅在外感温热病中常用下法，而且在危急重症中，亦常配有下法。小儿肺炎、亚急性黄色肝萎缩、尿毒症、脑出血等，辨证加用下法后，能转危为安，提高和巩固疗效。

二、在实践中继承在实践中创新

先生常说名医不是单纯靠读书能造就出来的，而是在理论指导下的临床实践中成长起来的。因此，他又强调治学必须脚踏实地，勤于临床。在实践中继承，在实践中创新。

先生 18 岁即参加"济贫药局"的义诊，当时疫病流行，就诊者多系贫病交加的农民。"济贫药局"免费治疗，每日门庭若市。他一开始独立临床，即能接触大量危急重症，在其父的指导下，运用温病流派的理法方药，救治了不少重病患者，积累了治疗急症的宝贵经验。如今，在中医治疗危急重症阵地越来越缩小的情况下，先生仍能坚持在病房开展中医中药治疗小儿肺炎、亚急性重型肝炎、尿毒症等急症临床研究，并取得较大的成就。这都是他 61 年如一日，坚持到临床第一线，在实践中继承和创新中医学术经验的结果。先生治疗温病，源于卫气营血辨证，但不拘泥四个层次。他认为温病发展迅速，常有燎原之势，邪毒引起高热，灼伤津液，若不及时驱除邪毒，即不能救阴救正。所以，病在卫分，即用气分药，先发制病，防止传变。对于伏气温病，更主张先安未受邪之地。如治疗重症肝炎，病在气营，即用清热凉血、活血化瘀、通里攻下、开窍醒脑法，取得较满意效果。

先生在长期的临床实践中，总结出了以方系病（证）的经验，如《验方新编》的四妙勇安汤，是治疗血栓闭塞性脉管炎的验方，他推而广之治疗冠心病心绞痛、肾结石绞痛、肝区血瘀绞痛，均有良效。

先生在继承本草学的基础上，在实践中借助现代药理学知识，又推广了药物的临床运用。如治尿毒症，热入营血，用清营凉血通下之法，可于短期内缓解症状，证实之泻下药大黄对降低非蛋白氮及肌酐有显效。又如，他根据麻黄有兴奋中枢神经，有使子宫功能亢进的药理作用，而扩大运用范围。他在《麻黄的妙用》一文里介绍了重症肌无力、面神经麻痹、多发性神经根炎、遗尿、子宫脱垂等病配用麻黄而获良效的经验。

三、吸取失败教训，总结救误经验

先生说一个高明的医生一定要善于总结自己成功的经验和失败的教训。经验虽重要，但教训更深刻。二者都是非常有用的宝贵知识。因此，他还强调，治学必须勤于总结。总结救误经验，吸取失败教训。

他在长期的临床实践中，特别重视对危急重症的无效病例和死亡病例的总结，吸取失败教训，不断地寻求相应急救措施，以丰富中医急症治疗学的内容。如小儿肺炎的患儿多死于呼吸衰竭、心力衰竭，而总结出益气宣肺强心之法，结合西药抢救；亚急性黄色肝萎缩多死于肝昏迷（先见黄疸急剧上升，腹水），而采用通里攻下、活血化瘀、清热解毒、醒脑之法，大剂以投，在患者未恶化之前先发制病；尿毒症多死于肾功能衰竭，小便不通，而得用攻下之法，大便通后则小便自然通利；对呕吐不能服药病例，则用直肠透析等，都取得较满意的疗效。先生倡导医生应当认真吸取失败的教训，探求无效或死亡的原因，要掌握病情恶化或死亡时的临床表现，要敢于承担治疗和抢救危急重症的任务，以继承和发扬中医治疗急症的优势。

先生总结临床经验教训时，强调对误治与救误作理论性的研讨。如他的"哮喘邪入营分救误案"。

刘某，女，56岁。有肺气肿、肺心病史，因感冒哮喘加重，曾用大青龙汤、射干麻黄汤及西药抗生素治疗皆无效。就诊时症见气促胸高，张口抬肩，不能平卧，痰色白而胶黏，排痰不畅，胸闷烦躁，呻吟不已，面赤身热，溅溅汗出，舌质红、苔白干，脉细数。此为外邪引动宿痰，壅于气道，郁而化火，肺失肃降所致。拟宣肺清热化痰、益气养阴之法。仿麻杏石甘汤加味治疗，病情有增无减，且午后高热，心中懊侬，谵语，神志时清时昏，脉大而数，心率120次/分，舌质红绛，津液干涸，苔薄黄。病至此已属肺经痰热化火伤津，逆传心包，热毒入营血。再拟清营凉血、养阴化痰法。仿清营汤用犀角（水牛角代）、生地黄、玄参、麦冬、金银花、连翘、丹参、鲜竹沥、黄连。1剂后，体温减，神志清，哮喘痰鸣之声亦减；续进1剂，诸症大减。后用益气滋阴及益气补肺健脾法调理收功。

本案外感引动宿痰，郁而化火，非大青龙汤、射干麻黄汤所能及；后期传变迅速，用麻杏石甘汤加味，宣肺清热化痰，已是杯水车薪，不能截断扭转病势；邪已入营，非清营汤法，则无法挽救其逆局。通过此案救误辨析，可见先生于内科杂病发热，按卫气营血辨证，亦能取得疗效。

（邦本先生、王光富先生撰文，发表于《四川中医》1992年8月第8期）

郑惠伯辨治温病的学术经验

郑惠伯，重庆市奉节县人。自幼随父学文同时习医，同窗有李重人、向蛰苏等。父仲宾，少时从师郑钦安学医，后毕业于京师大学堂（北京大学前身），医文并茂。先生1931年在重庆针灸医院学习，与龚志贤、熊雨田、唐阳春等同窗。学成后行医故里。1956年调万县地区人民医院中医科工作。至今每周仍担任三个半天的临床工作（撰稿时间：1990年，编者注）。1978年授予中医主任医师职称。先生擅长内、妇、儿科，尤以辨治温病急症著称。

一、辨治温病必须分清温热、湿热属性

温病病名繁多，然就其病因病机来分，不外乎温热与湿热两大类。故先生于临床辨治温病时，倡导以"温热""湿热"为纲，强调必须分清温热、湿热之属性。

温热性质温病，以阳热伤阴为其基本病理机制，治则为清热保津。先生治疗温热性质温病，常用的有以下4种治法。

1. 清热解毒　清热解毒法是驱邪的主力，也是救阴的重要环节。包括辛凉解表，如银翘散；辛寒清气，如白虎汤；苦寒清热，如黄连解毒汤；清营凉血，如清营汤等。

2. 养阴生津　温（热）为阳邪，化火迅速，最易耗阴伤津。养阴生津至关重要，养阴生津即属扶正，如增液汤、益胃汤、沙参麦门冬汤、五汁饮等。

3. 通里攻下　"温病下不嫌早"，早下能却邪退热。在感冒、肺炎等外感温热病中，适当配用泻下药，可提高疗效，缩短病程。对于急性热性传染病，如流行性出血热（发热期、少尿期）、流行性乙型脑炎、钩端螺旋体病、重症肝炎等，亦不可缺少泻下方药。通里攻下法又分为苦寒泻火，如承气汤类；导滞通腑，如枳实导滞丸；增液通下，如增液承气汤；通瘀破结，如桃核承气汤等。

4. 活血化瘀　"营分受热则血液受劫"，热邪入营斑疹隐隐，入血耗血动血，二者都须凉血散血。温热之邪，内陷心包，阳明腑实者，当解毒通腑，活血化瘀，如牛黄承气汤合血府逐瘀汤加减；温病蓄血，血热互结者，应破血下瘀，如桃核承气汤；外感温热，经水适来，热入血室者，宜和解散邪，佐以消瘀，如小柴胡汤加牛膝、桃仁、牡丹皮、赤芍之类。

先生主张：温热性质温病，在气分多采取清热、养阴、攻下三法，入营

血则加入活血化瘀法。从整体观察病情，根据热盛、阴亏、腑实、血瘀之轻重缓急，分清主次，依法组方而治疗。

如患儿吴某，男，2 岁半。1980 年 10 月 27 日入院。发热 5 日，颈胸腹部出现红色皮疹 2 日，曾肌内注射青霉素及口服退热药无效。体温 40℃，脉搏 130 次/分钟，神昏谵语，结膜充血，指、趾甲床处红肿疼痛，颈淋巴结肿大，肝剑突下 3cm，肋下 1.5cm，轻度压痛，舌焦紫起刺，指纹色紫直透命关。西医诊断为川崎病。先生辨证为温病温热邪入营血，心神被扰。拟清营解毒、凉血散血、清心开窍法，用清营汤加减 5 剂，配用抗热牛黄散取效，后用益胃汤、参苓白术散益气养阴生津，调理而愈。

湿热性质温病，具有湿、热两方面的证候，湿热稽迟气分为其病机特点，脾胃为主要病变部位。热得湿而胶结，湿得热而缠绵，治疗当分解湿热为主。但解毒、活血、泻下等法于某些湿温病亦不可少。先生常用治湿温方剂有：湿遏卫气（湿重于热），表湿重者，用藿朴夏苓汤，里湿重者，用三仁汤；湿热郁阻气机（湿热并重），用甘露消毒丹；秽浊阻于募原（湿重于热），用达原饮；湿热蒙蔽心包（热重于湿），用菖蒲郁金汤加抗热牛黄散；痰浊重者，菖蒲郁金汤配苏合香丸。特别是甘露消毒丹和达原饮，先生临床运用尤其得心应手，经验丰富。

先生强调，治疗湿热性质温病是中医的优势，对于有效方药，应认真总结，加以研究。治疗湿温，以分解湿热为其大法，但解毒、活血、泻下法，亦随辨证需要而灵活配用。

如患儿周某，男，4 岁。1977 年普查白血病时，发现肝脾肿大，淋巴结肿大，低热，白细胞在 20×10^9/L 以上，淋巴细胞增多，并有异常淋巴细胞出现。患儿午后体温 38.5℃，倦怠，嗜睡，腹胀，食减厌油，舌红苔黄白滑，脉滑。西医诊断：传染性单核细胞增多症。先生辨证：病属湿温，湿热并重，邪滞三焦，肝郁血瘀，腑气不通。拟化浊利湿、清热解毒、疏肝活血、通腑降浊法，用甘露消毒丹、升降散加减 15 剂而获效。

二、以方系病，必须掌握证候病机特征

先生在温病临床中，倡导掌握有效方剂，以便能以方系病。所谓以方系病，就是异病同治。如先生 50 多年来，用达原饮加减治疗疟疾、流行性感冒、传染性单核细胞增多症、太阴寒湿夹食滞化热、结核性胸膜炎、急性肾盂肾炎、病毒性肺炎、湿温伤寒、霉菌性肠炎等，都取得好的疗效。他说以方系病，应是证候基本相同，病机基本一致。达原饮证候是寒热，或憎寒壮

热，胸胁满痛，腹胀呕恶，便滞不畅，苔厚腻舌红等；其病机为湿热秽浊疫毒内蕴，或寒湿痹阻，湿浊化热。并强调达原饮证的特征是苔白厚垢腻如积粉。临床时，患者脉、舌、症不合的矛盾情况屡见不鲜。通过细致辨证，有的当"舍症从脉"，有的是"舍脉从症"，有的则"舍症舍脉从舌苔"。在突出整体对局部的主导地位的同时，还不可忽视局部在全身中的作用。先生运用达原饮，尤其重视舌诊。

如患儿张某，男，3 岁。高热，咳嗽已 10 日，经中西医治疗无效，于1977 年 4 月 11 日入院。午后体温40℃，但不渴饮，喘咳胸满，不饥不食，腹胀拒按，小溲黄赤，入暮烦躁，舌红、苔白厚腻，脉浮滑数。胸透：右肺下部有片状阴影。西医诊断为病毒性肺炎。先生辨证：上焦肺失宣肃，中焦寒湿阻滞，湿浊邪从热化。拟辟秽化浊、宣肺平喘、清热解毒法，用达原饮、麻杏石甘汤加减 6 剂而愈。

肺炎多属风温，但也有少数病例为湿温者。本例肺炎按湿温辨治而获效，即为以方系病之典型。

三、驱邪救正必须先发制病防其传变

先生在处理外感热病时，若发现有内传之势，常在处方中加入清热解毒通便药物，如虎杖、大黄之类，以达到里通而表和，驱邪以扶正，防止其传变的目的。经过长期临床观察，确能起到提高疗效，缩短病程的作用。常用清·杨栗山《伤寒瘟疫条辨》的升降散（僵蚕、蝉蜕、姜黄、生大黄），选加金银花、连翘、石膏、知母、柴胡、黄芩、青蒿、大青叶等清热解毒药，治疗温热性质温病邪在卫气者，如流行性感冒、流行性乙型脑炎、病毒性肺炎、多发性神经根炎等，效果甚佳。特别对病毒性感染疾病，经用抗生素治疗无效者，更能显示特殊疗效。

先生治疗瘟疫和伏气温病肘，更主张先发制病，以安未受邪之地，从而才能有效地防止病情传变。瘟疫瘟毒发病，不外毒、热、瘀、滞四字，把病邪尽快控制在卫气营血的浅层阶段，先发制病，驱邪以救正，防止其内传，是提高温病急症疗效的关键。

比如，急黄（重症肝炎）传变最速，邪在气营阶段，就凉血、化瘀、醒脑、治其血分，这就是"先发制病"之策。用泻下法是釜底抽薪，急下存阴，利胆退黄。故急黄用下法，未便秘或便泻者，均可使之。"通因通用"，排除毒素，亦是先发制病。

患者谭某，男，43 岁。1981 年 4 月 27 日，以急性肝炎入院。入院半月病

情加重，黄疸急剧加深，皮肤、巩膜深黄，昏昏嗜睡，久问尚能切题作答，体温38℃，头痛如劈，时轻时重，阵觉腹内有热气上冲，食后欲呕，呃逆，偶见鼻衄，大便黄而不畅，舌质红，苔黄而腻，脉细数。黄疸指数78μmol/L，转氨酶500U/L，总蛋白8g%，白蛋白3.5g%，触诊肝肋下（−），剑突下尚可扪及。西医诊断为重症肝炎（已下病危通知）。先生辨证为病属湿热交蒸，胆毒内陷，瘀阻肝胆，气营两燔。中西医结合抢救，以中药为主。拟清热解毒凉血、活血化瘀、通里攻下、开窍醒脑法，选黄连解毒汤、犀角地黄汤加活血化瘀之品，用药13剂而愈。其中用大黄130g，田七40g，羚羊角30g，抗热牛黄散20g。

（邦本先生撰文，发表于《四川中医》1990年9月第9期）

李重人先生的治学方法及其他

李重人先生生于1909年农历八月二十九日（孔子诞辰日为农历八月二十七日，先生刻有"后孔子二日生"印章一枚，以作生日纪念），四川省奉节县（即今重庆市奉节县）人。自幼学文，并习医学，医文并茂。他1929年赴万县市从医；1954年秋奉调成都中医进修学校（成都中医药大学前身）任教；1955年奉调进京任卫生部中医司教育科副科长，负责全国中医教育和教材建设工作；1962年调任北京中医学院副教务长兼中医系副主任，院务委员会委员。先生在"文革"中受到迫害，于1969年1月7日含冤离世，终年59岁。

先生热爱中国共产党，热爱祖国，热爱人民，热爱中医事业，热爱生活，为人忠厚，治学勤奋严谨，学识渊博，才华横溢，是一位不可多得的德才兼备的高级专家。这位曾被邀请出席周总理在人民大会堂举行的招待科技人员宴会，国庆节登上天安门观礼台观礼的著名中医学家，就这样过早地离去了，这不仅使先生的亲友，而且亦使先生生前的领导、同事，以及晚辈后学无时不在怀念他，无时不在缅怀他对中医事业所做出的重要贡献。

本文仅就先生的治学方法，倡导中西医结合，学术成就等方面的情况，作一简要介绍，以示对先生的思念之情。

一、治学方法

先生自幼受到良好教育。他父亲李建之先生有较高的文化修养，并有医名。先生学文学医便启蒙于他的父亲，先生还得到过家乡冯先生（清末秀才）

指点，读古文，学文字、训诂和音韵，同时受到毛子献（清末拔贡）的教诲。1921～1924年入奉节"昭文私塾"继续深造。"昭文私塾"为奉节县知名人士朱左文出资创办，专教其子弟及亲属（其部分后裔现居住在欧美国家及中国台湾地区），聘请郑仲宾先生（笔者的祖父）执教。先祖父少时曾拜郑钦安为师，学习中医，1908年毕业于京师大学堂。先祖父融医学、文学、哲学于一身，通晓英语，对温病学造诣很深。"昭文私塾"开设国文（包括《诗经》《论语》《孟子》《左传》《楚辞》等文选）、英语、数学、博物（自然）、医学（包括《内经》《伤寒论》《金匮要略》《温病条辨》等选读）。学生虽只有20余人，但多有成就，李先生便是其中的代表。先生天资聪颖，记忆非凡，且勤奋好学，东方未曙即起床早读，夜间诵读常至夜半鸡鸣。先生除正课外，还博览群书，丰富知识。先生古汉语基础扎实，文笔流畅，撰写的文章常受到先祖父的嘉许。先生离开"昭文私塾"时，作有《桐荫记》一文，记述学习三年，小小三株梧桐树已经成荫，意欲有志之青少年，当为栋梁之材。洋洋洒洒几千言，先祖父看后，非常兴奋，并称赞道："重人必成大器。"先生给同窗学友赠诗云："仓公不朽非难事，莫遣因循负所期。"先生此时年仅15岁，可见其自幼抱负不凡。

1925～1927年，先生在家闭门读书。由于他有较好的古文基础，除了主要精力钻研中医古籍外，同时继续学习文学，特别是诗词。每日必练书法，并自修英语，随时向先祖父请教。1928年在家乡开始为人诊治疾病。先生对西医著作亦很喜爱。为了学习和钻研西医，抗日战争时期，他还向来万县市避难的南洋归侨苏老先生请教，继续学习英语。此外，他还学过德语、拉丁语。可以使用上述三种外语阅读原版著作。英语、德语口译、笔译皆很熟练，拉丁语笔译熟练。他受迫害致死前，还在进行日语学习的准备。足见先生治学之勤奋。

1957年暑假，笔者曾在万县市西山路先生昔日医寓小住几日。先生藏书之丰富，实在令人羡慕。两间平房四壁有28个书柜，装满了各类书籍，除中西医专业著作外，珍藏的古典名著亦不少，大凡经史子集、诗词歌赋的代表作，应有尽有。多是线装木刻版本，其中还有不少善本。这批藏书，当年即运往北京东四五条胡同42号先生的新居（在万县市农村的藏书还在此数的一倍以上，因散失未能启运北京）。但在"文革"中，先生珍藏的书籍、文物被抄走，家具和生活用品亦被洗劫一空。先生博览群书，长期刻苦自学，掌握了丰富的中医学知识、西医学知识和文史哲知识，并通晓三种外语，这为日后的事业奠定了坚实的基础。

先生根据自己的治学经验，提出学习中医，一要打好文史哲基础；二要学好重要古典医著，奠定好中医理论基础；三要认真临床实践，积累丰富的感性知识。先生一生中读过的书，可谓汗牛充栋。但他同时亦很注重研究读书的方法，主张读书要分情况。用力不同而分为：精读，即要求背诵；泛读，即要求重点记忆；阅读，即一般性的浏览。关于背诵，先生又提出不同的要求。1964年7月4日，先生给笔者来信，介绍不同的背诵方法，有记忆背诵；不思考的背诵，即熟念；记遍数的背诵，即一百字，读一百遍，可以记牢，约需一小时。先生还指出，必须在理解的基础上背诵，精读就包括理解。这些都是先生在长期的读书实践中摸索出来的宝贵经验，足见先生治学之严谨。

二、倡导中西医结合

先生从医从教40年，一生倡导中西医结合。他于1934年开设"尊生药室"，既应诊又配方中药。他还认为在继承中医学理论的基础上，同时应进行西医学的生理学、病理学、药理学方面的研究，运用现代科学知识去解释剖析古人的经验。于是先生把自己的诊室取名为"三理斋"，即学习和研究《生理学》《病理学》《药理学》的屋舍，以此自勉。

1935年，先生筹建了"起华中医院"，设有门诊部和住院部。以中医药治疗为主，对某些疾病亦采取中西医结合治疗，疗效显著。空前创举，轰动江城。1938年，万县市频遭日机轰炸，由于经费来源断绝，中医院被迫关门。先生捶胸顿足，徒呼奈何！然在20世纪30年代，先生的这一创举实在是难能可贵的。"起华"含有"中华民族觉醒起来"的意思，这就是先生的志向和苦思追求的理想。

先生无门户之见，长时期以来，与西医医师关系十分亲密融洽。左正凡、管致厚、向育民等先生，系20世纪30年代万县市第一批西医。新中国成立后，均参加国家卫生医疗单位工作，成为行政领导，或业务骨干。左老曾担任成都市第一人民医院副院长。他说过："中国旧社会的中医和西医在医学学术上，大多数是谈不拢的，甚至有互相水火、攻击和诽谤者。而重人在中西医学术上，平易近人，无门户之见。不但在认识上，而且在行动上，我们在万县市是相互合作和帮助的。"

先生在卫生部中医司工作期间，负责起草、修订西医离职学习中医班的教学计划，具体组织这项工作的经验交流。1958年，卫生部党组向党中央毛主席呈送的《关于组织西医离职学习中医班总结报告》，便是由先生起草的。毛主席的"中国医药学是一个伟大的宝库，应当努力发掘，加以提高"，就是在这个报告上的批示。

三、学术成就

先生在中医、诗词、书法等方面的成就，都是很突出的。1948年，先生与穆守志（新中国成立后曾任万县市政协副主席，四川省民族事务委员会委员，1976年去世）主编《绝尘龛》（古典文学专刊）。同年，先生与穆守志、余仲九（画家，任中国美术家协会四川分会会员）等人举办书画展览，在西山公园展出，盛况空前。先生的书法功底较深，正草隶篆无所不能，尤长于行书，潇洒逸秀，得米芾之神韵，深受行家和爱好者的称道。万县市图书馆珍藏有先生手抄《殷虚书契前编集释》一厚册，上有朱笔眉批。先生在万县市时已享有"川东名医""诗人""书法家"的称号，堪称川东的医诗书三绝；在成都工作期间，李斯炽、邓绍先、蒲辅周、卓雨农、侯占元等赠送先生"重翁"雅号；在北京中医学院，先生有"文史活辞典"的美名。先生一生精力主要用于医事和教务活动，留给后世的个人著述不多。主要的有《龙池山馆诗》《中医病理与诊断》《丁甘仁用药法歌括》等。

1947年3月，《龙池山馆诗》问世后，先生又撰写了《应用方剂学》，集古今方剂200余首。每方分"方名""药品及制法""适应证""适应脉舌""禁忌"等，末附先生"按语"。一本生平临床经验所得，参以科学理论，论治力求扼要，解说不厌其详的专著脱稿了，全书10余万字，可惜当时缺乏费用，没能刊行，实为憾事。

先生早年对医经的研究成果及著述频载于《上海医界春秋》《中国医学月刊》。他于1935年创办《起华医学杂志》《医铎周刊》，国内发行，对继承和发扬中医学遗产和中西医合璧，有较大影响。

先生在卫生部中医司工作期间，主要负责中医教育，起草、修订中医院校的教学计划，具体组织编写中医专业一、二版教材。继1956年北京、上海、成都、广州成立中医学院之后，其他许多省也纷纷成立了中医学院。为了保证教学质量，必须有统一的教学计划和教材。先生在时任卫生部副部长郭子化和中医司司长吕炳奎的领导下，具体组织编写工作。先生对教材建设很认真，抓得很细致。在编审会前，先生通读编写单位寄来的初稿，记录问题，准备材料，胸有成竹，组织好一次又一次的审定会议。对一、二版教材，先生作出了突出贡献。尤其是1962年的第二版教材，公认质量上乘。在这以前，历代还没有这样一套较系统较完善的中医教材。

（邦本先生撰文，于1994年10月第十一次全国医史学术会议大会交流）

龚去非的治学方法和学术经验

龚去非主任医师（1907 年生，1993 年去世，编者注）学识渊博，从医 66 年，以执医为终身事业。先生长于中医内妇儿科临床，尤以治疗内科杂病著称。近年从事著述和科研工作，已出版的有《医笔谈》。先生不以临床家自限，而朝暮伏案于灯下，或读书，或撰文，以振兴中医为己任。现将先生的治学方法和学术经验，简要介绍于下。

一、治学方法

先生生长于农村，家境赤贫，读私塾 7 年，跟胞叔父龚厚塾老中医学医于汉口三新街。先生的叔父开诊所并设小药房，配售自己的处方。叔父家教甚严，要求先生先学司药后学中医。初读启蒙教材，如《医学三字经》《药性赋》《汤头歌括》《医学心悟》等，后读《医宗金鉴》《伤寒论》《温病条辨》《陈修园医书十六种》《中西汇通医书五种》等。同时在叔父身边侍诊及抄写处方。在学习中实践，实践中学习，每日自黎明至深夜，工作学习无片刻偷闲。

1926 年夏，先生应武汉特别市公安局中医士考试，考生千余人，上榜者 300 名，先生名列前十名内，并因此而受到"国医泰斗"冉雪峰的接见和教诲。此时先生开始对《内经》《伤寒论》《备急千金要方》《太平惠民和剂局方》等著作进行较深入的研读。

1931 年夏，先生在汉口市府南一路设中医诊所，独立开业。1938 年日寇逼近武汉，先生来万县市三元街开业，后被二马路保元堂聘为坐堂医师。恰逢冉雪峰先生也在万县市。异地逢知音，冉老收先生为学生，并支持先生开业。先生一面开业，一面从师冉老进修（历时 8 年）。冉老赠送各种名著及自己的著作，供先生学习。1951 年先生和李重人合作，创建万县市第一联合诊所。李先生任所长，先生担任主要诊务工作。1954 年李先生调成都中医进修学校任教（次年调卫生部中医司中医科任副科长），先生接任所长。李先生临行时，给先生赠言："在工作上，如肩之使臂，臂之使指；在思想感情上，推心置腹，情同手足；在学习上，质疑问难，互为师友。"两位前辈在事业上的精诚团结，深厚友谊，以及他们勤奋虚心的治学态度，是显而易见的。1956 年先生调万县市人民医院工作。1957 年市地医院合并，先生在地区医院任职。

1974年受聘担任中医学校顾问。他勤实践勤读书，并以师友、书本、患者为老师。先生常说："良师益友，师也；书本，师也；患者，师也。"名医拜患者为师，这种治学精神是难能可贵的。先生最珍惜时间，常自谦道"以勤补拙"。直至现在，先生仍坚持临床工作，每日手不释卷（撰稿时间：1991年，编者注）。

二、学术经验

先生的学术经验，以下三方面是很突出的。

（一）认为疾病无绝对的表里、寒热、虚实之分

先生说表证与表，里证与里，既有区别又有联系。表里是指相对的部位，表证和里证是指特定的脉证。表证及里，里证及表，是人体病理反应的结果。那种以为"表证病在表，里证病在里"的看法是欠妥的。寒能生热，热中有寒；热能生寒，寒中有热。虚能变实，实中有虚；实能变虚，虚中有实。

如先生用《此事难知》的九味羌活汤加减治疗牙龈炎、副鼻窦炎，就是表里寒热同时用药。羌活、防风、细辛、白芷、川芎辛温发散走表，以改善肌表经脉气血运行，增加抗病能力和镇痛效果；生地黄、玄参、天冬、黄连、黄芩等苦寒、甘寒、咸寒之药，可清热养阴降火。又如先生用羌活、细辛、川芎、白芷、防己、赤芍、红花、桃仁、黄连、黄柏、玄参，以辛温发表、益气行水、活血化瘀、清火解毒，治疗下肢慢性溃疡，更是表里寒热虚实组方。

除上述病种外，先生还擅长治疗颈椎骨质增生、脱疽、风湿、下颌关节炎、急性虹膜睫状体炎等，辨证用八纲，治疗都配有辛温发表药如羌、防、辛、芎、芷，体现了"疾病无绝对的表里寒热虚实之分"的学术思想。

（二）主张辨证辨病结合，使用"专方专药"

先生说辨证要"伏其所主"，辨病当用"专方专药"。如先生用基础方（连翘、黄芩、黄连、知母、天冬、甘草）治疗非典型性肺炎、病毒性上呼吸道感染，疗效甚佳。但他又主张知常达变，因势利导，随症加减，或选择与麻杏甘石汤、蒿芩清胆汤、凉膈散、泻白散、银翘散配合组方。

又如治疗湿热内郁的急性黄疸型肝炎，先生拟茵陈、柴胡、黄芩合平胃二陈，芳化苦燥淡渗，以调理脾胃，清泻肝胆，守方一月。只是在口苦心烦，腹满便秘，或大便黏滞不爽，热邪偏胜时，原方中才加生大黄6g，减燥湿药

量。而茵陈为必用药，不必分其湿胜或热胜。这里就是利用了茵陈既清热，又利湿的功效，使之成为专药。经用本方治疗，多在一周内改善消化道症状，二周左右退黄，一月余肝功能改善，尤以儿童疗效最佳。恢复期，先生习用逍遥散去薄荷，加茵陈、陈皮治疗。再根据气血阴阳之虚实变化而加减用药。这些都是先生辨证辨病结合，使用专方专药学术思想的体现。

（三）倡导疾病的始终，内在因素起主导作用

先生说在疾病发生发展过程中，了解表里、寒热、虚实的外在表现，测知其内在变化和演变趋势，以掌握邪正相争的盛衰情况，最后才能得出正确的治疗方法。既能治已病，又能控制未病。如先生指出："不少外感病，每每表证为时较短，因病根在里，外形于表也。"素体有差异，若属阳热或阴虚之体，感邪后易从热化火。这种外感病，只解表，不清里，则病不能愈。

又如，老年咳喘，经久不愈，反复难治。先生指出，因年迈体弱，正气亏损；病深日久，脏腑虚衰；累感外邪，病情加重，而形成本虚标实、寒热错杂、表里同病的证候。先生充分注意了内因在发病学中的重要作用。对老年咳喘的治疗，先生提出"治标顾本，培本顾标，因人因证因时遣方用药"的原则。他在治疗疾病的过程中，还非常重视良性心理作用，调动患者的积极心理因素，增强其与疾病作斗争的信心和决心。体现了先生重内因的学术思想。

（邦本先生撰文，发表于《四川中医》1991年5月第5期）

第八篇

薪火传承

篇首语

邦本先生从医 50 余年，被确定为第四、五、六批全国老中医药专家学术经验继承工作指导老师，其学术经验继承人有 6 人。2016 年成立全国名老中医专家郑邦本传承工作室，传承工作室 12 人。邦本先生传道授业解惑，使郑氏家学秘传得以传承和发扬，先后培养 2 名博士，另有 2 名在读博士生、2 名主任医师、8 名副主任医师。门人多年跟随邦本先生临床学习，不断提升临床实践技能，郑氏的治学思想、学术经验得以薪火相传。如胡波发表《郑邦本主任中医师辨治慢性溃疡性结肠炎经验》，参见第四篇临证一得之《辨治慢性溃疡性结肠炎经验》；张文涛发表《郑邦本经验方临床运用举隅》，参见第五篇经验方药之《经验方运用举隅》部分内容；张文涛发表《郑邦本运用虫类药经验》，参见第五篇经验方药之《虫类药运用举隅》；张文涛发表《郑邦本治疗真菌败血症 1 例》，参见第六篇医案实录之疽毒内陷（真菌败血症）案；徐冬发表《郑邦本应用虫药药对经验》，参见第五篇经验方药之《虫药药对运用举隅》等。

本篇除了介绍夔门郑氏温病流派的文章外，还选列几篇邦本先生的门人在薪火传承中的学习、实践体会的文章，以示先生为弘扬中医药国粹而埋头工作所作出的成绩。

夔门郑氏温病流派

夔门郑氏温病流派（又称渝东郑氏温病学、郑氏温病诊疗法），已于 2016 年、2019 年分别申报万州区级和重庆市第六批市级非物质文化遗产代表性项目，获得批准。同时，杨殿兴、田兴军主编《川派中医药源流与发展》（中国中医药出版社，2016 年版）已将"巴蜀温病学派"与"夔门郑氏温病流派"作为四川地区的两大温病流派收录该书。

夔门郑氏温病流派传承至今，已经历了一百余年历史，形成了享誉重庆和四川的中医家传体系，造就了四代二十余人的中医世家学术流派。

奠基人郑仲宾（1882～1942 年），行医奉节，根据当时疫病流行，着力研究温病理论，逐渐总结出用于温病两大类型的治疗原则，以指导临床实践，其效甚佳。郑仲宾之子郑惠伯（1914～2003年）发展了夔门郑氏温病流派的学术思想，结合西医学传染病学理论和治疗原则，以防传变，"先安未受邪之地"，驱邪扶正；以方系病；并扩大了治疗范围，效果更佳。第三代传人郑邦本等人提出治疗温病危重症，急下可以防传变，以及治疗温病危重症应抓住主要矛盾等理论，丰富和发展了夔门郑氏温病流派的学术思想。第四代传人郑丽运用夔门郑氏温病流派理论，广泛用于治疗妇科、内科常见病和疑难病，效果良好。

夔门郑氏温病流派在理论上发展了传统温病学派学术思想，将繁杂的温病分为"温热"和"湿热"两大类型；强调"以防传变""重剂防变""先安未受邪之地""急下存阴""固护正气"等原则，临床上除广泛用于治疗急性病、传染病外，还扩展了温病运用范围，对内科重症、妇科出血、儿科发热等，都形成了较完整的诊治方案，临床疗效满意。

一、区域及地理环境

渝东（万州）地区属亚热带季风湿润带，四川盆地东部边缘高温湿热地区，四季分明，冬暖多雾；夏热多伏旱；春早，气温回升快而不稳定；秋长，阴雨绵绵。最高气温可达41℃，年平均气温17.7℃，年降水量1243mm。气候温热潮湿，山岚密布，空气流动不畅，为微生物滋生繁殖、传染病流行的温床，是流行病、传染病多发地区，也是温病多发地区。夔门郑氏温病流派，正是在这种地理环境下产生的。

二、历史渊源

夔门郑氏温病流派于20世纪初由郑仲宾奠基，20世纪30～60年代，经郑惠伯完善并逐渐形成了系统而实用的有渝东郑氏特色的温病流派，此后又得到郑邦本、郑家本、郑建本、王光富、郑祥本等临床拓展运用，至今传承四代，已有一百余年历史。

夔门郑氏温病流派奠基人郑仲宾（1882～1942年），师承义父郑钦安（1824～1911年）。祖师爷郑钦安，长于伤寒，为扶阳学派代表，善用热药，故有"火神"之美誉。代表著作有《医理真传》《伤寒恒论》《医法圆通》等。然而郑仲宾却擅长温病，并为夔门郑氏温病流派奠定了基础，创建了一个学派，其原因有二：一是郑仲宾从师郑钦安，在成都学医只有3年（1895～1898年），在老师指导下通读精读《内经》《伤寒论》《金匮要略》和明清温病流派著作，未曾跟师临床实践，接着到北京京师大学堂学习10年（1898～1908

年）。1908~1942年，在奉节从教从医，直至1942年病逝。二是奉节地处渝东，气候温热潮湿，属农耕社会，经济落后，民众贫困，战乱频发，疫病流行，如流感、猩红热、麻疹、天花、痢疾、霍乱、疟疾等时有发生和传染流行。这在客观上促成了郑仲宾着力研究温病，以面对瘟疫的挑战。郑仲宾曾在驻防奉节的川军第五师第二混成旅第一团任军医（时任师长熊克武、旅长张冲、团长刘伯承），他亲自指挥为部队官兵煎制大锅药，防治痢疾流行，取得良好疗效，因而受到团长的嘉奖。他常带长子郑惠伯到"济贫药局"义诊，在疫区济世活人，被誉为"儒医"，在奉节民众中世代传颂。

郑仲宾代表著作有《诊舌心得》和《诊中宏宝》，惜尚未付梓，连同所有中医藏书毁于1939年日军空袭。其门人众多，如郑惠伯（长子）、李重人（前北京中医药大学副教务长）、向蛰苏（前湖北中医药大学教授）、郑敏侯（其子，中药师）等。

第二代传人郑惠伯（1914~2003年），发展了郑氏温病流派的学术思想。他于1935~1955年在奉节县城创办"泰和祥"中医药馆；1951年创办奉节县第一联合诊所，首任所长；1956年奉调重庆三峡中心医院筹建中医科，任科主任。他主张辨治温病，分清温热、湿热属性；驱邪扶正，先发制病；以方辨证，以法创方；细心辨证，尤重舌诊；重视药理，西为中用。他在其学术思想指导下，治疗急慢性肾功能衰竭，抢救重症肝炎等疑难危重病方面均获良效，积累了丰富的温病临床经验。总结出了一批温病经验方，如达原柴胡饮、加味四妙勇安汤、小儿肺炎合剂等。在国家及省级杂志发表论文20余篇，参加《中国现代名中医医案精华》等6部专著编写。

郑惠伯为第一批全国老中医药专家学术经验继承工作指导老师，门人众多，主要有郑邦本（侄子）、郑家本（侄子）、郑建本（女儿）、王光富（女婿）、郑祥本（侄子）等，其中主任医师2人，副主任医师3人。

第三代传人郑邦本、郑家本、郑建本、王光富、郑祥本等人，全面继承祖辈、父辈夔门郑氏温病流派理论与临床经验，并在中医临床不同领域发扬光大。

郑邦本（1939~），自幼继承祖业，全面继承了郑仲宾、郑惠伯的温病流派学术思想和临床经验，在夔门郑氏温病流派的形成和发展中作出了重要贡献。其成就归纳于下：治疗温病危重症，急下可以防传变，即"先安未受邪之地"，体现了夔门郑氏温病流派学术思想。瘟疫瘟毒发病，不外毒、热、瘀、滞四字。把病邪尽快控制在卫气营血的浅层阶段，先发制病，祛邪救正，防止传变，是提高温病危急重症疗效的关键。温病危重症，发病急，病势重，变化速，病情复杂，辨治时应抓住病机主要矛盾，再根据病情变化特点制定治疗法则，进而选方用药，始终做到胸有成竹、思路清晰、有条不紊。温病后期因温热之邪伤阴劫液，最易出现阴虚病机，然而有的病例此时病邪未尽，常伴见阴虚阳亢、虚实夹杂的证候，所以治当滋阴潜阳，标本兼治。温病病名繁多，但就其病因病机来分，不外乎温热与湿热两大类。强调辨温热、湿热，尤应重舌诊。如温病发热，有的属温热性质，亦有的属湿热性质，关键在于辨舌。舌红苔厚腻者，当属湿热。治疗湿温、湿疫是中医临床的独特优势。主要学术论著有《中医基础学》（主编）、《感冒治疗学》（副主编）等10余部，发表论文50余篇。

郑邦本是第四、五、六批全国老中医药专家学术经验继承工作指导老师，全国名老中医药专家郑邦本传承工作室导师，门人众多，其中有博士生2人，另有在读博士生2人，硕士生8人，主任医师2人，副主任医师8人。

郑家本师传郑丽（女儿）、陈晓霞，均为副主任医师。郑邦本、郑家本二人为夔门郑氏温病流派第三代代表人物。其下郑建本、王光富、郑祥本均为副主任医师，分别在肾病、卫气营血传变理论研究、老年病、养生保健等方面造诣较深，临床效果良好。

第四代传人郑丽、蒋飞、张文涛、胡波、王顺德、徐冬、牟方政、魏大荣、余宗洋等，他们已成为夔门郑氏温病流派传承的生力军。

郑丽（1974～），成都中医药大学毕业，师承父亲郑家本，为四川省老中医药专家学术经验继承教学出师人，并先后随伯父郑邦本、姑母郑建本、叔父郑祥本临床进修，集前辈经验于一身，主要将夔门郑氏温病流派学术思想用于中医内科、妇科临床，收到良好效果。发表学术论著有《郑家本运用温病学术思想指导妇科临床经验》《郑家本运用温病学术思想指导外科病治验》《升降散随证加减治疗麻疹合并肺炎45例临床观察》《郑家本运用温病学术思想指导皮肤病治验》等10余篇，获科研成果奖1项。

三、基本内容

中医温病学是研究温病发生发展规律及其诊治和预防方法的一门临床基础学科。温病学说起源于春秋战国时期的《内经》，到秦汉晋唐时期，温病还隶属于伤寒范围，经过两宋金元时期的变革发展，温病始脱离藩篱，至明清时期才逐步总结出一套较完整的理论体系和诊治方法，从而形成一门新兴的温病学临床学科。

夔门郑氏温病流派在继承前人治疗温病按卫气营血辨证和三焦辨证的基

础上，结合四代治疗温病的经验，将温病归纳为温热型和湿热型两大类，执简驭繁，指导临床；强调"先安未受邪之地"。辨治温病，必须分清温热、湿热属性；以方系病，必须掌握证候病机特征；驱邪扶正，必须先发制病，防止其传变等。创"肺炎合剂""加味四妙勇安汤""达原柴胡饮""加减甘露消毒丹"等，广泛用于温病临床，效果甚佳。

在温病的诊断方面，注重发热的辨证和舌诊的运用。内科发热虽然可见于外感和内伤，但二者均可按夔门郑氏温病流派理论辨证论治。诊断尤其重视舌诊，苔黄厚腻者，为湿热内伏之征，选三仁汤、加减甘露消毒饮之类，以清利湿热而病可愈；舌红苔白（或黄）厚腻如积粉者，为湿热邪伏膜原之候，必选郑氏达原柴胡饮，以和解表里，开达膜原，辟秽化浊，清热燥湿，方能有效。达原柴胡饮（达原饮＋柴胡）是郑氏祖传名方之一。

对温病危重症的治疗，在夔门郑氏温病流派理论的指导下，急下可防传变；应抓住主要矛盾；阴虚阳亢，虚实夹杂，滋阴潜阳，标本兼治等。这些都是夔门郑氏温病流派在家族传承中的发展应用。

夔门郑氏温病流派经过几代人的传承发展，已广泛运用于内、外、妇、儿、五官等各科。内科呼吸系统疾病如急慢性支气管炎、细菌性肺炎和病毒性肺炎、支气管扩张、肺脓肿等；传染病如病毒性肝炎、重症肝炎、流行性乙型脑炎、流行性脑脊髓膜炎、登革热等；消化系统如急性胰腺炎、急性胆囊炎、胆石症、胃（十二指肠球部）溃疡消化道出血等；其他如急慢性肾炎、肾衰、痛风等；肿瘤科如急性白血病、恶性淋巴瘤等；外科如血栓闭塞性脉管炎、丹毒、急性乳腺炎、急性阑尾炎等；妇科如月经不调、痛经、白带异常、各种炎症、黄褐斑、更年期综合征、女性疲劳综合征、功能性子宫出血、子宫肌瘤、乳腺增生、不孕等；儿科如小儿肺炎、腮腺炎脑炎、过敏性紫癜肾病型肾炎等；五官科如急性结膜炎、鼻出血、牙龈炎等。凡见发热、出血等疑难重症，均可用夔门郑氏温病流派理论进行辨证论治，并取得较好疗效。郑惠伯是国内第一人，创造性地运用温病名方"四妙勇安汤"加减治疗冠心病，并取得满意疗效。（2016 年 4 月 22 日北京卫视《养生堂》栏目有介绍）

四、主要特征

夔门郑氏温病流派不拘泥传统，将温病分为温热与湿热两大类，执简驭繁；先发制病，以防传变；急下存阴，扶正救人。宗族传承是夔门郑氏温病流派传承与发展的主体。

五、主要价值

1. 学术价值　在抗生素普及之前，夔门郑氏温病流派的学术经验广泛用于治疗各种瘟疫疾病，救人无数。在当今以西医西药为主治疗传染性疾病的背景下，仍有不少疾病治疗效果欠佳甚至无效，运用夔门郑氏温病流派理论与治疗经验，常能收到良好的效果。在病房会诊治愈病例如重症肝炎、小儿重症肺炎、甲亢危象症、结核性脑膜炎长期低热不退症、胆道真菌感染败血症等。其理论及经验更是广泛地应用于常见温病的治疗，如流感、猩红热、麻疹、肠炎、痢疾、丹毒等内、外、妇、儿、五官各科感染性疾病。

2. 社会价值　夔门郑氏温病流派传承一百余年，四代家传，宗族内有医务工作者15人（主任医师3人，副主任医师5人，医师5人，药师2人），其中享受国务院政府特殊津贴3人，全国知名中医1人，重庆市名中医2人，成都市名中医1人，重庆市优秀青年中医1人。现存学术著作20部（含主编、副主编、参编），论文120篇，共计150万字，科研成果奖3项，注册商标1个。为社会培养医学博士2人。

六、现成状况

夔门郑氏温病流派以家族传承为主体，近二十年已开始社会师徒传承。现在宗族内传承7人，宗族外传承20余人。他们应诊于重庆市万州区、奉节县和四川省成都市。

七、传承谱系

代别	姓名	性别	出生年月	传承方式	行医时间	居住地
一	郑仲宾	男	1882~1942	创立		
二	郑惠伯	男	1914~2003	师承	1935~1996	万州
	郑敏候	男	1916~1990	师承	1940~1976	奉节
三	郑邦本	男	1939~	师承	1961至今	万州
	郑家本	男	1941~	师承	1961至今	成都
	郑建本	女	1956~	师承	1979至今	万州
	王光富	男	1953~	师承	1976至今	万州
	郑祥本	男	1956~	师承	1977至今	万州

续表

代别	姓名	性别	出生年月	传承方式	行医时间	居住地
	郑丽	女	1974 ～	师承	1996 至今	成都
	张文涛	男	1970 ～	师承	1994 至今	万州
	王顺德	男	1963 ～	师承	1986 至今	万州
	胡波	男	1976 ～	师承	2005 至今	万州
	徐冬	男	1976 ～	师承	2000 至今	万州
	牟方政	男	1981 ～	师承	2008 至今	万州
	胡江华	男	1978 ～	师承	2003 至今	万州
四	余宗洋	男	1986 ～	师承	2012 至今	万州
	魏大荣	男	1981 ～	师承	2008 至今	万州
	龚雪	女	1989 ～	师承	2015 至今	万州
	秦超	女	1986 ～	师承	2012 至今	万州
	熊燕	女	1986 ～	师承	2015 至今	万州
	漆辉莲	女	1972 ～	师承	2008 至今	万州
	杨昆	男	1986 ～	师承	2013 至今	万州
	郑波	男	1979 ～	师承	2009 至今	万州

八、主要传承人

郑邦本：重庆大学附属三峡医院主任医师，博士生导师，享受国务院政府特殊津贴，重庆市名中医。

郑家本：四川省中西医结合医院主任医师，享受国务院增幅特殊津贴，重庆市名中医，成都市名中医。

郑建本：重庆大学附属三峡医院副主任中医师。

王光富：重庆三峡医药高等专科学校副主任医师。

郑祥本：重庆大学附属三峡医院副主任中医师。

郑丽：四川省中西医结合医院副主任医师。

胡波：重庆三峡医药高等专科学校副主任医师、医学博士。

张文涛：重庆三峡医药高等专科学校副主任医师、医学博士。

九、部分成果

夔门郑氏温病流派部分公开发表的学术论文目录：

1. 郑邦本 . 夔门名医郑仲宾生平事略 ［J］. 成都中医学院学报，1992，

15 (4)：46 –47.

2. 郑邦本．郑惠伯辨治温病的学术经验［J］．四川中医，1990，8（9）：15 –16.

3. 郑惠伯．发热的辨证论治［R］．重庆万州：中华医学会万县市分会讲稿，1981.

4. 郑惠伯．解毒化瘀治疗急黄验案［J］．四川中医，1982（创刊号）：25 –27.

5. 郑惠伯．升降散的临床运用体会［J］．万县中医药，1984：21 –24.

6. 郑惠伯，王光富．辨小儿急惊分表里识六淫积滞定治法//自学中医阶梯（二）［M］．重庆：重庆出版社，1986：241 –246.

7. 郑惠伯．釜底抽薪救癃闭//詹文涛．长江医话［M］．北京：北京科学技术出版社，1989：301 –303.

8. 郑惠伯．临床救误案辨析［J］．中国医药学报，1991，6（4）：38 –40.

9. 郑惠伯，郑建本．达原饮加减妙用//马有度．方药妙用［M］．北京：人民卫生出版社，2003：123 –124.

10. 郑邦本，王光富．郑惠伯巧用甘露消毒丹［J］．辽宁中医杂志，1992，19（11）：7 –8.

11. 王光富，郑建本．郑惠伯主任医师妙用升降散验案举隅［J］．中医药学刊，2004，22（10）：1789 –1790.

12. 郑邦本，王光富．郑惠伯治疗小儿肺炎的经验和体会//张启文，李致重．杏林真传［M］．北京：华夏出版社，1994：434 –435.

13. 郑邦本，王光富．郑惠伯达原柴胡饮救误案三例辨析//张启文．李致重．杏林真传［M］．北京：华夏出版社，1994：266 –268.

14. 郑建本．清热地黄汤加减妙用//马有度．方药妙用［M］．北京：人民卫生出版社，2003：216 –218.

15. 郑惠伯．肺炎合剂//李宝顺．名医名方录（第二辑）［M］．北京：中医古籍出版社，1991：244 –245.

16. 郑惠伯．达原柴胡饮//李宝顺．名医名方录（第二辑）［M］．北京：中医古籍出版社，1991：242 –243.

17. 郑惠伯．青蒿鳖甲汤加味治愈伏暑入营一例//董建华．中国现代名中医医案精华（二）［M］．北京：北京出版社，1990：1255 –1256.

18. 郑惠伯．达原饮治愈寒湿困脾一例//董建华．中国现代名中医医案精华（二）[M]．北京：北京出版社，1990：1254．

19. 郑惠伯．清暑通腑法治愈暑温动风一例//董建华．中国现代名中医医案精华（二）[M]．北京：北京出版社，1990：1252－1253．

20. 郑惠伯．清热通腑、凉血泄火法治愈肝阳上亢头痛一例//董建华．中国现代名中医医案精华（二）[M]．北京：北京出版社，1990：1248－1250．

21. 郑惠伯．通腑降浊、凉血清肝法治愈中风一例//董建华．中国现代名中医医案精华（二）[M]．北京：北京出版社，1990：1246－1248．

22. 郑惠伯．茵陈蒿汤加味治愈急黄一例//董建华．中国现代名中医医案精华（二）[M]．北京：北京出版社，1990：1244－1246．

23. 郑惠伯．气营两清法治愈风温入营一例//董建华．中国现代名中医医案精华（二）[M]．北京：北京出版社，1990：1250－1251．

24. 郑惠伯．达原饮合麻黄汤治愈湿温一例//董建华．中国现代名中医医案精华（二）[M]．北京：北京出版社，1990：1251－1252．

25. 郑丽．郑家本运用温病学术思想指导妇科急症治验[J]．中国中医急症，2012，21（8）：1246－1271．

26. 郑丽．郑家本运用温病学术思想指导妇科临床经验[J]．世界中医药，2012，7（5）：405－407．

27. 郑丽．郑家本运用温病学术思想指导外科病治验[J]．世界中医药，2013，8（7）：771－772．

28. 郑丽，尧传翔．升降散随症加味治疗麻疹合并肺炎45例临床观察[J]．中国中医急症，2014，23（4）：699－700．

29. 郑丽．郑家本运用温病学术思想指导皮肤病治验[D]．成都中医大学毕业论文，2015．

30. 陈晓霞，郑家本升降散治疗小儿出疹性传染病经验[J]．中国中医急症，1997，6（4）：168－169．

31. 郑祥本，陈晓霞．郑家本治疗小儿高热运用大黄的经验[J]．中医临床杂志，1998年，10（3）163－164．

32. 陈晓霞，郑祥本，安浚．郑家本拟滋水清火止崩汤治疗血崩经验[J]．中国中医急症，1999，8（2）：76．

33. 郑邦本．急症治验2例[J]．实用中医药杂志，2000，16（6）：44－45．

34. 张文涛．郑邦本治疗真菌败血症1例[J]．中国中医基础医学杂志，2013，19（12）：1484－1485．

35. 郑邦本.《内经》伏气学说对伏气学派的影响//马有度，李庆生，丛林. 中医精华浅说（续一）［M］. 成都：四川科技出版社，1989：305－308.

（郑邦本 郑祥本）

郑邦本主任医师运用北沙参临床拾粹

邦本先生长期临床实践，在中医药诊治脾胃系统、心脑系统、肺系统、肿瘤等疾病中积累了丰富的经验，临床上尤其喜用北沙参补气养阴，其见解独到，用药精当，疗效确切。

1. 北沙参临床运用沿革

邦本先生认为只有精读经典才能学到中医学的精华。读经典可掌握中医理论传承和发展的关系，读经典还能提高自己的感悟能力，进而用来指导临床。通过研读记载北沙参的相关古文献，有助于正确认识北沙参的性能特点与临床运用。

早在汉代，许多医家就认识到沙参具有很好的补益脾、肺、心等脏腑作用，明确了沙参具有很好的补气作用。《神农本草经》认为："沙参，除寒热，补中，益肺气。疗结热邪气头痛，皮间邪热，安五脏。久服利人。"《名医别录》云："沙参，主头眩痛，益气，长肌肉。去皮肌浮风。补虚，止惊烦，益心肺。"

金、元、明时期许多医家认识到沙参可以代替人参使用，明确了沙参代替人参使用的条件，辨清二者临床运用的区别。张元素认为："肺寒者，用人参；肺热者，用沙参代之，取其味甘也。"王好古认为："沙参味甘、微苦，厥阴本经之药，又为脾经气分药。微苦补阴，甘则补阳，故洁古取沙参代人参。"《本草纲目》李时珍认为："补虚，止惊烦，益心肺，清肺火，疗胃痹心腹痛，结热邪气头痛，皮间邪热，安五脏，久服利人。"又云："盖人参性温，补五脏之阳；沙参性寒，补五脏之阴。虽云补五脏，亦须各用本脏药相佐，使随所引而相辅之可也。人参甘苦温，其体重实，专补脾胃元气，因而益肺与肾，故内伤元气者宜之。沙参甘淡而寒，其体轻虚，专补肺气，因而益脾与肾，故金能受火克者宜之。一补阳而生阴，一补阴而制阳，不可不辨之也。"

清代许多医家对沙参的性能及临床应用有进一步研究与阐释，明确了南沙参与北沙参的区别。徐灵胎《神农本草经百种录》曰："肺主气，故肺家之药气胜者为多。但气胜之品必偏于燥，而能滋肺者，又腻滞而不清虚，惟沙参为肺家气分中理血之药，色白体轻，疏通而不燥，润泽而不滞。血阻于肺者，非此不能清也。"又说："沙参味微寒，主血积，惊气，除寒热，补中，益肺气，久不燥，润泽而不滞。血阻于肺者，非此不能清也。服利人。"或受其影响，清代医家黄元御《玉楸药解》中论沙参："味甘，稍苦，微凉，入手太阴肺经。清金除烦，润燥生津。沙参凉肃冲淡，补肺中清气，退头上郁火，而无寒中败土之弊。但情性轻缓，宜多用乃效。山东、辽东者佳，坚脆洁白，迥异他产，一切疮疡疥癣、肿痛瘙痒皆效。"《本草从新》："沙参专补肺阴，清肺火，治久咳肺痿。"《饮片新参》："沙参养肺胃阴，治劳咳痰血。"《本草害利》："人参甘温体重，专益肺气，补阳而生阴。沙参甘寒体轻，专清肺热，补阴而制阳。"《本经逢源》："沙参有南、北二种，北者质坚性寒，南者体虚力微。"沙参古无南北之分，《神农本草经》所载者实为今之南沙参，至清代《本经逢源》《本草纲目拾遗》两书才分沙参为南、北两种。南北沙参功效相近，北沙参为珊瑚菜的根，长于养胃生津；南沙参为桔梗科植物轮叶沙参、杏叶沙参及其同属多种植物之根，偏于清肺祛痰止咳，而养胃生津之力逊。

2. 邦本先生运用北沙参临床经验

邦本先生临床上对人参的运用非常慎重，处方中第一味药常用北沙参。邦本先生认为，北沙参其形细长，质坚疏密；其味甘，微苦，性微寒，甘则补阳，微苦补阴；其不甚苦，而兼寒性，体质轻清，气味俱薄，具有轻扬上浮之性，归肺、胃经，故专主中上焦，专主肺胃，清肺胃之热，养肺胃之阴，兼有很好的益气之功。现代研究证明，北沙参含香豆素类，有辛味发散作用，具有"疏通而不燥、润泽而不滞"之特性。邦本先生从历代医家对沙参研究和自身临床实践认为，沙参具有良好的益气养阴之功，临床上可以代替人参，用于偏于气阴两虚之诸证。临证时有气虚之候，若无畏寒、手足不温等明显阳虚之候，常用北沙参代替人参补气养阴；临床常用量 15～30g，偏于养阴清热；重剂用量宜 50～60g，专长于入"胃"，重剂偏于益气养阴，益胃生津。邦本先生结合经方，通过选用北沙参，重组经方新用。临床上常用大剂量的北沙参代替人参治疗脾胃、肺、心等脏腑系统疾病属气虚或气阴两证，扩大其临床应用范围。

（1）运用北沙参治疗脾胃系统病症经验

郑氏四君子汤：北沙参 30g，炒白术 10g，茯苓 10g，甘草 5g。功能：益气健脾养胃。适用：脾胃气虚证之消化功能不良、痞满等病症。

郑氏补中升阳汤：北沙参 30g，黄芪 30g，升麻 6g，柴胡 6g。功能：补气升阳。适用：中气下陷证之胃下垂、肛门脱垂、气短等病症。

郑氏香砂五君子汤：郑氏四君子汤，加陈皮10g，砂仁5g（后下），木香10g。功能：益气健脾，行气止痛。适用：脾胃气虚气滞证之消化功能不良、胃痛等病症。

郑氏八珍汤：郑氏四君子汤，加生地黄15g，当归10g，川芎10g，白芍15g。功能：益气养血。适用：气血两虚证之月经量少、贫血等病症。

郑氏归脾汤：黄芪30g，北沙参30g，白术10g，茯苓10g，甘草5g，木香10g，远志5g，当归10g，龙眼肉10g，酸枣仁30g。功能：益气养血，健脾养心。适用：心脾气虚之不寐、健忘、多梦、月经不调等病症。

上五方中将原配伍中人参易北沙参，益气健脾且能养阴护胃，增强全方养阴护胃作用，且无助热化火之弊，适用于慢性病患者，可较长时间服用。

（2）运用北沙参治疗心肺系统病症经验

郑氏生脉汤：北沙参30g，麦冬15g，五味子10g。功能：益气养阴。适用：气阴两虚证之心悸、胸痹、肺痿、燥咳等病症。在生脉散中将人参易北沙参，具有气阴同补，加强补心阴的作用，且北沙参具有辛通作用，使全方补而不滞。

肺系病证的治疗，常在三拗汤、玄麦甘桔汤等方中合北沙参加减治疗，往往取得令人满意之疗效。肺系病证加北沙参，有助于补肺气、养肺阴而扶助正气，同时能祛痰利咽。

（3）运用北沙参治疗儿科病症经验

邦本先生认为小儿时期脏腑娇嫩，形气未充，为"稚阴稚阳"之体，临床上小儿无论正虚还是邪实，易出现气阴两虚之候。同时，认为小儿"生机蓬勃，发育迅速"，为"纯阳"之体，临床上感邪也易化热伤阴。故邦本先生儿科临床用药，根据小儿体质和生理特点，少选党参（更慎用人参）补气，而是用北沙参补气养阴护胃，且无助热之弊。临床应用时以上述治疗脾胃、心肺病证常用方剂加减，治疗小儿消化不良、厌食、肠系膜淋巴结炎、支气管炎、心肌炎等病症，效果良好。邦本先生临证时根据儿童年龄及病情确定剂量，北沙参常用10～15g。

（4）运用北沙参治疗肿瘤经验

郑氏升白细胞汤：黄芪30g，北沙参30g，当归10g，大枣10g，鸡血藤30g，黄精30g，女贞子15g。功能：益气健脾养血，补肝肾填精髓，升白细胞。适用：肝脾肾不足证之不明原因白细胞减少、肿瘤术后及放化疗后白细胞减少等病症。对辨证为血虚阴亏，阴虚燥咳等肿瘤患者，以及肿瘤术后气阴两虚或因放疗而伤阴引起的津液不足者，具有明显改善作用，且能升白细胞。北沙参具有滋阴生津、益气之功，配合放化疗疗效显著，诊断明确后可大胆用之。

验案举例：

患者谭某，男，58岁，2013年2月26日因"胸闷、心痛5年，加重1月"就诊。

现症见患者胸部憋闷，左胸闷痛，心累，心慌，胃脘胀痛，反酸，胃灼热，完谷不化，下肢厥冷，舌胖质淡苔白，舌紫舌下静脉曲张，脉弦。胃镜检查：胆汁反流性糜烂性胃炎，幽门螺旋杆菌（＋）。心电图：心肌缺血。既往史：冠心病。

西医诊断：冠心病、胆汁返流性糜烂性胃炎。

中医诊断：胸痹、胃痛。辨证：气阴两虚，心脉痹阻。

治法：益气养阴，活血豁痰，通阳止痛。

方药：郑氏生脉汤合香砂五君子汤、补中升阳汤加减。处方：北沙参30g，麦冬15g，五味子10g，川芎10g，赤芍10g，葛根30g，丹参30g，瓜蒌15g，薤白15g，黄芪30g，升麻10g，柴胡10g，白术10g，茯苓10g，甘草5g，陈皮10g，砂仁5g（后下），木香8g，黄连5g，吴茱萸2g，苏叶10g，海螵蛸15g，煅瓦楞子20g，神曲15g，麦芽15g，莱菔子15g。3剂，水煎服，1剂分6次服用，1日3次。

二诊：3月5日。上方服3剂后，患者自述服药后感胸前血流畅通，胸闷痛、心累、心慌、胃脘痛、反酸等都有好转。原方去升麻、柴胡，加大血藤30g，蒲公英15g。前后来8诊，共服24剂中药，胃病症状完全缓解，心痛只偶有发生，其余症状不显。在二诊方基础上加减化裁，改汤剂为散剂以巩固治效。

2014年5月8日回访，患者胃病症状痊愈，幽门螺旋杆菌（－），无胸闷、气短，心痛很少发生。

按：本案为冠心病和反流性糜烂性胃炎，相当于中医学"胸痹""胃痛"等范畴。本案为中老年人，主要病机为本虚标实，病位在心和脾胃。本案冠心病系中老年人气阴两虚，血瘀痰阻，阻遏胸阳之证；反流性糜烂性胃炎系中老年人脾胃气虚，中气下陷，气滞郁热，胃气上逆之证。本案采用大方复治法，针对冠心病和反流性糜烂性胃炎，临床选用郑氏生脉汤、香砂五君子汤合补中升阳汤加减化裁治疗，取得了满意的临床效果。

3. 体会

邦本先生认为北沙参除了能补肺阴、清肺热、清胃热、养胃阴、护胃气、生津止渴之外，还应有较好的益气作用；结合现代药理研究，还具有祛痰、强心、解热镇痛、抗突变及调节免疫的作用。北沙参除了可用于热伤肺阴及阴虚燥咳之咽喉干燥，热病伤阴或阴虚津亏之咽干口渴、便秘者外，还具有良好的益气养阴作用，用于心悸、心痛、胃痛、纳差、月经量少、白细胞减少、肿瘤术后及放化疗后白细胞减少等多种病症。邦本先生临床上喜用北沙参，但不滥用。注重"三因制宜"：考虑三峡库区年平均气温相对偏高，温热之气多伤人之气阴，以及该地区人们嗜食辛辣，辛辣之味多伤人之阴津，邦本先生临床上"因地制宜"选用北沙参益气养阴护胃；因中老年人和小儿的体质特点，以及肿瘤病患者久病致气阴两虚，"因人制宜"选用北沙参益气养阴，重视保护患者胃气；因"春温、夏热、秋燥"可伤人气阴，"因时制宜"在春、夏、秋三季选用北沙参益气养阴，且无助热之弊。邦本先生在临床上也不是只用北沙参，而不用其他参类药材。若气阴虚甚者，北沙参加太子参或西洋参；若有明显畏寒和阴虚不明显者，用人参或党参而不用北沙参。邦本先生长期临床实践，证实服用北沙参方药后，日久气阴两虚患者常能收到精神振作、气阴均能恢复的效果。北沙参益气之性平和，并有养阴之功，且无助阳化火之弊，很多气虚或气阴两虚患者均可较长时间服用。

（本文作者胡波、郑邦本，刊载于《亚太传统医药》2015 年第 1 期）

郑邦本用补中益气汤治疗脾不统血经验

补中益气汤出自《脾胃论》。笔者之伯父邦本先生运用本方治疗脾不统血所致各种血证，认为要掌握两个辨证要点，即出血证和脾气虚证同时并见。李东垣原方用药剂量较轻，取其轻清升阳之意。后世医家于临床时，则常加大剂量使用。吾师根据病情需要，参、芪用至 10～15g；升麻、柴胡只用 3g 左右；当归、白术、陈皮、甘草的剂量较之原方可酌情增加。兹将治疗经验介绍如下。

吐血，胃脘隐痛喜按，面目浮肿，倦怠少气者，本方去陈皮，当归制成当归炭 5g，升麻、柴胡各 2g（蜜炙入煎），加云南白药，每次 0.5g，1 日 2 次，吞服。

便血，空腹时胃脘痛，得食或得温则缓解，畏冷喜暖，舌淡苔薄白，脉沉细无力者，去陈皮、当归，加桂枝 6g，白芍 12g，炮姜、阿胶各 10g。

劳累后小腹坠胀、尿血者，加黄柏（盐炒）、知母（盐炒）各 3g，仙鹤草 30g。

肌衄紫斑色淡，反复发作，劳则加重者，加龙眼肉、熟地黄、鹿角胶、阿胶各 10g，山茱萸 15g，煅龙骨 30g（先煎）。

功能失调性子宫出血属脾不统血兼肾阳虚者，加仙茅、淫羊藿、巴戟天各 10g；兼肾阴虚者，加女贞子、墨旱莲各 15g，鳖甲胶、龟甲胶各 10g；兼肾阴阳两虚者，加鹿角胶、龟甲胶各 15g。

上述各型若出血日久不愈，引起缺铁性贫血者，加阿胶 15g，龙眼肉、大枣各 10g；兼血热者，加地榆、槐角各 10g，仙鹤草 20g；兼血瘀者，加三七粉 4.5g（每次 1.5g，1 日 3 次吞服），益母草 12g；血脱者，加红参至 15g，山茱萸、龙骨（先煎）各 30g。

（本文作者郑丽，刊载于《世界中医药》2018 年第 6 期）

"升血方"治疗化疗致骨髓抑制的临床疗效观察

近年来，随着恶性肿瘤的发病率逐年升高，其致死率也随之升高，恶性肿瘤已严重威胁我国居民的生命健康。目前临床上主要使用手术、放疗和化疗作为常规治疗恶性肿瘤方案。随着医疗技术的进步，靶向治疗、综合治疗和个体化治疗也已成为目前的主要选择方向。但是在鳞癌的治疗中，化疗仍是最主要的治疗手段。化疗药物能够有效地杀伤肿瘤细胞，但同时也会损伤正常细胞组织，从而导致化疗过程中出现一系列的不良毒副反应。在化疗药物使用过程中，由于缺乏有效的防护措施，毒副反应在影响临床肿瘤化疗的同时，也会影响患者的生活质量。其中骨髓抑制就是化疗药物最常见的不良反应之一，其可破坏骨髓内细胞增殖成熟与外周血液中细胞衰老之间的平衡，从而导致全血细胞减少，严重时还可出现危重并发症如粒细胞缺乏、不可逆骨髓造血功能障碍等，不仅影响患者生活质量，同时会减弱化疗效果。因此寻求预防骨髓抑制的治疗方式，改善骨髓造血，增强临床疗效极为重要。在对中医药学中诸多文献进行研究证实，中医药在增强患者免疫功能，提高机体抗肿瘤能力，预防骨髓抑制方面具有显著的效果。

笔者师从郑邦本主任中医师临床多年，发现郑师自创经验方"升血方"，补气生血，益肾填精，专旨改善化疗后骨髓抑制，疗效卓越，能缓解患者临床症状，改善血常规指标，从而达到较满意的治疗效果。本研究立足临床实践，收集化疗后骨髓抑制病例，运用郑师"升血方"治疗以观察患者的临床疗效。

一、资料与方法

1. 一般资料

纳入标准：①所有患者均经病理学或细胞学确诊为恶性肿瘤，并接受规范性化疗。②化疗后经血常规白细胞计数，经过两次计数后平均低于 $4.0 \times 10^9/L$ 且大于 $2.0 \times 10^9/L$，中性粒细胞大于 $0.5 \times 10^9/L$ 且小于 $2.0 \times 10^9/L$。③心肝肾及骨髓功能正常。④预计生存期大于 3 个月。⑤患者及家属均签署患者知情同意书。⑥经院内伦理委员会批准同意者。

排除标准：①发生骨转移的患者。②具有输血史的患者。③治疗前或治疗过程中由于白细胞降低而使用重组人粒细胞集落刺激因子的患者。④具有活动性出血的患者。⑤孕妇和哺乳期妇女患者。

选取我院 2016 年 2 月~2018 年 8 月符合纳入标准患者，其中对照组因化疗副作用剧烈而脱落 1 例，中药组因不能耐受中药脱落 1 例，共收集患者 118 例，采用随机数字表法按 1:1 的比例分为两组，对照组 59 例，男女比例 33:26，年龄 31~76 岁，平均年龄（45.15±5.26）岁，其中肺癌 18 例，肝癌 13 例，乳腺癌 8 例，胃癌 8 例，食管癌 5 例，子宫癌 4 例，直肠癌 3 例；中药组 59 例，男女比例 34:25，年龄 30~75 岁，平均年龄（45.36±5.31）岁，其中肺癌 19 例，肝癌 12 例，乳腺癌 9 例，胃癌 7 例，食管癌 4 例，子宫癌 5 例，直肠癌 3 例。两组年龄、病例数、肿瘤类别比较差异无统计学意义（$P > 0.05$）。

2. 方法

对照组给予鲨肝醇每次 50mg，利血生每次 20mg，口服，每日 3 次。7 日为 1 个疗程，连续 3 个疗程。

中药组在化疗当天开始给予升血方治疗，其中方药为：党参 15g，黄芪 15g，当归 10g，黄精 15g，女贞子 10g，大枣 10g，刺五加 10g，阿胶 10g（烊化）、白术 10g，茯苓 10g，陈皮 5g，鸡血藤 15g。1 日 1 剂，水煎 2 次，每次煎半小时，取汁 200mL，分早、晚 2 次温服。7 日为 1 个疗程。连续 3 个疗程。

3. 观察指标

对所有患者化疗前及化疗后查血常规。血红蛋白降低分度标准：0 度 >

110g/L，Ⅰ度 95~109g/L，Ⅱ度 80~94g/L，Ⅲ度 65~79g/L；血小板降低分度标准：0 度 >100×10⁹/L，Ⅰ度（75~99）×10⁹/L，Ⅱ度（50~74）×10⁹/L，Ⅲ度（25~49）×10⁹/L；白细胞降低分度标准：0 度 >4.0×10⁹/L，Ⅰ度（3.0~3.9）×10⁹/L，Ⅱ度（2.0~2.9）×10⁹/L，Ⅲ度（1.0~1.9）×10⁹/L。

4. 统计学方法

对所有患者数据资料使用统计学软件 SPSS 22.0 进行处理和分析，计数资料使用（%）表示，采用卡方（$\chi 2$）检验对比。计量资料使用平均值加减标准差（$\bar{x}\pm s$）表示，结果用 t 检验，差异有统计学意义（$P\leq0.05$）。

二、结果

1. 两组患者治疗前后血细胞四项值比较

对照组患者治疗后 WBC、RBC、HB 和 PLT 显著低于治疗前（$P\leq0.05$），中药组患者治疗前与治疗后相比无显著差异（$P>0.05$），提示中药组较对照组能减缓血常规下降的程度（$P\leq0.05$），差异具有统计学意义。详情结果见表1。

表1 两组患者治疗前后血细胞四项值比较（$\bar{x}\pm s$）

组别	例	治疗时间	WBC（G/L）	RBC（T/L）	HB（g/L）	PLT（G/L）
对照组	59	治疗前	5.68±1.98	3.75±0.45	112.08±15.69	204.9±53.6
		治疗后	4.62±1.56*	3.16±0.49*	99.41±11.26*	128.2±45.211*
中药组	59	治疗前	5.68±1.59	3.95±0.36	108.62±14.31	198.6±47.2
		治疗后	5.31±1.52#	3.53±0.41#	107.68±13.84#	178.5±57.#

注：同组与治疗前相比 *$P\leq0.05$，与对照组治疗后相比 #$P\leq0.05$。

2. 两组患者抗骨髓抑制疗效比较

根据对患者血常规 WBC、HB 和 PLT 降低分度，治疗结果表明升血方具有明显的抗骨髓抑制作用，在治疗1个疗程后中药组无Ⅱ度以上的骨髓抑制，治疗效果显著优于对照组（$P\leq0.05$），详情结果见表2。

表 2　两组患者抗骨髓抑制疗效比较

组别		对照组（例）			中药组（例）		
例数		59			59		
疗程		1	2	3	1	2	3
HB 分度	0	29	14	1	45	19	15
	I	18	14	12	14	26	21
	II	6	22	29	0	13	17
	III	6	8	17	0	1	6
WBC 分度	0	15	6	1	37	17	12
	I	21	14	17	22	31	15
	II	15	22	21	0	10	18
	III	8	17	20	0	1	14
PLT 分度	0	21	9	0	45	40	20
	I	18	15	12	14	17	21
	II	11	18	26	0	2	10
	III	8	17	21	0	0	8

三、讨论

化疗是目前治疗恶性肿瘤的有效手段之一，不仅能杀死肿瘤细胞，同时也会致使患者的机体出现不良反应，最为常见的就是骨髓抑制反应。成人血液中的血细胞主要来源于骨髓的造血系统，造血细胞在造血微环境中存活增殖和分化后再次释放到外周血循环。化疗药物大部分属于细胞毒类药物，能够通过干扰细胞核酸和蛋白的合成达到抑制细胞生长增殖，这对正常的细胞也具有杀伤作用，尤其是骨髓的造血功能。实验发现，骨髓抑制反应最为明显的是白细胞和中性粒细胞计数降低，甚至会致使红细胞和血小板降低。

郑师认为肿瘤化疗后骨髓抑制归属中医学"虚劳""血虚"等范畴，多因五脏亏虚、毒邪入侵，加之化疗药物药性峻猛，攻伐太过，导致机体五脏六腑功能受损，伤及阴血，髓生乏源。治疗重在补气生血、益肾填精，故自创"升血方"，其方药主要包括：党参 15g，黄芪 15g，当归 10g，黄精 15g，女贞子 10g，大枣 10g，刺五加 10g，阿胶 10g，白术 10g，茯苓 10g，陈皮 5g，鸡血藤 15g。方用女贞子填精补髓，滋阴补肾；黄芪、党参、茯苓、陈皮补气健脾，使气血生化有源；大枣、当归、鸡血藤、阿胶养血生血。其中当归、黄芪可促进血细胞的增殖、发育、成熟，具有显著升血功效。以上诸药合用，对骨髓抑制具有显著的防治作用，可缓解化疗对机体正气的损伤，提高免疫力，间接发挥抗肿瘤的作用，有利于化疗周期的顺利完成，提高化疗完成率，改善患者的生活质量，经多年临床实践，效果显著。

郑师在平常临床个体化治疗时，往往加减运用：若乏力症状明显者，加仙鹤草30g，灵芝30g，以益气补虚；若贫血显著者，将黄芪增加至30g，当归增加至15g，鸡血藤增加至30g，以益气生血；若化疗后恶心呕吐明显者，酌情配伍连苏温胆汤，以和胃止呕；若骨髓抑制难以恢复者，加用补骨脂、桑寄生等，以补肾益精血；若纳差明显者，加陈夏六君子汤等，以健脾开胃。此外，还可根据病情选择合适的抗肿瘤药物，以扶正抗癌，标本兼顾。

本研究通过对恶性肿瘤化疗患者使用"升血方"治疗后发现，患者WBC、RBC、HB和PLT显著高于对照组，根据对患者血常规WBC、HB和PLT降低分度，治疗结果表明升血方具有明显的抗骨髓抑制作用，在治疗1个疗程后中药组无Ⅱ度以上的骨髓抑制，治疗效果显著优于对照组，表明中药组能减轻化疗后骨髓抑制，减轻化疗患者的不良反应，提升患者生活质量。但目前"升血方"改善化疗后骨髓抑制的具体机制尚不明确，需后期进一步研究。

综上所述，"升血方"能够明显提升恶性肿瘤患者化疗后的WBC、RBC、HB和PLT，具有明显的抗骨髓抑制作用，值得临床推广及应用。

（魏大荣、熊燕）

郑邦本从气阴两虚分型论治慢性萎缩性胃炎经验

邦本先生从事中医临床、教学、科研工作五十余载，学术经验丰富，临床推崇中医辨证，西医辨病，病证结合；擅长治疗内、妇、儿科等疑难杂病。

一、病因病机

慢性萎缩性胃炎与胃癌关系密切，若伴有中、重度不典型增生，或中、重度不完全肠化生，则视为癌前病变，其病变率高达1.9%～5.4%，因此日益受到人们的关注。中医药治疗慢性萎缩性胃炎取得了可喜的疗效，已从单纯的整体辨证阶段，发展为整体辨证结合胃镜检查及病理活检相结合的微观辨证辨病的阶段，完善了慢性萎缩性胃炎的治疗方法。大量的临床研究表明，外邪入侵仅是一个方面，邦本先生认为本病临床多是虚实夹杂、本虚标实证。

本虚证多见脾胃气虚证和胃阴虚证，然也有脾胃气虚伴有胃阴不足者，或胃阴虚伴有脾胃虚损者，但有主次之分。标实证多见中焦湿热，或肝胃不和，或气滞血瘀等。故脾胃气虚，或胃阴虚，兼夹中焦湿热或肝胃不和，或气滞血瘀等便是慢性萎缩性胃炎的主要病机，而补气或养阴则是治疗本病的有效方法。

二、辨证论治

1. 脾胃气虚证

临床表现多见胃胀隐痛，按之痛减，不思饮食，或食滞不化，少气懒言，四肢倦怠，舌淡，脉细弱。其基本处方为半白六君子汤（经验方）：党参15g，白术10g，茯苓10g，陈皮10g，广木香8g，砂仁（后下）5g，法半夏10g，五灵脂10g（包煎），生蒲黄10g（包煎），莪术10g，半枝莲15～30g，白花蛇舌草15～30g，甘草5g。每日1剂，水煎，饭后1小时温服，日服3次。伴脾阳虚者，加黄芪建中汤；伴肝胃不和者，加柴胡10g，白芍15g，枳壳10g，郁金10g，香附10g，旋覆花（包煎）10g；瘀血阻络痛甚者，加五灵脂（包煎）15g，生蒲黄（包煎）15g，延胡索15g，丹参30g；伴胃阴不足者，加百合30g，北沙参15g，石斛15g。治疗1个月为1个疗程，若症状及体征尚未消失，或完全消失，停药1周后继续第2个疗程治疗，可连续用药4～5个疗程。

2. 胃阴虚证

临床表现多见饥而不食，胃胀痞满，或胃脘隐痛，或胃脘嘈杂，口燥咽干，舌红少津。其处方用半白地黄汤（经验方）：生地黄15g，山药15g，山茱萸10g，牡丹皮10g，茯苓10g，泽泻10g，半枝莲15～30g，白花蛇舌草15～30g，莪术10g，五灵脂（包煎）10g，生蒲黄10g（布包入煎）。其服用及加减法同上。

三、验案举例

1. 脾胃气虚案

张某，男，46岁。因上腹部疼痛不适2个月，于2008年3月17日在某医院行胃镜检查，诊断为慢性胃窦炎。病理诊断为慢性中度萎缩性胃窦炎伴轻度肠化生。中医辨证为脾胃气虚夹郁热证，经用半白六君子汤加山慈菇、百合、乌药、丹参、栀子、牡丹皮等加减治疗3个疗程后，临床症状完全消失。2008年6月25日在我院复查胃镜，诊断为慢性胃炎。病理诊断为（胃窦）慢性浅表性炎症。仍守方加减 10 剂，以巩固疗效。

1. 胃阴虚案

何某，男，25 岁。因上腹部痞满，隐隐疼痛，消瘦，口燥咽干，于 1998 年 9 月 12 日在我院行胃镜检查，诊断为慢性胃炎伴胃窦萎缩。病理诊断为胃窦慢性萎缩性胃炎伴肠化生。中医辨证为胃阴虚证，经用半白地黄汤加减治疗 2 个疗程后，患者上腹痞满及隐痛消失，食欲好转，消化正常，精力充沛，体重增加。于 1999 年 1 月 11 日在我院复查胃镜，诊断为慢性红斑渗出性胃炎。病理诊断为胃窦慢性浅表性炎症。后又继续治疗 2 个疗程，第 3 次胃镜复查恢复正常。

四、体会

邦本先生治疗慢性萎缩性胃炎按气阴两虚分型论治，执简驭繁，治疗效果令人满意。实际上他在治疗本病过程中，是以脾胃气虚证和胃阴虚证为纲，再结合兼证如中焦湿热或肝胃不和，或气滞血瘀等，又细分为气虚湿热证，或气虚肝郁证，或气虚血瘀证，或阴虚湿热证，或阴虚肝郁证，或阴虚血瘀证等，然后在半白六君子汤或半白地黄汤的基础上加减用药，始终紧扣病机，突出了中医辨证论治的特色。

邦本先生认为，只注重辨证论治，随症处方，而忽视专方专药研究是不可取的。他在临床上将辨病治疗的专方专药与辨证论治相结合研究，故在治疗疑难病症时多能取得较好疗效。如六味地黄汤、半枝莲、白花蛇舌草、丹参、莪术等方药，有防癌抗癌作用，他在治疗萎缩性胃炎时常选用。但他强调，即使有了针对性强的专方专药，亦不能离开辨证论治。他认为疾病发展过程中的不同时期、不同阶段的各种证候是复杂多变的，其主要矛盾和矛盾的主要表现方面是不同的，必须从整体上、动态上考虑治疗方药。这种既从整体功能上着眼，又从局部病灶上着手的治疗思想，更能接近疾病的本质。谙熟方药，组方严谨，以之治病奏效益彰，这也体现了邦本先生对方药研究的学术思想。